# 内镜黏膜下剥离术

## Endoscopic Submucosal Dissection

主 编　姚礼庆　周平红

復旦大學出版社

# 内 容 简 介

　　本书共分10篇、43章，全面、系统地介绍了内镜黏膜下剥离术（ESD）的临床应用。第一篇选择性叙述了消化道内镜诊断新方法；第二篇详细介绍了ESD适应证和禁忌证、相关器械和基本操作要点；第三篇重点介绍消化道各部位ESD操作方法；第四、第五篇介绍了ESD术中并发症的预防、处理及术后管理；第六篇简单介绍了ESD过程中的麻醉管理；第七篇叙述了消化道黏膜下肿瘤的内镜治疗；第八篇介绍了ESD过程中的护理配合；第九篇详细介绍了内镜中心（室）布局、设计和管理，以及国内部分内镜中心（室）布局和诊疗工作；第十篇则收集了一组ESD治疗图谱。

　　全书配有大量内镜图片，说明文字简明扼要，图片清晰，均为作者近年来在临床工作中所收集。

　　本书可供内镜医师，消化内科、胃肠外科、肿瘤外科医师及有志于开展微创外科治疗的专业人士参考阅读，是临床开展消化道早期癌和黏膜下肿瘤内镜微创治疗较为实用的专业参考书。

# 编写者名单

**主 编** 姚礼庆 周平红

**编 者**（以编写章节先后为序）

| | | | | |
|---|---|---|---|---|
| 陈巍峰 | 周平红 | 马丽黎 | 陈世耀 | 何国杰 |
| 纪 元 | 高卫东 | 秦文政 | 张轶群 | 徐美东 |
| 钟芸诗 | 张 荃 | 王 萍 | 蔡贤黎 | 姚礼庆 |
| 胡健卫 | 杨云生 | 卢忠生 | 高云杰 | 戈之铮 |
| 姜 泊 | 白 杨 | 刘思德 | 吕农华 | 陈幼祥 |
| 马九红 | 邵彩虹 | 邱洪清 | | |

# 序 一 Ⓟreface

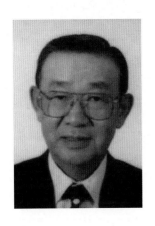

　　消化道内镜的发展，依靠现代科技的日新月异，经历了硬管式内镜、半可屈式内镜、纤维内镜、电子内镜等阶段，逐渐形成了一门跨越内外科的医学科学——内镜学。近年来，消化内镜学在全球得到了迅猛发展，内镜下通过活组织检查，可对疾病做到准确无误的诊断。通过内镜还可以使用各种微型手术器械进行各种微创手术治疗，如内镜下胃小肠造瘘术、食管静脉曲张出血硬化或套扎治疗、内镜下取异物、内镜下取胆管结石、各种消化道狭窄的内镜下支架和扩张术、胃肠道息肉内镜下电切术等。这些微创手术具有创伤小、康复快、费用低等优点，深受医患欢迎。

　　消化道肿瘤发病率仍有上升趋势，为达到消化道肿瘤的早诊断、早治疗的目的，采用消化内镜治疗无疑是最好的方法。现在电子内镜、放大内镜、染色内镜、窄带成像、超声内镜等新技术的运用，大大提高了消化道早期癌的诊断率。过去早期消化道肿瘤和癌前病变，一经诊断只能手术治疗；随着内镜新技术的开展，内镜黏膜切除术（EMR）应用于临床，取得了明确的效果。由于EMR在治疗中仍有一定的局限性和复发性，内镜黏膜下剥离术（ESD）已被全世界内镜医师所认可和推荐，代表着目前内镜治疗的最高技术境界。

复旦大学附属中山医院内镜中心不仅诊疗规模在国内首屈一指，在新技术的开展方面也是国内的开路先锋。该中心依托复旦大学内镜诊疗研究所，以主任姚礼庆教授为首、副主任周平红副教授为骨干，积极开展ESD治疗，在国内走在前列。进一步提高ESD治疗成功率，防止和及时、正确处理并发症，是所有开展内镜工作者应予重视和研究的课题。近日得知，该中心已完成了相当规模的ESD治疗数量，总结经验、去杂存精，撰写了国内首本有关ESD治疗专著，颇感欣慰。此书由10篇43章构成，文字简练，图文并茂，涵盖了ESD的围手术期处理及操作要领等各方面内容，深入浅出，为临床内镜医师深入开展ESD治疗提供了宝贵的参考经验，更是帮助我国内镜学由诊断为主、偏向内科，开始向治疗发展、内外科并行转型的重要著作，同时也是我国微创外科领域的又一力作。

相信不久的将来，ESD会在我国逐渐展开，吸引更多的医师，特别是外科医师从事内镜的微创治疗，为患者带来更大的福音。我有幸为此书作序，并热忱推荐给广大内外科从事内镜的工作者。相信由姚礼庆教授、周平红副教授主编的《内镜黏膜下剥离术》一定会推动ESD在中国的开展，提高我国消化道肿瘤的内镜治疗水平。

世界消化内镜学会副会长
亚洲太平洋地区消化内镜学会会长
中华消化内镜学会名誉顾问

# 序 二

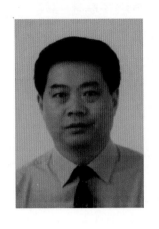

　　消化道肿瘤严重危害人民的健康，外科手术仍然是主要的治疗手段。随着消化内镜技术日趋普及和改进，消化内镜在消化道肿瘤诊断和治疗中的价值越来越被人们所认可，尤其是染色内镜、放大内镜、超声内镜（EUS）等诊断技术及内镜黏膜切除术（EMR）等治疗手段的出现，越来越多的消化道肿瘤和癌前病变可在早期被人们所发现，并得到及时的内镜微创切除。内镜黏膜下剥离术（ESD）是近年来由EMR发展而来的治疗消化道早期癌的最新技术，在国外较早应用于临床，并取得了较好的临床疗效，深受医务人员和广大患者的青睐。但国内ESD治疗消化道早期癌的应用才刚刚开展，临床报道不多，与国外差距仍然较大。

　　复旦大学附属中山医院内镜中心在姚礼庆教授的带领下，以周平红副教授为主的ESD治疗团队，在ESD治疗消化道早期癌和黏膜下肿瘤方面做了大量的临床工作，在国内外发表了许多文章，积累了丰富的临床治疗经验和体会。最近姚礼庆教授和周平红副教授组织该中心内镜医师结合自己的心得体会，编写了这部《内镜黏膜下剥离术》。该书不仅涵盖了ESD涉及的术前诊断和准备、操作方法、术后管理、并发症防治等各方面内容，还以国内各大内镜中心为实例，图文并茂地介绍了内镜中心的布局设计和管理方面的经验，为今后各地内镜中心的设计和管理提供具体指导。

　　本人有幸浏览全书，深感内容具有较强的理论性和实用性，是目前国内唯一一部ESD治疗消化道早期癌专著，是消化内外科医师极好的临床参考用书。我愿将本书推荐给广大消化内镜同行。

中华消化内镜学会主任委员<br>第二军医大学长海医院消化科教授　李兆申

# 序 三

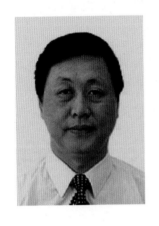

医学的发展正趋向于以疾病为中心的模式，学科的界限变得模糊，原来需要外科手术的疾病现在可以通过内镜微创治疗来解决。外科医师除了掌握腔镜技术外，也逐渐希望掌握内镜技术，他们一手握"镜"，一手拿"刀"，手术创伤大为减小，对于高龄、多合并症患者的治疗也更加安全。内镜已成为现代医疗不可或缺的常规诊疗手段之一。

消化道肿瘤的发病率目前仍高居不下，如何提高消化道肿瘤的早期发现率，并在早期阶段给予合适治疗仍是目前亟待解决的问题，内镜在消化道早期癌的早诊断和早治疗中可以发挥重要的作用。近年来国内有关消化道早期癌的内镜诊疗水平也有了较快发展，但我国幅员辽阔，国内内镜诊疗水平参差不平，与国外同行相比也有不小差距。鉴于国内介绍最新内镜诊疗技术的书籍较少，出版本书就是为了提供一些消化道早期癌经内镜治疗的最新资料，尽快缩短与国外先进水平的差距。

姚礼庆教授和周平红副教授长期从事普外科临床和消化内镜工作，在内镜诊疗领域积累了不少宝贵经验。近年来，他们又在消化道早期癌和

1

黏膜下肿瘤剥离的基础和临床研究方面做了大量工作,在消化道早期癌的内镜诊疗方面具有较高的技术水平和理论造诣。该书是他们近年来在消化道病变内镜诊疗过程中的临床经验总结,无疑会对学科的发展和我国消化道早期癌治疗水平的提高起到较大的推动作用。

本人有幸在出版前浏览全书,深感内容新颖,理论性、实用性和可读性俱佳,是国内第一本专门介绍消化道早期癌最新治疗方法——内镜黏膜下剥离术的专著,我乐于推荐给广大从事普外科、胃肠外科、肛肠外科和消化科的读者。

上海医学会普外科专业委员会主任委员
复旦大学附属中山医院普外科主任
复旦大学普外科研究所所长

近年来，国内消化内镜的应用逐渐普及，内镜医师的诊疗水平也在逐渐提高。内镜诊治新方法的出现，极大地提高了消化道早期癌和黏膜下肿瘤的发现率和内镜治疗水平。目前，在消化道早期癌的内镜诊断方面，染色内镜和放大内镜、超声内镜，以及最近出现的窄带成像、自发荧光成像和共聚焦激光显微内镜，大大提高了消化道早期癌的诊断水平，在一定程度上提高了消化道早期癌的早期检出率。同时，内镜下高频电息肉切除、内镜黏膜切除术（EMR）、内镜黏膜分片切除术（EPMR）等内镜治疗技术的应用，使得消化道早期癌和黏膜下肿瘤得到有效治疗，并且患者创伤小、住院时间短、费用低，生活质量明显提高，充分体现"微创治疗"的优越性。

20世纪90年代日本学者在总结EMR和EPMR治疗经验的基础上，开发出应用于剥离大块病变的内镜器械，并开始应用内镜黏膜下剥离术（ESD）治疗消化道早期癌，由此揭开消化道早期癌内镜治疗的新篇章。相比之下，ESD在国内才刚刚开始应用，也不普及，仅限于几所大医院，治疗的病例数较少，发表文献也较少，且国内可供参考的ESD书籍几乎没有，极大地影响了该领域的发展，因此亟需一本详细介绍ESD开展的专业书籍。

复旦大学附属中山医院内镜中心近年来一直把内镜治疗消化道早期癌和黏膜下肿瘤作为学科的特色和主攻方向,在此领域不断探索,大胆开展内镜新技术,通过发表论文和召开学术研讨会不断总结经验。为了让更多的消化内科、胃肠外科和内镜医师了解并掌握ESD,推动和普及ESD在消化道早期癌研究领域的不断发展,提高我国消化道早期癌治疗水平,缩短和国际先进水平的差距,我们内镜中心以近两年开展的ESD工作为基础,结合自己的经验体会,参阅大量文献资料,集体编写了这部《内镜黏膜下剥离术》。但由于ESD开展时间不长,病例数仍较少,治疗随访时间仍较短,书中必有许多疏漏和不妥之处(有些可能值得商榷),恳请各位读者和同道批评指正,共同提高我国消化道早期癌的内镜治疗水平。

本书以消化道早期癌所涉及的内镜技术为重点,介绍开展ESD治疗前基础工作、ESD器械和术前准备、ESD操作方法和消化道各部位操作要点,重点介绍ESD术中并发症的防治和术后管理。由于近年来内镜技术迅速发展和普及,各地陆续成立了新的专业内镜中心,故本书对内镜中心的设计和管理也进行了一定的介绍。

在本书的编写过程中,得到了国际著名内镜专家曹世植教授、消化内镜专家李兆申教授、胃肠外科专家秦新裕教授的指导,几位教授特地为本书做序,在此一并表示衷心的感谢。

本书获得以下项目资助:①卫生部临床重点学科项目(2007~2009)——结直肠癌肝转移的早期诊断和综合治疗;②2007年上海市科委重大项目肠癌早期诊断规范和相关药物临床推广研究(07DZ19505),特此致谢!

姚礼庆　周平红
于复旦大学附属中山医院
2008年12月24日

# 目 录 Ⓒontents

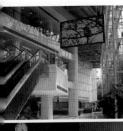
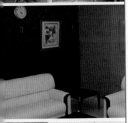
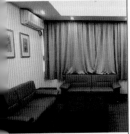

## 第一篇 消化道病变的内镜治疗基础

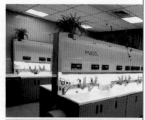
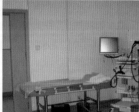
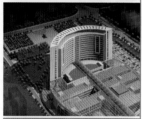
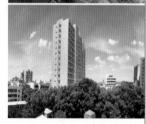

## 第二篇　内镜黏膜下剥离术开展基础

## 第三篇　消化道各部位内镜黏膜下剥离术的操作方法

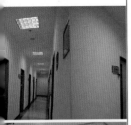
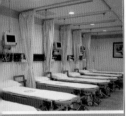
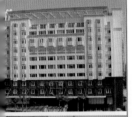
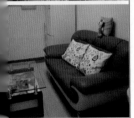

## 第四篇　内镜黏膜下剥离术术中并发症预防及处理

## 第五篇　内镜黏膜下剥离术术后管理

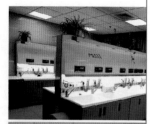
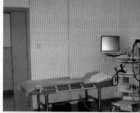
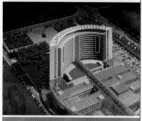
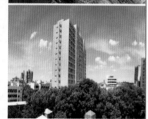

## 第六篇　麻醉在内镜黏膜下剥离术治疗中的应用

## 第七篇　消化道黏膜下肿瘤的黏膜下挖除术治疗

## 第八篇　内镜黏膜下剥离术的护理配合

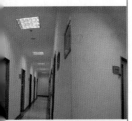
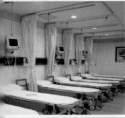
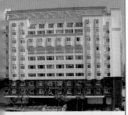
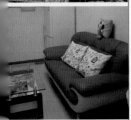

# 第九篇 内镜中心（室）布局、设计和管理

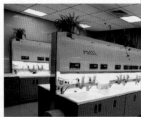
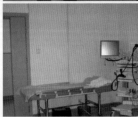
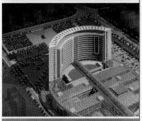
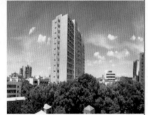

# 第十篇　消化道病变内镜黏膜下剥离术、挖除术治疗图谱

# 第 一 篇

## 消化道病变的内镜治疗基础

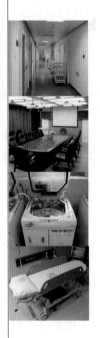

# 第一章　消化道病变的内镜诊断新方法

　　消化内镜的应用为消化道疾病的诊断提供了新的方法,随着相关科学技术的发展与内镜的结合,内镜从单一肉眼诊断向各种辅助成像方向发展。近年来随着科学技术和相关交叉学科的发展,消化内镜也得到长足发展,出现了许多新型内镜,如染色内镜、放大内镜、超声内镜、窄带成像、自发荧光显像、共聚焦激光显微内镜等技术,大大提高了消化道病变,尤其是消化道早期癌和癌前病变的发现和诊断率。内镜已经从原来单纯的诊断逐渐扩大至消化道疾病的治疗方面,如普遍开展的息肉切除、食管静脉曲张套扎、硬化剂注射、消化道出血的内镜止血等,以及最近应用于消化道早期癌治疗的内镜黏膜切除术(endoscopic mucosal resection,EMR)和内镜黏膜下剥离术(endoscopic submucosal dissection,ESD)等,拓宽了内镜治疗的适应证。原先需要外科手术切除的消化道病变现在可以通过内镜进行微创切除,大大减轻了患者的痛苦和经济负担。内镜在消化道疾病的诊治中发挥着越来越重要的作用。

## 第一节　染色内镜

　　染色内镜(chromoendoscopy)又称色素内镜,临床应用已有40多年。1965年日本学者首先使用色素喷洒进行结肠镜检查,应用刚果红对胃酸分泌的功能进行研究。随后的研究发现,喷洒色素前使用蛋白分解酶分解消化道黏液,可以大大提高色素内镜的观察效果。色素内镜作为消化道肿瘤,尤其是早期癌的辅助诊断方法,可以发现常规肉眼观察难以发现的病变,诊断阳性率一般在80%左右,最高可达90%。

### 一、概念

　　染色内镜是指应用特殊染色剂(染料等)对消化道黏膜染色观察病变,黏膜结构比未染色时更加清晰;病变部位与周围的对比得到加强,轮廓更加明显。结合新型的放大电子内镜,可以观察消化道黏膜的隐窝、腺管开口的形态、黏膜下血管的分布,对早期黏膜病变的诊断效果优于普通内镜,从而提高癌病灶、癌前病变的诊断准确率。

## 二、原理

### (一) 对比法

色素不能使胃黏膜着色,而滞留于胃黏膜皱襞和沟凹之间,与胃黏膜形成强烈对比,可以显示黏膜面的细微凹凸变化及其立体结构,借以观察胃极微小的病变。所用的染料即对比染色剂有靛胭脂等。

### (二) 染色法

与对比法相反,染色法是指色素浸润消化道黏膜或被其吸收使之染色。根据染色与否及染色的形态特征,可以提高病变的发现率。常用的染料有亚甲蓝等。

### (三) 反应法

利用色素在特定的消化道黏膜环境中发生特异化学起应,如复方碘溶液中所含碘与食管鳞状上皮(扁平上皮)中的糖原反应而变为棕色,刚果红与胃底腺分泌的盐酸起反应在黏膜面上呈现黑色,由此提高病变的发现率。

### (四) 荧光法

色素在消化道黏膜严重炎症或癌变区域有集中和积聚倾向,具有荧光性能的染料经口服或静脉注射进入人体后,经相应的光照激发后可以产生特征性的荧光。

## 三、常用染色剂

常用的黏膜染色剂有亚甲蓝、甲苯胺蓝、卢戈液、靛胭脂等。

### (一) 亚甲蓝

亚甲蓝(methylene blue, MB)又称次甲蓝、美蓝,是噻嗪类的可吸收染料。主要通过吸收活跃的细胞染色,其深蓝色与胃肠道黏膜的红色形成对比。正常的小肠细胞、结肠细胞、胃的肠型化生上皮和食管的特异性肠化生上皮均可被染色,食管鳞状上皮、胃上皮和胃型化生上皮不被染色,食管鳞状上皮或贲门柱状上皮的不典型增生或癌多表现为染色不良或不染。亚甲蓝可用于检测 Barrett 食管、贲门肠化生上皮以及胃的肠型化生上皮。此外,亚甲蓝还可以检测热烧灼或激光下黏膜消融术后是否有肠化生上皮的残留。

### (二) 甲苯胺蓝

甲苯胺蓝(toluidine bule, TB)是一种细胞核染色剂。由于恶性肿瘤细胞核内DNA含量高于周围正常组织细胞核,所以使用甲苯胺蓝染色后,肿瘤细胞染色较深,与周围正常上皮的界限更为清晰,有助于判断消化道黏膜癌的边界。

### (三) 卢戈液

卢戈液(Logul's solution)又称复方碘溶液,是一种含碘的可吸收染色剂,与非角化的鳞状上皮中的糖原有亲和力,结合后染色;而癌变或不典型增生的黏膜细胞因代谢旺盛,细胞内糖原明显减少或消失,遇碘溶液不着色或淡染,病灶与正常黏膜界限更为明显。卢戈液在食管的内镜检查中较为常用,染色后可指导活检,提高早期食管癌检出率。

### (四) 靛胭脂

靛胭脂(indigo carmine, IC)又称靛红、靛卡红、靛蓝二磺酸钠,是一种黏膜非吸收性染色剂,通常使用浓度为 0.4%。染色后,深蓝颜色充填到平坦溃疡的缝隙、糜烂灶、黏膜皱襞、隐窝等,可将病变的范围及表面形态清楚地显示出来,提高平坦型和凹陷型癌以及其他异常陷窝观察;而且由于靛胭脂是非吸收性染色剂,当视野不清或染色效果不佳时,可以冲洗后再进行染色,以获得理想的染色效果。结合放大内镜可以对黏膜腺管开口形态进行观察,判断腺管开口的类型,以辨别是否为肿瘤性病变。

（五）刚果红

刚果红(congo red, CR)系溶于热水的茶红色粉末。当胃黏膜表面 pH < 3.0 时呈黑蓝色,pH > 5.0 时呈红色。常用浓度为 0.3% ,内镜直视下喷洒。

## 四、染色内镜的临床应用

（一）染色内镜在食管病变中的应用

1. Barrett 食管　1998 年,美国胃肠病学会提出 Barrett 食管的新定义,即内镜下任何长度的食管黏膜出现柱状上皮样改变,经病理确诊为肠化生上皮,排除贲门肠化,即可诊断为 Barrett 食管。Barrett 食管是食管腺癌最重要的癌前病变,而且预后较差。对 Barrett 食管早期准确诊断和有效随访将提高食管癌患者的早期诊治率,从而提高患者的生存率。新的定义强调了特异性肠化生上皮(specialized intestinal metaplasia, SIM)在食管腺癌发生中的重要作用,内镜下准确识别 SIM 及不典型增生比较困难。

以往对 Barrett 食管的随访普遍采用四象限活检方法,即对整个 Barrett 食管片段,每隔 1 ~ 2 cm 取 4 个象限活检。此法所取组织块数较多,而且创面较大,有一定的风险。染色内镜对 Barrett 食管进行有效随访,可提高 Barrett 食管患者 SIM 的检出率。

染色之前必须首先除去消化道黏膜表面的黏液,以免影响观察。黏液和其他附着物也可导致假阳性结果。可使用 10% $N_2$ 乙酰半胱氨酸,也可采用消泡剂(二甲基聚硅氧烷)。染色通常使用 0.05% ~1% 的亚甲蓝溶液。染色方法是直接喷洒在黏膜表面,喷洒量按照每 5 cm 柱状上皮给予 20 ml 剂量计算(图 1-1)。染色剂一般在黏膜表面保持 2 min。对肠化生上皮的染色效果在 1 ~ 2 min 内表现出来,并在 24 h 内逐渐消退。

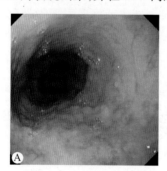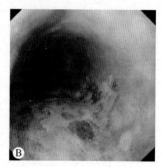

**图 1-1　早期食管癌的卢戈液染色**

A. 食管中段黏膜粗糙,颗粒样增生;B. 染色后病灶不染,边界清晰

很多因素都可能影响亚甲蓝的染色结果,如黏膜表面是否冲洗干净、黏膜是否存在炎症、亚甲蓝染色浓度、亚甲蓝染色时间、Barrett 食管的长度等。Duncan 等研究发现,任何程度的食管炎都更容易着色,且其表面的黏液比较难冲洗,但是着色部位活检标本中 SIM 的检出率非常低,所以可疑的胃食管反流(GERD)患者应先给予治疗,然后再进行内镜检查。

Ragunath 等采用前瞻性的随机交叉试验,比较亚甲蓝染色指导活检(methylene blue directed

biopsy，MBDB)与随机活检对 Barrett 食管中 SIM 和不典型增生的检出率,提示 MBDB 可以提高 Barrett 食管患者 SIM 的检出率,但不能显著提高 Barrett 食管患者不典型增生或癌的检出率。此外,他们还发现染色程度与病理形态有关。深蓝色染色多提示 SIM($P < 0.000\,1$),不均匀染色或不染多提示不典型增生或癌,内镜检查时间延长约 6 min。Canto 等采用体外和体内试验分析亚甲蓝染色特征与不典型增生或癌的关系,发现染色程度与不典型增生的程度有关。

2. 早期食管癌 早期食管癌由于病灶较小,在内镜下常表现为黏膜局限性粗糙或糜烂,常规内镜难以发现或活检难以精确取材。染色内镜用于诊断早期食管癌普通内镜发现病灶后,应用染色技术可以明确病变的形态和范围,具有较高的敏感性和特异性。临床上使用较多的是食管碘染色,染色剂是复方碘溶液,即卢戈液。原理是,正常食管的鳞状上皮内含有大量糖原,遇碘后呈棕褐色;食管癌细胞因代谢旺盛,细胞内糖原含量减少或消失,遇碘后不染色;而食管炎或食管溃疡病灶内鳞状上皮受损,糖原含量减少,染色较浅。

在普通食管内镜检查中,如发现黏膜小片状糜烂、片状颗粒样粗糙、黏膜浅剥脱、乳头状隆起或浅溃疡等改变时,均可进行食管碘染色。染色时,先用水冲洗黏膜表面,再用 5 ml 卢戈液喷洒于病灶表面,1 min 后观察黏膜着色情况(图 1-1)。如发现病灶染色不均、染色浅、染色区边界不清或不染色,通常取多点活检,有助于提高对食管早期癌的检出率,同时还有利于食管其他疾病,如食管黏膜不典型增生、食管黏膜肠化生等的检出。

Dawsey 等在河南林县选择 225 例经食管拉网证实为中重度增生和食管癌患者行内镜食管碘染色,染色前诊断重度不典型增生和癌的敏感性为 62%、特异性为 79%,染色后则分别提高到 96% 和 93%,88% 的病例染色后病变范围扩大,边界更清晰。Fagundes 等采用该方法检测了 190 例食管癌高危人群,23 例有不着色区者活检 6 例为不典型增生,而 165 例染色良好者仅 7 例发现轻度不典型增生,认为该方法可提高不典型增生的检出率。

国内外有学者对拟行食管癌手术的患者进行了全食管碘染色,结果发现这一方法有助于进一步明确病变范围和提高多发癌灶的检出率,对外科手术具有一定的指导意义。北京友谊医院等做胃镜检查时常规对食管进行碘染色,大大提高了早期食管癌的发现率。

临床上有联合使用两种染色剂进行食管染色,如甲苯胺蓝-复方碘溶液染色法和亚甲蓝-复方碘溶液染色法能更清晰地显示出病灶及病变范围。

甲苯胺蓝-复方碘溶液染色法:甲苯胺蓝可使癌灶着蓝色,复方碘溶液可使正常食管黏膜染成棕褐色,而癌灶不染色,两者合用,使癌灶与周围正常食管黏膜界限更清晰。染色方法是先于病灶表面喷洒 2% 甲苯胺蓝,30 s 后冲洗,再用 3% 复方碘溶液染色,然后观察染色情况。

亚甲蓝-复方碘溶液染色法:亚甲蓝染色可使癌灶着蓝色,卢戈液染色癌灶不着色。双重染色后,蓝色区域为早期癌病灶,棕褐色区域为正常食管黏膜,两种染色区域之间的为肿瘤浸润区。染色方法是先用 0.5% 亚甲蓝染色,1 min 后用清水冲洗,再用 3% 复方碘溶液染色,观察黏膜着色情况。

(二) 染色内镜在早期胃癌中的应用

染色内镜在早期胃癌的应用较少。一般常以局部喷洒 0.4% 靛胭脂染色后,结合放大内镜观察胃黏膜的形态改变,包括胃小凹,如黏膜表面凹凸不平、糜烂、黏膜呈颗粒样隆起,胃小凹细小化,变平或消失,腺管开口形态不规则、大小不一、排列紊乱等;还包括病灶表面毛细血管的改变,如正常毛细血管网消失,代之以不规则的新生毛细血管网、模糊不清等(图 1-2)。

在观察时,对于怀疑癌变的区域取材送病理组织学检查有助于临床对胃黏膜病变性质的判断。

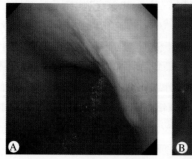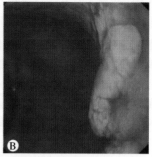

**图 1-2　胃体扁平病变靛胭脂染色**
A. 胃体扁平病变,边界欠清晰;B. 染色后病灶边界清晰

（三）染色内镜在大肠肿瘤性病变中的应用

由于现代内镜器械和技术的高速发展,目前对于大肠息肉样病变及隆起型大肠癌的诊断已经积累了大量的经验。然而长期以来,内镜医师受大肠腺瘤-癌变学说的影响,在内镜检查时往往将注意力集中于发现隆起型病变,对于大肠平坦型病变的重视程度不够。目前的常规内镜技术,对于大肠平坦病变或凹陷病变的检出有一定的难度,染色内镜和放大内镜结合应用可明显提高早期大肠癌的检出率。

近年来在日本,染色内镜和放大内镜结合应用,大大提高了结肠平坦病变和凹陷型（Ⅱc型）病变的检出率。大肠染色内镜主要使用的染色剂是 0.4% 靛胭脂溶液。内镜检查前的肠道准备十分重要,应尽量排尽肠道内的液体和固体粪质,以免肠内容物掩盖微小病灶。对普通内镜发现的肠黏膜隆起、红斑、黏膜表面粗糙、血管纹理改变、肠黏膜无名沟和皱襞连续性中断、病变周围白斑中央凹陷、黏膜表面凹凸不平、肠壁黏膜表面凹凸不平等征象,应用水冲洗干净,同时与周围正常黏膜比较是否异常,然后应用内镜染色技术观察病变范围及表面形态。通常使用的靛胭脂不被黏膜吸收,充填于黏膜表面的腺管开口处,使病变的范围及表面形态清楚地显示出来（图 1-3、1-4）,大体观察后采用放大内镜观察黏膜表面的腺管开口形态（pit pattern）,大致可以判断是否为肿瘤性病变。

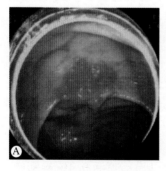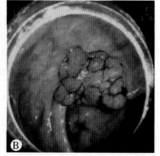

**图 1-3　盲肠扁平息肉**
A. 盲肠扁平隆起、红斑,表面结构不清;B. 染色后病灶及边界清晰

内镜黏膜下剥离术

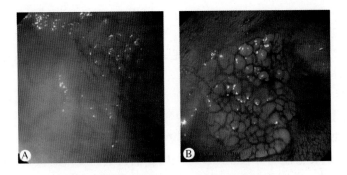

**图 1-4　盲肠扁平息肉(侧向发育性肿瘤,LST)**
A. 盲肠颗粒样扁平隆起,边界不清;B. 染色后病灶及边界清晰

# 第二节　放　大　内　镜

为了更好地观察消化道黏膜的细微结构,如消化道黏膜腺管开口的形态和毛细血管的改变,提高对消化道病变的诊断,1967 年日本在纤维内镜的基础上生产了特殊类型的纤维内镜——放大内镜(magnification endoscopy)。但是由于性能上的限制,未能在临床上得到广泛应用。近年来,随着电子内镜技术的发展,放大内镜已经逐步实现了电子化、数字化、可变焦、高清晰及良好的可操作性,逐步在临床上得到推广和应用。目前的电子内镜对绝大部分消化道黏膜病变都能作出正确的诊断,但是对一些黏膜的微小病变仍难以确诊。放大内镜的出现,正好填补了这个空白。目前的电子放大内镜放大倍数可达 100 倍左右,放大倍数介于肉眼和显微镜之间,可以清晰显示消化道黏膜腺管开口和微血管等微细结构的变化,结合染色内镜或窄带成像,能进一步提高消化道微小病变的早期诊断率。放大内镜诊断主要涉及两个方面:①质的诊断,鉴别正常上皮、过形成上皮、组织异型程度和上皮性肿瘤(腺瘤和癌)。②量的诊断,判断癌浸润深度和范围。放大内镜为内镜下黏膜切除、黏膜剥离或外科手术的界定,提供一个较为客观的依据。

## 一、放大内镜的操作方法

**(一)常规准备**

进行放大内镜检查前,应全面了解患者的全身情况,说明检查的目的和必要性,并签署知情同意书,消除患者的紧张情绪,取得患者的积极配合。因放大内镜操作时间较普通内镜检查长,如果条件许可,可开展无痛麻醉下的放大内镜检查。

**(二)清除黏膜表面泡沫及黏液**

由于消化道黏膜表面常有泡沫及黏液黏附,过多的泡沫及黏液可使放大内镜观察不清,因此在放大内镜检查前应当使用适量清水冲去泡沫及黏液,也可使用适量祛泡剂冲洗病变范围。对于难以去除的黏液,可使用加入蛋白酶的洗净液。便秘或高龄患者,在清洁肠道的基础上加服适量祛泡剂。

（三）放大内镜操作技巧

1. 调整病变位置　提高放大图像光亮不足,应将被观察的病变尽量放在内镜图像的左上角,这样可获得最佳的光亮效果。

2. 调节注气量　操作中注意微调注气量。消化道腔内空气量较少时,病变得不到充分的展开,同时可能会增加消化道的蠕动;如增加注气量,可有效限制消化道蠕动,病变也能得到充分展开;但进一步加大注气量,患者会有腹胀、腹痛等不适。

3. 利用呼吸　病变会随着呼吸运动在呼气时远离镜头而吸气时接近镜头,此时可将内镜固定在某一位置,在吸气时抓住病变接近的一瞬间固定图像,或摄影时嘱患者屏气,防止病变随呼吸上下移动而导致图像模糊不清。注意避免镜头接触病变而引起出血。

4. 装透明帽　内镜与病变之间无法保持一定的距离或得不到病变的正面像时,可以用活检钳抵夹病变组织后进行观察。为防止大出血使观察失败,可先不用透明帽,必要时再装透明帽观察。透明帽可直接接触拟观察部位,固定镜头和病变间的距离,以解决食管运动中的对焦困难。但这种方法易致病变部位出血,所以应尽量轻地接触病变部位,并尽快观察。

5. 减小扩大倍率　不可能一次获取满意的高倍率图像,应减小扩大倍率、增大焦距,从低、中倍率开始,可扩大观察范围,使放大观察变得容易。

## 二、放大内镜在食管疾病诊断中的应用

（一）Barrett 食管

2001 年美国学者 Guelrud 等对 Barrett 食管无异型增生的黏膜首次进行了内镜下分型,分型与病理的关系:Ⅰ型为小圆型,病理多为胃底上皮;Ⅱ型为网状型,90% 为贲门上皮;Ⅲ型为绒毛型,肠上皮化生为 87%;Ⅳ型为嵴状脑回型,肠上皮化生为 100%。临床统计资料提示,放大内镜病理检查发现肠化生上皮的准确率为 92%。2003 年,日本学者 Hideke Toyoda 等修改了 Guelrud 的分型,根据 Barrett 食管患者病理活检结果提出了新的分型标准,共分为 3 型。Ⅰ型:小圆凹型,为胃体、胃底腺黏膜上皮;Ⅱ型:裂缝、网状型,为贲门腺黏膜上皮,部分有壁细胞,少数为肠化生上皮;Ⅲ型:脑回绒毛,又分为 3 个亚型,即脑回型、绒毛型和混合型,均为肠上皮化生。用此标准发现肠化生上皮的敏感性为 85.5%、特异性为 92.2%、阳性预测值为92%、阴性预测值为 92.5%、诊断准确率为 90.0%。由此可见,放大内镜检查 Barrett 食管,可提高普通内镜难以发现肠上皮化生的检出率,而且可指导活检,明显提高 Barrett 食管的诊断率。近年来,在放大内镜的基础上发展出两种改良的放大内镜技术:一种是染色放大内镜;另一种是增强放大内镜。染色放大内镜是使用放大内镜结合卢戈液、亚甲蓝或靛胭脂溶液染色。增强放大内镜应用 3% 乙酸溶液喷洒于病灶,操作与染色内镜类似,喷洒后,食管与胃黏膜柱状上皮泛白色;2~3 min 后,食管色泽变苍白;而 Barrett 食管片段上和胃黏膜上皮变微红色,这使食管鳞状上皮与异常柱状上皮之间,以及胃、食管黏膜连接处形成鲜明的着色对照,从而增强了放大内镜对 Barrett 食管肠化生上皮的鉴别能力。这两种改良的放大内镜技术,可提高肠上皮化生的检出率和靶病灶活检的准确率。

（二）食管早期癌诊断

在放大内镜对食管早期癌诊断的应用中,主要是观察食管黏膜的血管网透见情况。食管

黏膜表面由复层鳞状上皮覆盖,放大内镜观察无明显腺管开口形态改变,但可透见黏膜下血管网,可连续观察黏膜下血管到上皮乳头内毛细血管环(intra-papillary capillary loop,IPCL)的变化。

早期食管癌可见上皮乳头内毛细血管环的扩张、蛇行、口径不同、形状不均,这是上皮内癌的特点。当癌浸润黏膜固有层时,除上述4种变化外还伴有上皮乳头内毛细血管环的延长。癌浸润到黏膜肌层时,上皮乳头内毛细血管环明显破坏,但可见连续性。癌浸润到黏膜下层时,上皮乳头内毛细血管环几乎完全破坏、消失,出现异常的肿瘤血管。异常血管的出现是癌浸润到黏膜下层的特征。据日本多家医疗中心的报道,放大内镜观察诊断早期食管癌的正确诊断率为80%左右,可使大多数患者得到早期诊断、早期治疗,极大地改善了食管癌患者的预后。

### 三、放大内镜在胃部疾病诊断中的应用

放大内镜在胃疾病中的应用,主要是观察胃小凹和黏膜小血管的形态、结构。

胃黏膜表面腺体的开口为胃小凹,无数的胃小凹组成胃小区,小区与小区之间的间隔称为区间沟。目前关于胃小凹的形态分类方法尚无统一标准。使用较多的是Sakaki分类方法,以红色和白色部分描述放大内镜下黏膜的形态,红色部分为向外凸出的,而白色部分为向内凹的。将不同形态的小凹开口分为5种不同的类型:A型为点状,B型为短小棒状,C型为树枝、条纹状,D型为斑片状或网络状,E型为绒毛状(图1-5、1-6)。Sakaki认为胃腺体开口和分布的不同决定了不同部位小凹的特点:胃底腺分布于胃底和胃体;幽门腺分布于幽门管部宽4~5 cm的区域,胃小凹处胃底腺多为单支管状腺体,颈部短而细。幽门腺分支较多而弯曲,且常为3~5条幽门腺共同开口于一个小凹。因此,幽门部小凹常呈条纹状,而胃体部小凹呈点状。

 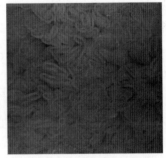

图1-5 胃黏膜小凹形态　　图1-6 十二指肠黏膜小凹形态

来自胃黏膜下层的细小动脉贯穿胃黏膜肌层,在胃黏膜内上行形成毛细血管网,其分支直达黏膜表层,在表层的被覆上皮下移行至表层毛细静脉丛。毛细静脉丛环绕胃小凹的颈部,并且彼此汇合向下注入黏膜下层的静脉丛。胃体部黏膜的集合小静脉分布非常均匀、规则,普通内镜观察时,表现为无数均匀一致的小红点遍布胃体部。当改用放大内镜观察时,此类无数的小红点实际上是集合小静脉,呈海星状。

（一）早期胃癌

普通内镜对于早期胃癌（early gastric cancer，EGC）的诊断有一定的难度，放大内镜对于早期胃癌的诊断有一定优势。有资料表明，放大内镜较普通内镜对小胃癌具有更高的检出率，敏感性为96.0%、特异性为95.5%，而且放大内镜所观察到的精细黏膜结构和微血管特征与组织病理学诊断有很高的相关性，有助于早期胃癌的诊断。

放大内镜下，早期胃癌比较有特征性的改变是胃小凹呈条纹状、网络状，局部微血管改变是紊乱肿瘤血管的出现和集合静脉、真毛细血管网的消失（图1-7），但是由于黏膜的癌变一般均在有炎症浸润和幽门螺杆菌（H. pylori，Hp）感染的基础上发生的，炎症本身和Hp感染对胃黏膜的细微形态有一定的影响，所以要判断癌变的部位及界限是比较困难的。

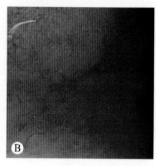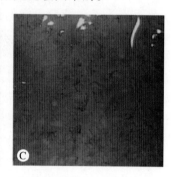

**图1-7　早期胃癌的胃小凹改变**

A. 胃小凹呈条纹状、网络状；B. 出现紊乱的肿瘤血管；C. 真毛细血管网消失

对普通内镜观察发现的可疑病灶，先使用0.4%的靛胭脂溶液进行染色，然后使用放大内镜观察，不仅可以观察病灶细微结构的改变，判断病变的良、恶性，可明确病变范围，使诊断更为准确，还可指导活检，提高活检的阳性率。

（二）慢性萎缩性胃炎和肠化生

慢性萎缩性胃炎（chronic atrophic gastritis，CAG）目前被认为是一种癌前病变。CAG的诊断主要采用胃镜观察加黏膜活检的方法，而对于病变轻微、局限的病例，则易漏诊。大量的临床研究表明，放大内镜在诊断CAG的敏感性和准确性方面较普通内镜有很大的优势。

胃黏膜肠上皮化生在CAG中较为常见，特别是大肠化生，具有癌变的趋向。肠化生结节在普通内镜下可表现为淡黄色结节、瓷白色小结节、鱼鳞状以及弥漫性颗粒等特征性改变，但在普通内镜下的检出率很低。陈磊将胃黏膜的小凹形态分为点状（A型）、短棒状（B型）、树枝状（C型）、板块型（D型）和绒毛型（E型）5种形态，放大内镜对这5种形态病理诊断胃黏膜肠化生的图像显示，肠化生的小凹形态主要有C、D、E 3种形态，尤其以E型具有很高的特征性。周雅丽等报道，利用放大内镜诊断轻、中、重度肠上皮化生的准确率分别为47.5%、78.5%和75.4%，诊断准确率明显高于普通内镜。结合放大内镜，可明显提高肠化生活检的阳性率，具有较高的实用价值。

**四、放大内镜技术在大肠肿瘤性病变诊治中的应用**

目前随着内镜技术的发展，新型电子放大结肠镜在治疗功能、插入性等方面已与普通电子结肠镜没有明显区别,而且可与普通结肠镜共用一台内镜主机,因此已具备常规应用于临床检查的条件。在结肠肿瘤性疾病的诊断中,仍首先采用普通结肠镜检查。对于普通内镜下发现的可疑病灶,可利用放大电子内镜对病灶表面的腺体开口形态进行观察和分型,有助于鉴别病灶的良、恶性,如能结合染色内镜检查,则能进一步提高诊断率。

在普通内镜下,正常结直肠黏膜呈粉红色,肠壁表面光滑无绒毛,黏膜下血管走行纹理清晰,结肠肠壁有隐窝形成并存在大量腺管开口,但在普通内镜较难观察到。用放大内镜观察结直肠黏膜的隐窝形态(小凹)有助于判断病灶良、恶性和浸润程度(图1-8)。结直肠隐窝分为:Ⅰ型呈圆形,为正常黏膜腺管开口;Ⅱ$_L$型为星状或乳头状腺管开口,是增生性病变;Ⅱs型为管状开口,较正常小,为凹陷性肿瘤;Ⅲ$_L$型为较大的管状或圆形开口,常见于隆起性肿瘤,多为腺瘤;Ⅲs型为较小的管状或类圆形开口,常见于凹陷型病变;Ⅳ型分为枝状、沟状或脑回状的腺管开口,常见于隆起型绒毛状腺瘤;Ⅴ型包括Va(不规则型)或V$_N$(无结构型),腺管开口消失或无结构,多为结直肠浸润癌。

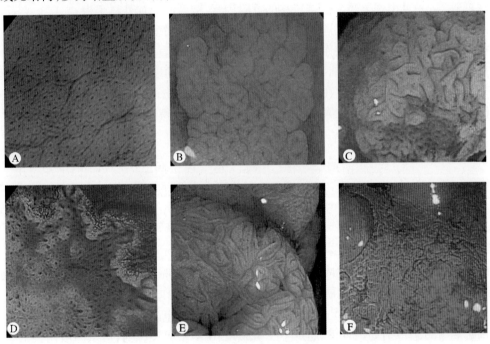

**图1-8　结直肠隐窝形态分类**
A. Ⅰ型;B. Ⅱ型;C. Ⅲ$_L$型;D. Ⅲs型;E. Ⅳ型;F. Ⅴ型

Hart 等研究发现,内镜下85%的结肠病变为隆起性病变,平坦性或凹陷性病变占少数;而这些病变与结肠癌的发生更为密切,普通内镜对这类病灶诊断较难,常易漏诊。应用黏膜染色结合放大内镜可以观察病灶黏膜的微细结构,即腺管开口及隐窝等。根据大肠息肉表面腺管开口的不同可区别非瘤性及腺瘤性息肉,有助于鉴别大肠非瘤性息肉、腺瘤和癌,能实时选择是否进行内镜下治疗。

由于放大内镜的观察焦点是放在肿瘤的侧面缘故,临床上常常造成过高或过低判断黏膜下层(sm)癌的浸润深度;当黏膜层(m)被癌浸润或破坏时,在黏膜层和黏膜下层之间生成结缔组织,导致黏膜内与黏膜下层之间癌组织的异型程度上有明显差别,形成了细胞异型程度高于癌细胞;同时,临床上许多人为因素可以造成诊断上的差异,如黏液、炎症、纤维素性渗出物或肿瘤坏死物附着、内镜切除时热变性或活检时组织结构破坏,难以对腺开口作出正确诊断,造成误诊。

　　临床上应用 V 型(不规则型和无结构型)腺开口形态来判断癌浸润深度是比较合适的,黏膜下层癌轻度浸润时,多见腺管密集排列;黏膜下层癌浸润深时,间质显露量增加,腺管与腺管之间距离变长,如开口直径变大,癌趋向于深度浸润。目前,在 V 型腺开口形态中,不规则型 V a 和无结构型 $V_N$ 开口是黏膜层、黏膜下层$_1$、黏膜下层$_2$ 和黏膜下层$_3$ 癌较为可靠的诊断标准,同时还可以对选择内镜切除治疗还是外科手术切除提供一个较为可靠的界限依据。一般来说,黏膜层和黏膜下层$_1$ 癌是内镜切除的指征,而黏膜下层$_2$ 和黏膜下层$_3$ 癌是外科手术切除指征。目前对黏膜下层$_2$ 癌的处理,国外多数学者主张先采用内镜切除治疗,根据切除标本的病理诊断判断是否有淋巴结转移的危险因素(组织分化程度、脉管浸润和黏膜下层癌的实际浸润深度等)。一旦出现上述淋巴结转移的危险因素,应及时追加外科手术。

　　总之,放大内镜在观察消化道黏膜微小病变、指导活检等方面,有不可替代的作用。对于某些病变,放大内镜甚至能直接作出诊断。对于内镜下无法直接诊断的病变,放大内镜也可为诊断提供一定的线索。但是目前放大内镜对于消化道病变的诊断,尚未建立起统一的标准,主要依靠操作医师的临床经验,存在一定的主观性。同时,消化道的一些特殊结构,以及消化道本身的生理性蠕动,也妨碍了放大内镜的观察。这些问题有待于进一步解决。

## 第三节　超声内镜

### 一、概述

　　1980 年,Dunagnoey 及 Strohm 首先将超声内镜(endoscopic ultrasonography,EUS)用于诊断消化道疾病。经过近 20 年的发展,EUS 在消化系统疾病的诊断和治疗中发挥着越来越重要的作用。EUS 探头的频率范围为 5～30 MHz,分辨率较体表超声高,但穿透距离小。

　　目前常用的 EUS 有超声胃镜、超声十二指肠镜、超声结肠镜,还有可从一般内镜活检孔道插入的超声小探头,可用于消化道壁微小病变或黏膜下病变的诊断,也可通过十二指肠乳头进入胆胰管内进行超声检查。还有专用于在内镜超声引导下穿刺,进行细胞学及组织学检查的EUS。近年来,彩色多普勒技术也应用于 EUS,成像更为清晰,并且可以扫描动脉、静脉的血流情况。随着电子技术的进步,超声扫描后实时的三维重建技术也逐渐应用于临床。

　　EUS 与 ESD 密切相关。ESD 的手术适应证是局限于黏膜层或黏膜下层的平坦病变和早期癌,无区域淋巴结转移,EUS 则能判断病灶浸润深度和有无区域淋巴结转移。

### 二、EUS 分类

(一)专用 EUS

专用 EUS 是指内镜前端安装有微型超声探头的特殊内镜,既能清楚观察消化道黏膜,又能显示毗邻消化管的结构。此类内镜,超声探头固定于内镜前端部,不可拆卸。

（二）微超声探头

直径仅有2 mm左右,可经活检孔送至胃镜前端或更远处。细小探头还可插入狭窄的胃肠道,甚至可经十二指肠乳头到达胰管、胆管内（IDUS）,或经经皮经肝毛细胆管引流术（PTCD）扫描,其频率可为12～20 MHz,甚至30 MHz。

（三）彩色多普勒EUS

彩色多普勒EUS可以较好地显示消化道血管,尤其是曲张的血管,还可评价病灶中的血流信号及血流参数。能为病灶的定性提供一定依据,并对溃疡出血作出预测。

新型的彩色多普勒EUS（endoscopic color doppler ultrasonography, ECDUS）已与穿刺EUS融为一体,以线阵扫描型为主,部分探头采取中央穿刺槽式。优点是显示穿刺针道清楚,同时能显示扫描区血管和脏器的血流情况。主要用于胰腺、胆管和胆囊占位性病变的诊断、鉴别诊断、穿刺活检和治疗。

（四）穿刺EUS

主要对胃肠道、肝脏和胰腺的病灶进行EUS引导下细针穿刺活检术（EUS guided fine needle aspiration, EUS guided FNA）以及穿刺抽液、注药、置管引流术等。机型有扇形扫描和线阵形扫描,前者显示胆管和胆囊清楚,但针道和针尖显示较困难;后者穿刺容易,但难以显示胰腺和病灶全貌。

（五）三维EUS和三维腔内超声

三维EUS和三维腔内超声（three dimentional IDUS, 3D-IDUS）已较多应用于临床,可在胃肠道及胆胰管内进行三维成像,将其分辨率及诊断准确率进一步提高。主要适合胆管的形态显示及毗邻微小肿瘤的诊断,3D-IDUS的最小切面间隔为0.25 mm,最大取样长度为40 mm。

### 三、EUS在消化系统疾病中的应用

EUS可以清楚地显示消化道管壁三强两弱的回声结构,可以鉴别病变是来源于黏膜层、黏膜下层,还是壁外生理性或病理性压迫,准确率可达95%以上。另外EUS与细针抽吸（FNA）的联合应用,使鉴别肿瘤良、恶性的准确率大大提高,并且使肿瘤术前国际癌症病期（TNM）分期成为可能。

（一）消化道肿瘤

消化道肿瘤在常规内镜下一般均可诊断明确,但无法了解肿瘤的浸润深度及有无区域淋巴结转移。EUS在消化道肿瘤中的应用主要是用于消化道癌肿的术前TN分期,从而指导治疗方案的选择。

1. 食管癌　EUS对食管癌的术前局部T分期具有很高的准确性（>80%）,对于原发肿瘤浸润深度的判断优于CT、MRI等其他检查。EUS对判断肿瘤的分期和纵隔淋巴结转移较好（图1-9）。EUS在确定肿瘤浸润深度方面是目前最准确的非手术技术。对食管癌,EUS能准确预测能否完全切除,也可进行肿瘤分期以指导治疗。

对于早期食管癌,EUS可分辨病灶是否局限于黏膜层或已浸润至黏膜下层或肌层,为后续治疗方案的选择提供依据。Muruta等报道,EUS对于区分黏膜内癌和侵犯到黏膜下层的癌准确率为87%,可为内镜下治疗提供依据,特别是早期微小病变更合适。若病灶仅局限于黏膜

层,无区域淋巴结转移者,可选择内镜下治疗,包括 EMR 和 ESD。

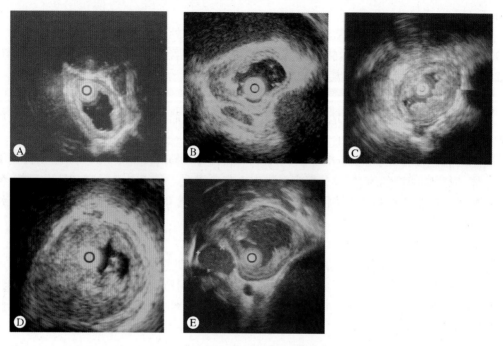

**图 1-9 EUS 对食管癌的 TN 分期**

A. 第 1~2 层断裂、缺损,第 3 层部分侵犯;B. 第 4 层稍增厚,第 5 层未断裂;C. 全层增厚,但第 5 层完整;
D. 第 5 层被破坏;E. 食管旁转移淋巴结

2. **胃癌** 随着内镜技术的发展,越来越多的局限于黏膜层内,无淋巴结转移的早期胃癌接受内镜下治疗。长期的随访资料提示,内镜治疗可取得与开放手术相同的疗效,且并发症更少。因此内镜治疗前准确诊断极为重要。EUS 可区分肿瘤是局限于黏膜内还是已侵犯到黏膜下层。如果 EUS 显示黏膜第 3 层有改变,则提示肿瘤侵犯黏膜下层,已不适合内镜治疗;反之则可选择内镜下治疗。EUS 对于Ⅰ型和Ⅱc 型病变结果较好,但对于包括Ⅱa 型在内的其他型病变结果很不理想。

EUS 可以非常准确地对胃癌进行分期,无论是肿瘤对胃壁的浸润深度,还是受累的胃周围淋巴结以及对周围脏器的直接浸润(图 1-10)。

3. **结直肠癌** 自 ESD 应用于结直肠平坦病变或早期癌后,EUS 对结直肠癌的诊断和分期的应用日渐增多(图 1-11)。对于较低位的直肠癌,术前 EUS 检查可明确癌肿浸润深度和有无侵犯周围脏器,为能否切除肿瘤及是否保留肛门提供一定的临床依据。

(二) 消化道黏膜下肿瘤

EUS 可以准确地判断黏膜下肿瘤(submucosal tumor, SMT)的大小,还可以准确判断肿瘤的位置与管壁的起源层次。根据起源层次及超声影像学特点,EUS 可以明确诊断部分黏膜下肿瘤(图 1-12)。来自于黏膜肌层或固有肌层的低回声主要为间质瘤或平滑肌瘤。位于黏膜下层的主要有囊肿、异位胰腺、脂肪瘤,而类癌、嗜酸性肉芽肿、肌胚细胞瘤及肉瘤等则较少见。脂肪瘤为强回声影,而囊肿则表现为边界清楚的无回声影。异位胰腺的回声则介于强回声和

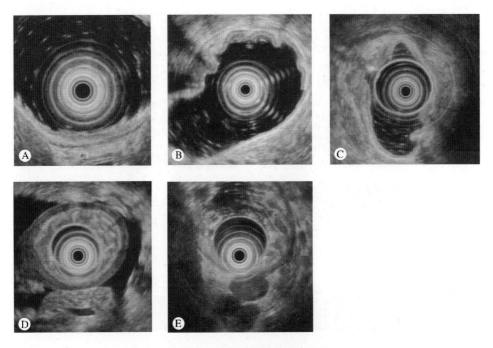

**图 1-10　EUS 对胃癌的 TN 分期**

A. 早期胃癌,低回声未穿透黏膜下层;B. Borrmann Ⅱ型胃癌;C. Borrmann Ⅲ型胃癌;D. Borrmann Ⅳ型胃癌,胃壁明显增厚,结构消失,胃壁周围见腹水;E. 胃壁周围转移淋巴结

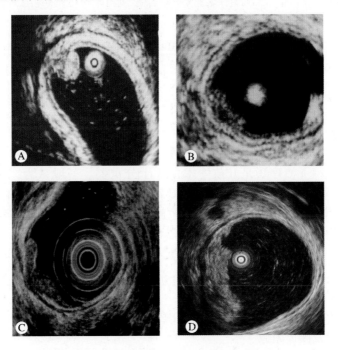

**图 1-11　超声微探头对结肠癌的 TN 分期诊断**

A. 肿瘤累及黏膜层;B. 肿瘤累及黏膜下层;C. 肿瘤累及固有肌层;D. 肠壁周围转移淋巴结

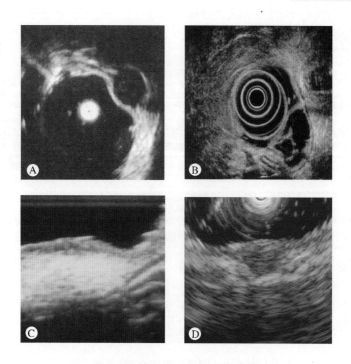

**图 1-12 大肠黏膜下肿瘤的超声内镜诊断**

A. 直肠间质瘤或平滑肌瘤:起源于固有肌层,低回声;B. 结肠囊肿:起源于黏膜下层,
无回声,内见分隔;C. 结肠脂肪瘤:起源于黏膜下层,高回声;D. 直肠类癌:起源于黏膜
肌层,不均质回声

低回声之间,并呈颗粒状,有时异位胰腺还可透壁生长。但 EUS 对黏膜下肿瘤的良、恶性鉴别较为困难。EUS 引导下的穿刺诊断,并对穿刺组织进行的免疫组化检查能提高 EUS 对黏膜下肿瘤良、恶性的鉴别。

EUS 可以准确地鉴别黏膜下肿瘤与消化道壁外的生理性压迫(主动脉、肝、脾、胆囊等)及病理性压迫(肿瘤、囊肿),可辨认黏膜下肿瘤中的血管结构及血管源性的黏膜下肿物。根据黏膜下肿瘤与消化道壁的层次关系,EUS 可判断黏膜下肿瘤来源的层次,这对于决定选择采用内镜下治疗还是开放手术治疗十分重要。一般认为,起源于黏膜肌层及黏膜下层的肿瘤,采用内镜下治疗是安全的。近年来,笔者利用 EUS 的操作方法成功地挖除了间质瘤、平滑肌瘤、脂肪瘤、类癌、异位胰腺等各种类型的黏膜下肿瘤,包括部分来源于固有肌层的肿瘤。对于固有肌层的肿瘤完整切除后,即使发生小穿孔,也可通过使用金属钛夹将穿孔夹闭,结合禁食、抗菌药物、输液等措施保守治疗成功,避免开腹手术,取得了较好的疗效(参见第二十七章)。

(三)胆胰系统

1. 胰腺 EUS 可以放入十二指肠中,而 IDEUS 可以通过十二指肠乳头,直接进入胰管探查,得到清晰的胰腺及胰周图像。

EUS 可以清楚地显示十二指肠处肠壁的 5 层结构,发现壶腹周围的肿块。EUS 下,肿瘤呈低回声或混合回声结构,可向十二指肠壁、胆管末端、胰头及周围血管等浸润。由于肿瘤常在十二指肠壁内呈息肉样生长,加之处于扩张的胆总管末端,所以 EUS 能非常清晰地显示病变。

80%以上的胰腺癌在 EUS 下表现为低回声占位,常伴有无回声区,由局部坏死所致。EUS 对直径<2 cm 的胰腺肿瘤比其他影像学检查更敏感。对于胰腺实质肿瘤,EUS 进行肿块定位后,进行 FNA,诊断率较高。金震东等用 4 种影像学检查方法对胰腺癌进行 TNM 分期,并对其准确性进行比较,发现 $T_1$、$T_2$ 分期,EUS 准确率为 56%,高于超声检查(US)(25%)、CT(12%)、内镜逆行胰胆造影(ERCP)(19%);$T_3$ 分期,EUS 准确率为 64%,高于 US(59%)、CT(57%)、ERCP(50%)。

胰腺内分泌肿瘤可以是单发的,也可以多发,一般具有特别的生物学行为,最常见的是胰岛细胞瘤和胃泌素瘤。胰腺内分泌肿瘤通常很小时即可被发现。>90%胰腺内分泌肿瘤直径均<2 cm,EUS 下呈低回声结构,边界清晰。对于胰腺内分泌肿瘤的诊断,Mertz 等报道 EUS 诊断准确率为 93%,与正电子发射断层摄影术(PET)(87%)相近,高于 CT(59%)。

EUS 对慢性胰腺炎诊断的准确率较高,对慢性胰腺炎的诊断标准可参照体表超声的诊断标准。EUS 下可见胰腺结石、胰管扩张,伴有胰腺缩小或局部肿大,以及假胰腺囊肿形成。

2. 胆道系统疾病 体表超声对胆道系统的扫描因受腹壁脂肪及胃肠道气体的干扰,成像质量较差,特别是胆总管下段受肠道内气体的影响常显示不清,而内镜超声的探头与胆道系统仅隔一层消化道壁,图像更为清晰。

胆管癌通常表现为低回声团块,沿胆管壁向腔内生长,也可向外浸润。EUS 对胆道系统微小肿瘤的诊断有相当高的准确性,可判断肿瘤的浸润深度;同时超声内镜对其周围淋巴结的检出率也很高,合并应用超声内镜引导下的穿刺细胞学检查等可提高诊断的准确率。在胆管癌的探查中还应特别注意观察门静脉、肝动脉、胰头、十二指肠壁等是否受侵,以利于术前分期,评价肿瘤的外科可切除性。超声小探头可经十二指肠镜活检孔道,通过乳头进入胆管或经 PTCD 路径进入胆管,胆总管及肝门部肿瘤应用小探头可较清晰地显示肿瘤的界限及周围淋巴结情况。

EUS 对胆囊癌浸润深度判断较为准确。体表超声扫描胆囊壁显示为均质的一层结构。超声内镜在十二指肠球部扫描时,胆囊显示为 3 层结构。胆囊壁的恶性病变多伴有这 3 层结构的中断或破坏,根据 3 层结构中断破坏状况可判断恶性病变的浸润深度及是否侵及肝脏。

(四)EUS 引导下的 FNA

EUS 引导下的 FNA 技术,主要是通过安装在 EUS 头端的超声探头实时监控,使用专用穿刺针或电针准确穿刺至靶目标,然后通过穿刺针抽吸组织进行病理学检查,或注射药物、置入导丝、安放支架等达到治疗目的。近年来随着内镜技术的发展,EUS 引导下穿刺诊断与治疗技术日臻完善,不仅应用于胃肠道疾病,而且开始应用于纵隔、肺等部位病变的诊断及治疗。

常用于穿刺的 EUS 探头有两种类型:线阵扫描型和旋转扇扫描型。最常用的探头为线阵型,其扫描方向与穿刺针道平行,可以清楚显示针道。临床应用中根据不同的治疗目的选用不同类型的 EUS。

EUS 引导下的 FNA 可在内镜监视下对后纵隔、食管下段区域、胃周围区域、胰腺和胰腺周围大部分区域、直肠周围等区域进行穿刺活检,获取组织标本,进行病理学检查,有利于病变的良、恶性鉴别及肿瘤的 TNM 分期。

(五)EUS 在消化道治疗中的应用

(1)EUS 指导下 EMR 和 ESD:目前 EUS 是诊断早期胃癌和食管癌最准确、有效的方法之一,可以精确地显示肿瘤浸润深度和累及层次。对病变仅累及黏膜层或黏膜肌层,以及局限于黏膜下层上1/3层者,可采用EMR或ESD,有效且安全。

（2）EUS引导下细针注射术:EUS引导下细针注射术(EUS guided FNI)目前主要用于将药物或免疫制剂通过穿刺针对消化道及其毗邻器官的肿瘤进行局部注射。

（3）胆道-十二指肠置管引流术:胆道-十二指肠置管引流术是建立在EUS引导下胰胆管造影基础上的新技术,对ERCP失败的阻塞性黄疸有很大的治疗价值。

（4）在EUS引导下将乙醇等硬化剂注入胃底、食管,对曲张静脉进行硬化治疗。

（5）在EUS引导下将肉毒梭菌毒素注入食管,治疗贲门失弛缓症。

（6）EUS引导下的腹腔神经丛阻滞,可在EUS引导下将药物注射于腹腔神经节,使神经崩解,用于治疗胰腺癌及胰腺炎引起的剧烈腹痛,缓解率分别达到50%和70%。

（7）对胰腺假性囊肿,EUS引导下经FNA从胃壁穿刺抽吸胰腺囊肿,将囊液引流入胃内。

（8）EUS下射频消融术:在EUS引导下将带有射频发生器的穿刺针刺入腹腔实体肿瘤组织内,然后用射频技术使肿瘤组织坏死,达到治疗晚期肿瘤的目的。

（9）EUS下放射性粒子种植术:在EUS引导下将带有放射性粒子的穿刺针刺入胰腺肿瘤组织内,然后通过放射性粒子的内照射使肿瘤组织坏死,从而达到治疗晚期胰腺癌的目的。

## 第四节　窄带成像

### 一、窄带成像原理

内镜检查目前广泛应用于消化道疾病的诊断,不仅能直接观察消化道病变,还能对活检病变进行病理学诊断,同时开展各种内镜下的微创治疗。随着内镜技术的提高和染色内镜、放大内镜的普及,大部分消化道病变都能及早发现。近年来的研究发现,血红蛋白吸收较短波长的光谱,消化道黏膜中的毛细血管可以很好地显现出来。由日本Olympus公司开发的一项新型内镜成像新技术——窄带成像(narrow band imaging, NBI)系统被认为能提高消化道黏膜表面结构的观察。

电子内镜成像主要是通过光学滤过器和微型电荷耦合器件(charge coupled device, CCD)图像传感器将光能转变为电能,并对电荷载流子进行积分储存,收集在存储单元中。即将图像的光信息变换成分布电荷信息,经过视频处理在监视器中合成彩色图像,最终在屏幕上显示出来。监视器上的彩色图像特征最终取决于光学滤过器的光谱特征。根据物理学原理,观察光的吸收、散射特征与光波长有密切关系。波长越短,光照射到物体界面的反射(扩散)越弱;而散射(吸收)越强,光波在组织表面的散射会影响成像的对比度。普通内镜光源产生的是白光,照射组织后,大部分光波散射,一小部分光波反射,剩余的光波被吸收,因此仅有一小部分被反射的光波起到成像作用。人为降低光学滤过器的光波波长,使用难以扩散的光波,可以极大改善监视器上的彩色图像特征。

NBI就是基于以上原理设计而成的(图1-13)。NBI是通过特殊的光学滤镜,将组成白光的蓝、绿、红3个波段过滤形成带宽较小的3个窄波段,波长分别为485～515 nm、430～460 nm和400～430 nm,中间波长分别为500 nm、445 nm和415 nm,相对应的照射深度分别为240 μm、200 μm和170 μm。这3个波段没有覆盖所有的可见光波段,对组织的穿透深度也不尽相同,分别对应黏膜的浅层、中层和深层。这3个波段所成的像,通过内镜系统的图像调整回路整合后在监视设备上成像,能够反映黏膜不同层次的结构细节。采用415 nm波长将较长波长的光波去除,血管中血红蛋白吸收增强,将光的照射深度限制在黏膜表面,增加了黏膜表面细微结构的对比度,特别是对表面毛细血管网的观察。消化道黏膜厚700～800 μm,多数病变起源于黏膜表层,通过对黏膜层的细微结构,主要是毛细血管网形态改变的观察,有助于消化道病变的早期发现、诊断和治疗。

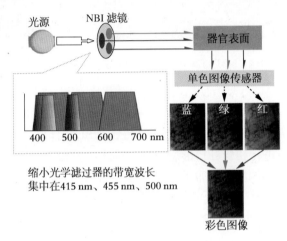

**图1-13 NBI成像原理**

NBI的一个重要特点是能更好地观察黏膜微血管结构。蓝光的波长较短,仅能穿透黏膜浅层,易被组织吸收而在表面形成暗区,在微血管成像中有特殊的作用,故NBI中蓝光部分得到增强。这种窄波的特点是穿透浅层黏膜后,易被血红蛋白吸收而显示暗色,成像后组织的黏膜表面及微血管细微结构的图像得到增强。黏膜不典型增生的起始阶段和进展期的血管密度不同,对窄波光吸收的程度也不同,故原来在白光下难以区别的图像,经NBI后对比明显增强而易于观察辨别。

NBI在临床上经常与放大内镜结合运用,可以更好观察病变部位黏膜表面的微细结构和微血管的密度及结构。

## 二、NBI在Barrett食管诊断方面的应用

Barrett食管患者的食管腺癌发病率是正常人群的30～40倍,而且预后较差。因此,对于确诊Barrett食管的患者,必须进行长期的内镜随访。不是所有的Barrett食管患者都会发生食管腺癌,只有Barrett食管病变区域中出现肠上皮化生的才具有较高的癌变风险。如一旦出现不典型增生,即可被认为是食管癌的癌前病变。因此对于Barrett食管的诊断包括两个方面:一方面是发现Barrett食管的病变区域;另一方面是在随访中及时发现肠上皮化生和不典型增生的区域(图1-14)。与普通内镜相比,在NBI检查中,病变的食管黏膜与周围正常食管黏膜

的界限更清晰、更易于分辨,结合放大内镜,可以观察病变区域的黏膜表面细微结构,进行开口形态分型,有助于识别肠上皮化生区域和不典型增生区域,从而确定活检部位,提高活检阳性率。

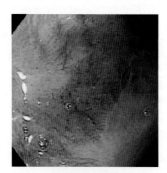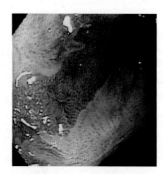

图 1-14　NBI 明确 Barrett 黏膜与正常扁平上皮的界限

目前,全世界有多个临床试验证实,与传统内镜相比,NBI 对 Barrett 食管的诊断及随访更具有优势。Yasuo 等的一组临床试验表明,NBI 对胃、食管黏膜交界的观察更为清晰,两种黏膜的色调对比更为明显,更易于发现 Barrett 食管的病灶;NBI 结合放大内镜,可以观察病变表面的细微结构,对病变部位进行胰管开口形态分型。普通内镜在 Barrett 食管检查中难以准确区别上皮内瘤形成(HGIN)和 SIM,NBI 联合放大内镜检查对可疑区域的黏膜形态和血管模式进行观察,对评判 HGIN 和 SIM 有很大的帮助,可增强黏膜对比,更清晰地显示不典型增生和 HGIN 的黏膜形态学特征,有助于发现肠化生及不典型增生的可疑区域,为病理活检定位,提高活检的准确性和阳性率。Kara 等进行了一组随机对照临床试验,比较了染色内镜和 NBI 对 Barrett 食管的诊断,发现 NBI 和染色内镜与普通内镜相比,前两者可以提高对 Barrett 食管的诊断率;NBI 和染色内镜对于 Barrett 食管病变区域中高度不典型增生及早期癌的诊断效能相仿;而 NBI 不需染色,简单、方便,可以取代染色内镜。

### 三、NBI 在早期食管癌诊断方面的应用

食管癌的发病率和死亡率一直居高不下,总体 5 年生存率不到 10%,主要原因是就诊病例几乎都是中晚期患者。早期食管癌的 5 年生存率可达到 90% 左右,可见加强早期食管癌及其癌前病变的检出率是提高食管癌患者生存率的关键措施。内镜诊断中、晚期食管癌比较容易,而早期癌及微小癌极易误诊和漏诊。如浅表性早期食管癌,内镜下多表现为食管黏膜粗糙不平及糜烂灶,单凭常规内镜检查有时很难发现,且与检查者的经验密切相关。因此在常规内镜的基础上,需要采用新的技术来提高早期食管癌及其癌前病变的检出率。

染色内镜可以较好显示早期食管癌及癌前病变的病灶和范围;普通放大胃镜显示食管血管网模糊,NBI 观察正常食管黏膜呈淡青色,放大观察可清楚观察到食管上皮内血管及深层血管,表浅血管呈茶色,深层血管呈青色(图 1-15)。

临床上将正常食管上皮乳头内血管环(intra-epithelial papillary loops, IPCL)分为以下几个类型:①IPCL Ⅰ 型,IPCL 短、细,分布较稀疏,多见于正常食管上段;②IPCL Ⅱ 型,IPCL 长、粗,分布较上段密切,多见于正常食管中段;③IPCL Ⅲ 型,IPCL 末梢分叉、扩张,分布密切、均

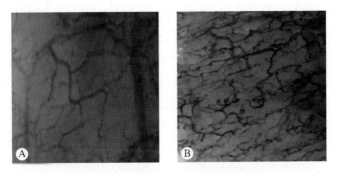

**图 1-15 NBI 放大胃镜观察食管黏膜**

A. 表浅血管呈茶色;B. 深层血管呈青色

匀,多见于正常食管下段;④IPCLⅣ型,IPCL 屈曲;⑤IPCL Ⅴ-1 型,IPCL 分叉、扩张,口径不等,形态不一,分布不均;IPCL Ⅴ-2 型,IPVL Ⅴ-1 型的 IPCL 延长;IPCL Ⅴ-3 型,IPCL 高度破坏,斜行血管延长;IPCL Ⅴ-N 型,IPCL 消失,出现形态不一、行走紊乱的新生肿瘤血管(图 1-16)。

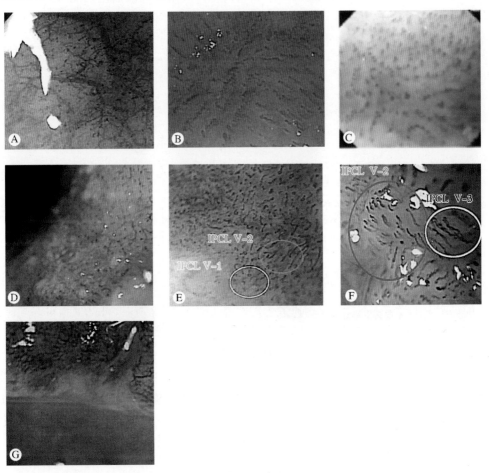

**图 1-16 食管 IPCL 分型**

A. IPCL Ⅰ 型;B. IPCL Ⅱ型;C. IPCL Ⅲ型;D. IPCLⅣ型;E、F. IPCL Ⅴ 1 ~ 3 型;G. IPCL Ⅴ-N 型

放大观察食管癌及癌前病变,食管 IPCL 较正常黏膜有明显变化。病变食管 IPCL 有多种不同表现,因此 NBI 可通过观察病灶所在处黏膜色泽变化及病灶表面血管结构进行良、恶性鉴别。NBI 观察食管早期癌及异常增生病灶呈茶色,与正常黏膜界限清晰,病灶处深层血管不能显示。NBI 无须染料即可达到染色内镜的效果,可发现病灶并确定病灶范围,而且整个食管色彩显示清楚,避免了喷洒染料对食管黏膜染色局限、不均匀、刺激食管壁的缺点。对食管进行 NBI 观察,可避免漏诊早期食管癌及癌前病变。但由于反流的胆汁及食物残渣在 NBI 下呈粉红色,可导致误诊和漏诊,因此保持食管清洁是进行 NBI 检查的重要条件。

术前对早期食管癌浸润深度的准确诊断,是正确选择内镜治疗还是外科治疗的重要依据。染色内镜及放大内镜判断早期食管癌的浸润深度客观性较差,临床上常依赖 EUS 了解浸润深度,对内镜医师的操作技术和临床经验要求较高。NBI 放大内镜下观察 IPCL 变化形态与病变浸润深度有密切关系,不同的 IPCL 反映不同的浸润深度,IPCL Ⅳ 型、IPCL Ⅴ-1 型见于异常增生及黏膜层$_1$癌;IPCL Ⅴ-2 型见于黏膜层$_2$癌;IPCL Ⅴ-3 型见于黏膜层$_3$、黏膜下层$_1$癌;IPCL Ⅴ-N 型见于黏膜下层$_2$以下及进展期癌。NBI 加放大胃镜观察可以准确地判断食管癌的浸润深度,为早期食管癌的治疗方式选择提供准确的依据。这也是 NBI 较染色内镜和放大内镜的主要优势(图 1-17)。

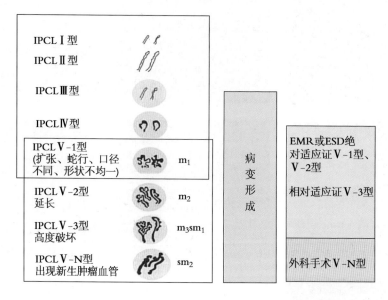

**图 1-17　食管 IPCL 分型与病变浸润深度和治疗方式选择**
m:黏膜层;sm:黏膜下层

NBI 加放大内镜可明显提高早期食管癌和癌前病变的检出率,同时可进行正确的定范围、定性质和定深度诊断。NBI 加放大内镜系统不但对早期食管癌及癌前病变的诊断具有重要价值,而且可为早期食管癌及癌前病变的内镜治疗适应证提供准确的依据。

### 四、NBI 在早期胃癌、壶腹癌诊断方面的应用

在早期胃癌的诊断方面,NBI 亦可起到重要的作用。放大内镜加 NBI 能较好地显示黏膜血管,提高对微血管模式的分类,有助于早期胃癌的诊断(图 1-18)。Kumagai 等报道了使用

NBI 结合放大内镜观察早期胃癌病灶的微血管结构,有助于确定病变侵犯的深度;Nakayoshi 等通过观察早期胃癌病灶的黏膜表面结构及微血管结构,可以预测病变的组织学类型。

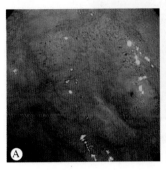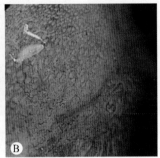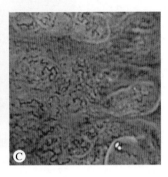

**图1-18　早期胃癌的 NBI 放大观察**

A. 病变边界更加清晰;B. 黏膜表面血管紊乱;C. 肿瘤新生血管形成

　　Uchiyama 等运用 NBI 对早期壶腹部肿瘤进行观察,结合放大内镜可以观察病变的腺管开口形态分型及局部毛细血管的结构,鉴别病变性质,并确定可疑部位,指导活检,提高活检的阳性率(图1-19)。

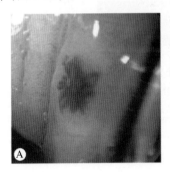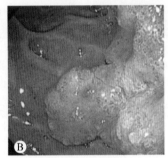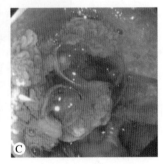

**图1-19　十二指肠降部病变的 NBI 观察**

A. 血管畸形(动静脉瘘);B. 息肉;C. 乳头部肿瘤

### 五、NBI 在结直肠息肉样病变诊断方面的应用

　　在大肠肿瘤性病变的诊断中,平坦型病变在普通内镜下易漏诊,染色内镜的应用可以提高大肠平坦病变和早期癌的诊断率,但操作方法较复杂。NBI 在结肠镜中的应用,主要是在实时检查过程中区分肿瘤性与非肿瘤性病变。

　　通过对下消化道 NBI 观察,黏膜表面毛细血管呈棕褐色,毛细血管网可以清晰观察到,明显优于普通肠镜(图1-20)。

　　对于黏膜病变,特别是较小,以普通肠镜观察欠清晰的病变,由于病变和周围结肠黏膜毛细血管密度、形态和色调的改变,NBI 可以清晰地显示病变的边界和表面结构(图1-21)。Konerding 等发现,结直肠黏膜表面毛细血管网沿腺管开口呈规则、六角形和蜂窝状排列;肿瘤组织中由于毛细血管密度改变,规则的毛细血管网排列结构不复存在。进一步深入研究黏膜表面毛细血管网的形态改变,有助于结直肠病变的诊断和鉴别诊断。

　　在 NBI 模式下,可以观察黏膜表层的细微结构和毛细血管网的分布,在结肠肿瘤性病灶

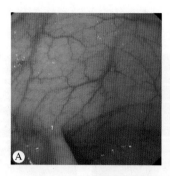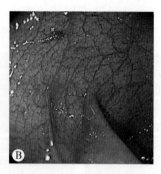

**图 1-20 普通肠镜与 NBI 对结直肠毛细血管网的比较**

A. 普通肠镜下黏膜静脉和毛细血管可见;B. NBI 下黏膜静脉、更小的毛细血管网清晰可见

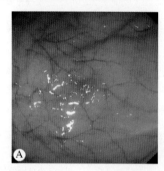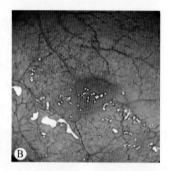

**图 1-21 普通肠镜与 NBI 对结直肠病变和周围正常黏膜的比较**

A. 普通肠镜见直肠小息肉(Ⅱa);B. NBI 下息肉清晰可见

周围,正常黏膜表层的毛细血管延伸至病灶边缘处即终止延伸,使得肿瘤性病变与周围正常黏膜的边界更为清晰。同时,肿瘤性病灶内的血管密度高,结构紊乱,在窄带光照射下,病灶的色调更深,在视野中更为突出。

在观察腺管开口形态方面,以往在结肠镜检查过程中发现息肉性病变后,可通过靛胭脂或亚甲蓝染色后,使用放大内镜观察息肉表面的细微结构,进行开口形态分型,以此来实时判断息肉的性质。结直肠息肉中,使用 NBI 观察可达到与染色内镜相似的效果,优于普通内镜(图 1-22)。放大内镜联合染色内镜可看到黏膜表面的细微结构和腺管开口,NBI 可以达到与染色内镜联合放大内镜相同或更高的清晰度。因为肿瘤性病变的毛细血管密度和结构与正常黏膜不同,在 NBI 模式下,密度更高,结构更为紊乱。NBI 结合放大内镜,也可观察息肉性病变表面的微细结构,进行开口形态分型,而且不增加检查时间,同时也可避免染色不均等缺陷。联合放大内镜检查,NBI 还可发现一些容易漏诊的微小病变或平坦性病变。

采用色素染色和放大内镜相结合的方法可以观察黏膜的细微结构,但染色内镜存在检查时间长、色素有时难以黏附在黏膜上、增加医疗费用等问题。有学者认为 NBI 结合放大内镜对息肉性病变的开口形态分型更为可靠,称之为"光学活检"。Machida 等报道了一组 43 例结直肠病灶的临床试验,对所有病灶使用 NBI 结合放大内镜、染色内镜和普通内镜检查,以最终的组织病理学检查为金标准,判断这几种检查敏感性与特异性,最终结果提示 NBI 对病灶开口形态的观察描述略逊于染色内镜,且均优于普通内镜;但是两者对于肿瘤性和非肿瘤性病变诊断的敏感性(100%)和特异性(75%)无差别,且均优于普通内镜(83% 和 44%)。而且 NBI

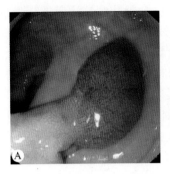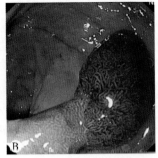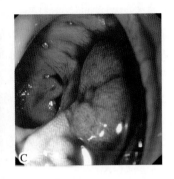

**图 1-22　普通肠镜、NBI 和染色肠镜对结直肠病变腺管开口的比较**

A. 息肉位于乙状结肠(Ip)；B. NBI 下腺管开口清晰可见；C. 靛胭脂染色后

无须对病灶进行染色，操作更为简单，可缩短检查时间，在临床应用中可逐步取代染色内镜检查。

笔者对 54 枚大肠息肉腺管开口的观察，NBI 组清晰和非常清晰率达 87%，明显优于普通肠镜，基本与染色肠镜相当。NBI 结合放大肠镜观察明显优于普通肠镜，基本达到染色肠镜的观察水平。Machida 等报道，NBI 对大肠息肉肿瘤、非肿瘤的鉴别与染色内镜相比同样有效。田中信治等对 74 例大肠息肉进行 NBI 观察后认为，增生性病变使用 NBI 难以观察到表面毛细血管，可与肿瘤性病变相区别；腺瘤性病变表面毛细血管较细，且较规则；癌性病变表面毛细血管粗大、不规则，特别是黏膜下层浸润癌有显著特征(图 1-23)；NBI 放大内镜与染色内镜不

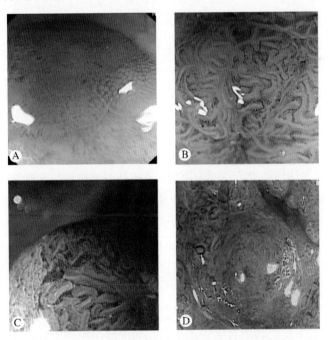

**图 1-23　大肠息肉表面血管形态 NBI 观察**

A. 增生性息肉难以观察到表面毛细血管；B. 管状腺瘤表面毛细血管较细，且较规则；

C. 管状腺瘤癌变，局灶区毛细血管粗大、不规则；D. 腺瘤恶变，浸润黏膜下层

同,不受黏膜附着黏液的影响。同时得出结论,应用 NBI 放大对大肠肿瘤性病变进行观察,增生、腺瘤和癌的鉴别可以通过腺管开口,癌的浸润度可以通过毛细血管的形态(粗细、规则与否)进行诊断。研究中发现 2 例直径 >1 cm 息肉,NBI 观察到毛细血管,诊断为腺瘤;切除后病理学却诊断为增生性息肉。有关 NBI 对大肠肿瘤性病变的诊断问题有待进一步的深入研究。

　　总体评价,NBI 对消化道病变的观察,尤其是食管和大肠,明显优于普通内镜,可以不使用染色剂直接进行放大观察,达到染色内镜的观察效果。NBI 对消化道病变的诊断和鉴别诊断研究有待进一步深入。有经验的内镜医师可以直接应用 NBI 进行消化道检查,相信不久 NBI 将广泛应用于消化道内镜检查中。

## 第五节　自发荧光成像

### 一、自发荧光成像原理

　　近年来,日本、加拿大和德国的一些学者利用彩色成像技术研制了荧光内镜,以氮-镉激光、氦激光为激发光源,有的辅以光敏剂加强肿瘤色带,用高敏摄像机摄取人体组织红和绿色谱,取得谱区荧光,利用成像颜色的差异区别良、恶性组织。荧光内镜作为诊断早期肿瘤的方法,临床上最早应用于气管和泌尿系统,具有较高的灵敏性和特异性。

　　用短波长的光,如紫光、紫外光或蓝光照射人体组织时,组织内的一些成分会散射出自发荧光(autofluorescence)。病变组织如早期癌等,与正常黏膜的自发荧光光谱不同。Lipson 等于 1961 年首次采用荧光内镜在临床上成功识别了肿瘤组织,此后出现了荧光物理学与医学中肿瘤学交叉学科的蓬勃发展,荧光光谱技术为肿瘤的早期发现提供了一种重要方法。目前随着激光技术、光纤技术及组织光学的发展,体内激光诱发自体荧光光谱联合内镜技术在临床上得到应用,一种新型的自发荧光内镜(autofluorescence endoscopy)已经问世。这种新型内镜在直视下可提供自发荧光图像,有助于区分消化道正常黏膜和病变组织,进一步提高消化道微小病变和早期癌的检出率。

　　特定的光波照射人体组织表面,组织中的原子或分子吸收光后会被激发到激发态,停止激发后,处于激发态的原子和分子返回基态时会发出光,这种光叫作自体荧光。自体荧光的光谱特征与生物组织的光学特性(吸收、放射、反射和各向异位等)有关。由于人体不同组织的生化组成和形态、结构不同,因而不同的组织具有独特的光学特性和光谱特征。人体内所有组织均可散射产生自发荧光,这种自发荧光的波长较照射光更长,是由组织细胞内的多种荧光基团,如胶原、弹力蛋白、还原型烟酰胺腺嘌呤二核苷酸(NADH)、黄素腺嘌呤二核苷酸(FAD)等在照射光的作用下产生的。正常消化道管壁各层次中含有不同浓度的荧光基团,自发荧光主要来自黏膜下层,其次是上皮层和固有层。正常组织和肿瘤组织由于分化不同,会有不同的生化成分,或者成分相似,但各成分比例不同。例如,肿瘤组织相对正常组织含较少的 FAD、原型辅酶Ⅰ和较多的血卟啉衍生物。因此,正常组织和肿瘤组织在受到同样条件的激发光照射时所产生的自体荧光的光谱形状和强度-波长曲线不同,因而可根据荧光光谱的差异性来区分。

　　自发荧光主要受以下几种因素的影响：①组织结构的变化,黏膜增厚或黏膜正常分层结构丧失时,异常组织中有大量胶原聚集,胶原是引起自发荧光的主要物质,正常组织黏膜下层含有较多胶原;②某些组织内成分对自发荧光的吸收,血红素作为组织内主要生色基团,可同时吸收照射光和自发荧光,从而影响自发荧光的穿透性,对在组织表面观察到的自发荧光光谱产生较大影响;③黏膜各层次荧光基团的含量;④组织的生化微环境,可影响自发荧光的强度及其光谱型;⑤组织细胞的代谢活动,如 NADH、FAD 等。

### 二、自发荧光成像技术开发应用

　　加拿大 Xillix Technologies 公司在自发荧光光谱法的基础上率先推出了光诱导荧光内镜（light-induced fluorescenceendoscopy, LIFE）系统,可提供实时伪彩的内镜下自发荧光图像。LIFE 有普通白光和自发荧光两种工作模式,内镜医师可在两种模式之间快速切换。自发荧光模式使用蓝光作为激发光,带有两个高分辨率传感器的照相机可分别记录组织散射出的绿色和红色自发荧光,在监视器上显示出内镜下实时自发荧光图像。正常组织表现为绿色荧光,异型增生或癌组织因红、绿荧光之比高于正常组织而表现为暗红色荧光。

　　Haringsma 等的研究显示,LIFE 系统可检出 Barrett 食管黏膜的高度异型增生、胃印戒细胞癌和结肠扁平腺瘤。Niepsuj 等的研究亦表明,对于短段 Barrett 食管黏膜重度异型增生的探查,LIFE 系引导的活检阳性率明显高于白光内镜。

　　早期 LIFE 系统提供的内镜图像质量不高,且未能排除光反射和散射的影响,所以一些研究结果中假阳性和假阴性的比例较高。随着电子内镜、高分辨率内镜的问世,CCD 的应用使图像质量得到了很大的提高,并具有变焦和放大图像的功能。目前 LIFE 系统已发展至第 3 代,如 Olympus 公司的自发荧光成像（autofluorescence imaging, AFI）系统。AFI 系统包括高分辨率内镜以及荧光内镜和白光内镜工作模式。高分辨率内镜含两个独立的 CCD,分别用于白光内镜和荧光内镜。在白光内镜模式下,组织反射光被 CCD 收集后转换为电信号传递给图像处理器,获得高质量的图像;荧光内镜模式以蓝光作为激发光（波长 395～475 nm）,还包括绿光（540～560 nm）和红光（600～620 nm）。CCD 的滤光片允许波长在 490～625 nm 内的光线通过,这样就排除了作为激发光的蓝光。将波长为 437 nm 的蓝色激发光通过内镜光导装置照射在消化道黏膜上,诱发自体荧光,连接在内镜上的照相机,分别由两种高灵敏度摄影元件来"捕获"490～560 nm 绿色区和 630 nm 以上的红色区自体荧光,通过监视器检测红色和蓝色自体荧光的强度,收集组织产生的自发荧光、绿反射光和红反射光以构建自发荧光图像,实时模拟彩色图像（图 1-24、1-25）。正常组织调整为蓝色,而肿瘤组织因黏膜肥厚阻挡了诱发自体荧光的通透性,利用与正常组织之间色泽差异对病变性质进行判断。此系统不需增敏剂,创伤性小。

　　AFI 系统在诊断结肠肿瘤性病灶、Barrett 食管重度异型增生和早期癌等方面,均有较高的检出率,明显高于 LIFE-GI 系统。Kara 等将 AFI 与 NBI 技术相结合,探查 Barrett 食管的异型增生和早期癌灶,发现可明显提高诊断率,降低假阳性率。

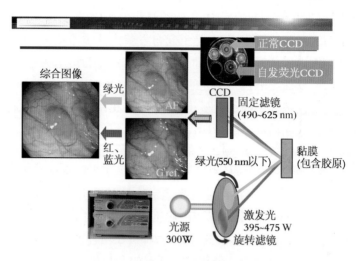

图 1-24 AFI 原理

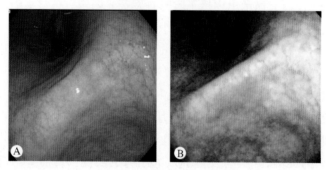

图 1-25 正常胃的 AFI 观察

A. 正常胃内镜图像；B. AFI

## 三、AFI 临床应用

（一）食管病变

1. 早期食管癌 见图 1-26。

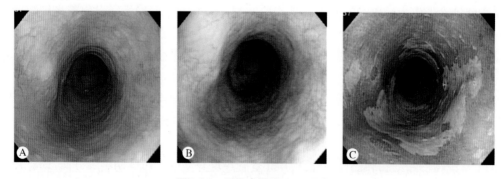

图 1-26 早期食管癌 AFI 观察

A. 普通胃镜：食管上段黏膜发红、糜烂，活检证实食管癌；B. AFI：同一部位呈黑绿至紫红色；C. 染色内镜：同一部位碘染色不染

## 2. 进展期食管癌  见图 1-27。

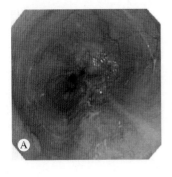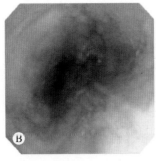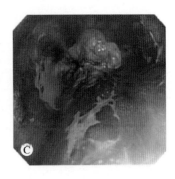

**图 1-27  进展期食管癌 AFI 观察**

A. 普通胃镜:食管中段 3 型进展期癌,占管腔 1 圈;B. AFI:肿瘤所在部位与周围黏膜颜色完全不一致;
C. 染色内镜:同一部位碘染色不染

### (二) 胃病变

### 1. 胃窦Ⅱa 型分化型早期胃癌  见图 1-28。

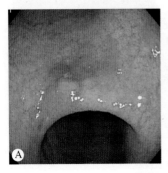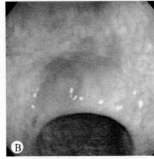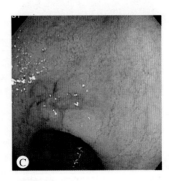

**图 1-28  胃窦Ⅱa 型分化型早期胃癌 AFI 观察**

A. 普通胃镜:胃窦小弯黏膜高低不平,颜色变浅,边界不清;B. AFI:胃黏膜呈绿色,而病变所在部位呈紫色,边界明显;
C. 染色内镜:喷洒靛胭脂,病变边界清晰。ESD 剥离病变病理示管状腺癌,高分化,黏膜癌

### 2. 胃体Ⅱc 型分化型早期胃癌  见图 1-29。

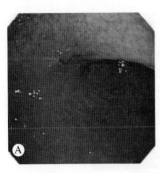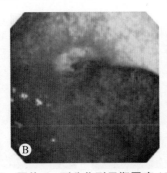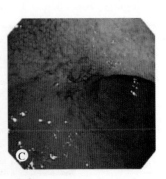

**图 1-29  胃体Ⅱc 型分化型早期胃癌 AFI 观察**

A. 普通胃镜:胃体下部前壁黏膜隆起,周围高低不平,边界不清;B. AFI:胃黏膜呈绿色,绿色背景中病变所在处呈紫色,可见病变边界;C. 染色内镜:病变边界清晰。ESD 剥离病变病理示管状腺癌,高分化,黏膜癌

3. 胃底Ⅱc型未分化型早期胃癌 见图1-30。

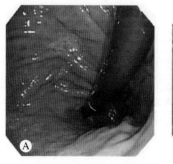 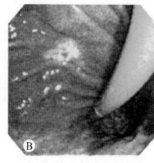 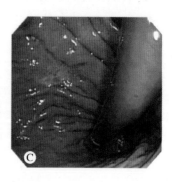

**图1-30 胃底Ⅱc型未分化型早期胃癌 AFI 观察**

A. 普通胃镜:胃底颗粒状改变,中央凹陷,表面发红;B. AFI:绿色背景中病变所在处呈紫色,可见病变边界;C. 染色内镜:染色后可见病变详细形态和边界

4. 胃体Ⅰ+Ⅱa型早期胃癌 见图1-31。

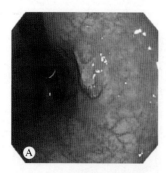 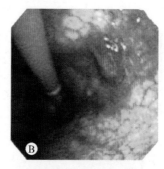 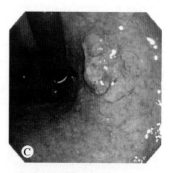

**图1-31 胃体Ⅰ+Ⅱa型早期胃癌 AFI 观察**

A. 普通胃镜:胃体中部小弯2cm隆起病变,边界不清;B. AFI:可见中央隆起,周围平坦的紫色区域,边界非常清晰;C. 染色内镜:染色后可见病变详细形态和边界

(三)大肠病变

1. 大肠息肉(Ⅰs型) 见图1-32。

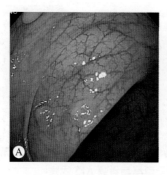 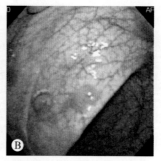

**图1-32 大肠息肉(Ⅰs型)AFI 观察**

A. 普通肠镜:6mm大小Ⅰs型息肉,活检病理示管状腺瘤,中度不典型增生;B. AFI:浅绿色背景中病变呈紫红色

## 2. 大肠息肉(Ⅱa＋Ⅱc 型)　见图 1-33。

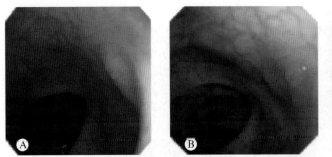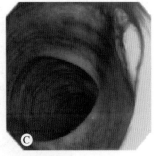

**图 1-33　大肠息肉(Ⅱa＋Ⅱc 型)AFI 观察**

A. 普通肠镜:10 mm 大小、Ⅱa＋Ⅱc 型息肉,病理诊断示管状腺瘤,中度不典型增生;B. AFI:病变呈紫红色;C. 病变界
线更清晰

## 3. 早期大肠癌(黏膜癌)　见图 1-34。

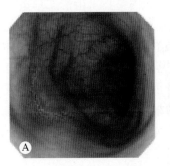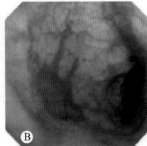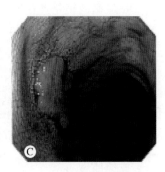

**图 1-34　早期大肠癌(黏膜层癌)AFI 观察**

A. 普通肠镜:15 mm 非颗粒 LST,病理诊断示分化良好的管状腺瘤癌变;B. AFI:病变部位呈紫红色;
C. 染色内镜,染色后可见病变形态和边界

　　光诱导荧光内镜系统可用于诊断消化道肿瘤,有助于肿瘤的早期发现。目前的 AFI 系统仍存在一定局限性,如癌组织炎症、出血、坏死阻碍特征峰出现从而造成的假阴性;对表面覆以正常黏膜的肿瘤灵敏性差,光敏剂尚不能有效提高荧光对比度等问题。目前的荧光内镜对组织产生的自发荧光仍缺乏敏感性,图像质量不高,常受到一些混杂因素的影响,特别是对溃疡或炎性病灶的过度诊断等,限制了此技术的广泛应用。

# 第六节　共聚焦激光显微内镜

　　共聚焦激光显微内镜(confocal laser endomicroscopy)是在内镜头端加上一个极小的激光共聚焦显微镜,可在内镜检查的同时获取消化道上皮及上皮下高度放大的横截面图像,从而在内镜下作出组织学诊断并指导靶向活检(图 1-35)。PENTAX 公司的共聚焦系统集合了内镜成像系统、光学显微镜、激光发生器、高灵敏度探测器、高性能计算机和数字图像处理软件,它的问世标志着内镜检查从宏观走向微观,从表层走向深层,从影像形态学走向功能组织学,这是内镜技术的一次质的转变。

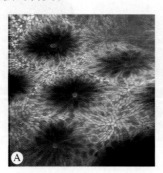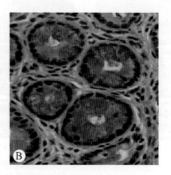

图 1-35　共聚焦图像与同一部位的活检组织病理图像有很好的一致性

A. 共聚焦图像；B. 同一部位活检组织图像

共聚焦显微内镜是连接宏观世界和微观世界的桥梁,标志着内镜技术由形态学迈入组织学。共聚焦内镜可以实时、活体、无创显示病变的细胞、亚细胞结构,断层显示病变的微细结构；它可以将黏膜放大 1 000 倍,能在活体中对细胞和亚细胞结构进行观察,如对隐窝结构、黏膜细胞和杯状细胞、上皮内炎性细胞、毛细血管和红细胞等进行高清晰度观察；还能对表层黏膜细胞 250 μm 深度的固有层进行观察,并可将断面影像进行重建而显示其三维结构,获得黏膜表面及表面下结构的组织学图像,对黏膜病变作出即时的组织学诊断,达到光学活检的目的,高清晰显示胃肠黏膜的细胞结构、结缔组织和微血管。

## 一、成像原理

共聚焦激光显微内镜是在传统的电子内镜基础上整合共聚焦激光显微镜而成,其成像原理与共聚焦激光显微镜相同。在单点扫描共聚焦显微镜中,以光栅模式扫描某点,测量从连续的点返回到检测器的光并将其数字化,从而构成扫描区域的二维图像。每一图像的形成均为一"光学"成分,代表组织中的局部平面。将激光扫描共聚焦显微镜安装于传统电子内镜远侧头端组合而成共聚焦激光显微内镜,单根光纤同时充当照明点光源和检测针孔。在做标准电子内镜检查时,同时进行共聚焦显微镜检查(图 1-36)。

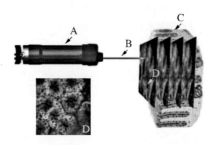

图 1-36　共聚焦激光显微内镜成像原理

A. 在传统内镜的头端整合共聚焦激光显微镜；B、C. 激光显微镜发出的蓝色激光照射至黏膜表面并进入黏膜下层；D. 测量从连续的点返回的光,根据其密度构成灰阶图像

## 二、结构和功能

共聚焦激光显微内镜前端部和插入镜管的直径为 12.8 mm,前端部包含 1 个注水、注气孔,2 个导光束,1 个辅助注水孔道(局部应用荧光对比剂)和 1 个直径 2.8 mm 的活检孔道。

进行激光显微内镜检查时,发射到组织表面的氩离子激光激发波长为 488 nm,最大激光输出功率≤1 mW。共聚焦图像的扫描速度为 0.8 帧/s(1 024×1 024 像素)或 1.6 帧/s(1 024×512 像素)。每次扫描光学层面厚度为 7 μm,侧面分辨率为 0.7 μm(视野 475 μm×475 μm)。表面下 Z 轴范围(即纵向扫描深度)为 0~250 μm,成像平面的深度由操纵部手柄上两个按钮控制(图 1-37)。检查过程中需应用荧光造影剂辅助成像,同时生成共聚焦图像和内镜图像。

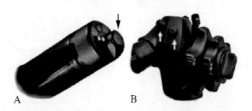

**图 1-37　共聚焦激光显微内镜结构**

A. 内镜远端突出,含共聚焦显微镜,与黏膜接触可以得到显微图像;B. 成像平面的深度由操纵部手柄上两个按钮控制

## 三、荧光造影剂的应用

外源性荧光剂的使用可使共聚焦成像更鲜明、更突出。目前最常用的荧光剂有 10% 荧光素钠(静脉使用)和 0.05% 盐酸吖啶黄(表面喷洒)。

荧光素钠价廉,无致突变作用,静脉注射 20 s 后即可显像,作用持续 30 min,可进入 Z 轴范围的检测。荧光素钠主要分布于消化道整个黏膜层,不进入上皮细胞细胞核,故在共聚焦内镜下不易观看到细胞核,但细胞、血管和结缔组织分辨力较高(图 1-38)。静脉注射荧光素钠的患者可能出现一过性的皮肤黄染,但均在 60 min 内消失。

盐酸吖啶黄可使黏膜表层(自黏膜表面至黏膜下 50 μm)细胞的细胞核和细胞质染色(图 1-38),可显示细胞核的形态。表面喷洒后数秒钟内吸收,因而对不典型增生和肿瘤的检测极为有利。但盐酸吖啶黄有极轻微的致突变活性,临床应用须谨慎。

## 四、临床应用

10 年前的内镜医师在做检查时也许不曾想到会在内镜屏幕的旁边同时显示病变的病理结构,可直接对病变的性质进行诊断。因为传统内镜对病变表面进行形态学观察,依靠活组织病理学作出最终诊断,但钳取组织样本的代表性具有一定偶然性,而且不能对在体组织进行实时观察。若能将内镜与组织病理学检查同步进行,将进一步提升内镜在消化疾病诊治过程中的地位,更能简化步骤,节约医疗资源,提高诊断效率。

简单地讲,共聚焦内镜有两方面的作用:一是临床方面;二是科研方面。在临床方面,共聚焦内镜的作用:①对上、下消化道肿瘤的早期筛查和中晚期肿瘤边界的确认作用;②确定食管内病变,尤其是 Barrett 食管、胃食管反流病等;③发现胃内癌前病变、慢性胃炎、肠化生、Hp 感

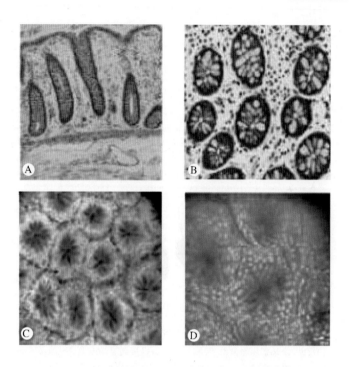

**图1-38 荧光造影剂的应用和显微内镜图像的产生**

A. 传统的组织学诊断从纵轴区分黏膜和黏膜下层；B. 显微内镜提供水平轴图像；C. 静脉注射荧光素钠，高倍镜下直接可见大肠隐窝、杯状细胞和结缔组织，但见不到细胞核；D. 盐酸吖啶黄可使黏膜表层染色，显示细胞膜和细胞核的形态

染等；④结肠息肉性质判定、溃疡性结肠炎恶变情况监测、胶原性结肠炎诊断等。在科研方面，共聚焦内镜用于：①观察活体内病变演进过程；②观察活体药物分布代谢过程（前景之一）。

目前，在德国已有部分医师应用共聚焦内镜观察确认病变后，直接进行治疗。因早期病变常常较小，取病理后下次寻找较困难；活检常有随机性，共聚焦镜可以指导活检；与5～6个工作日的病理读片时间相比，共聚焦内镜更及时，而且无创；可以实时在体观察病变细胞结构、亚细胞结构，药物分布、代谢等。随着荧光技术的进一步进展，荧光抗体的研发，对肿瘤细胞的镜下直接诊断将成为可能。

目前国外已将共聚焦激光显微内镜应用于消化道早期癌和癌前病变的研究，主要包括：Barrett食管和Barrett食管相关的瘤变、Hp相关性胃炎及早期胃癌、慢性溃疡性结肠炎及早期结直肠癌。

（一）食管疾病

共聚焦内镜对食管疾病的应用最早是在Barrett食管及其相关腺癌。Barrett食管在内镜下可予诊断，确诊需病理学证实为含有杯状细胞的特殊肠化生柱状上皮。常规内镜活检取材多采用四象限随机取材，费时、费力，对组织损伤大。由于杯状细胞和肿瘤细胞在共聚焦内镜下有突出的表现，因此共聚焦内镜对Barrett食管的诊断有显著优势。Kiesslich对42例慢性胃食管反流病、可疑或确诊为Barrett食管的患者进行了研究，结果显示共聚焦内镜能清晰辨认不同上皮的组织形态（图1-39），对Barrett食管诊断的敏感性和特异性分别为98.8%和91.7%；对Barrett腺癌诊断的敏感性和特异性分别为94.4%和99.0%，准确性为97.5%，而且观察者之间的一致性也较为理想。

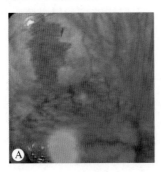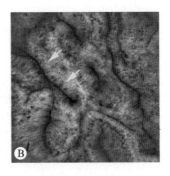

**图 1-39　Barrett 食管共聚焦显微内镜观察**

A. 蓝色激光照射后可见典型的舌形柱状上皮;B. 显微内镜可以观察到柱状上皮内的
杯状细胞

非糜烂性胃食管反流病(NERD)的诊断主要依靠反流症状和 24 h 食管 pH 值监测。有研究表明,共聚焦内镜可以发现食管上皮间隙增宽,乳头内毛细血管扩张,炎症细胞浸润,从而可在内镜下对 NERD 进行诊断。

(二)胃疾病

1. 早期胃癌　共聚焦内镜可在内镜检查的同时进行实时模拟组织学检查并行靶向活检,黏膜内早期癌的检出率大为增加。国内郭玉婷等对 78 例患者胃内标准位置及常规胃镜检查可疑肠腺化生病灶进行共聚焦内镜检查,并与病理检查对比,发现共聚焦内镜诊断符合率达 98.8%,显著高于常规胃镜的 30.3%;对轻度肠腺化生亦能有效鉴别。在诊断胃癌方面,一项小样本研究将共聚焦内镜图像分为正常黏膜、慢性胃炎和胃癌 3 级,对比发现检测敏感性、特异性和准确性分别为 84%、95% 和 80%。观察者对肠化生的诊断一致率也较高,但对腺癌诊断的一致率较低(图 1-40)。Kitabatake 等对 15 例胃腺癌和 3 例胃腺瘤进行共聚焦内镜检查,发现胃癌组织的扫描图像中腺体排列紊乱,颇具特征性;但因荧光素钠不被细胞核吸收,故细胞核无法显像。在胃癌高危人群中,共聚焦显微内镜可用于胃癌及癌前病变的筛查。

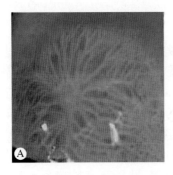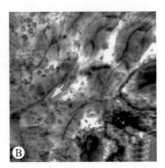

**图 1-40　糜烂性胃炎共聚焦激光显微内镜观察**

A. 普通内镜见胃体糜烂;B. 激光显微内镜可见与结肠类似的杯状细胞和黏膜结构,靶
向活检提示慢性萎缩性胃炎伴肠上皮化生

2. Hp 检测　以往诊断 Hp 方法很多,但缺乏理想的无创检测手段。Kiesslich 等使用共聚

焦内镜在体内直接观察到 Hp,并得到包括尿素酶、组织切片染色及细菌培养的证实,同时发现 Hp 主动摄取盐酸吖啶黄这一生物学特性。吖啶黄不仅能够显示胃黏膜上皮细胞核,而且可显示黏膜表面和深部黏膜层内的 Hp,局部聚集或单个的细菌表现为明亮的点,共聚焦内镜可清楚放大观察到包括菌体和鞭毛的特征性形态。

（三）结直肠病变

1. 结直肠早期癌 共聚焦内镜最早的应用是在结肠检查中进行的。Kiesslich 等对 42 例患者每隔 10 cm 的正常部位及所有亚甲蓝染色异常的病灶进行扫描成像,并与病理检查对比。结果显示盐酸吖啶黄和荧光素钠均可产生高质量的共聚焦图像,荧光素钠染色后,上皮内瘤变和结肠癌的特征是管状、绒毛状或不规则状结构以及杯状细胞减少,瘤变组织新生血管的特征是不规则的血管结构和荧光素渗漏(图 1-41)。该研究运用自行研究的共聚焦内镜图像 3 级诊断标准(分为正常、上皮再生性疾病和上皮内瘤变)进行对比,结果发现共聚焦内镜敏感性和特异性分别为 97.4% 和 99.4%,准确性达 99.2%。另一项涉及 44 例患者的前瞻性研究中,研究者将盐酸吖啶黄表面喷洒和荧光素钠静脉注射相结合,发现距表层 0 ~ 200 μm 的组织皆能清晰成像,轻易地观察到细胞和亚细胞层面的结构。通过分析结肠隐窝的结构和杯状细胞的分布,可对大多数患者的组织学诊断进行准确预测,进行实时活细胞组织学诊断,对于内镜发现的消化道病变选择何种治疗方式也具有十分重要的指导意义。

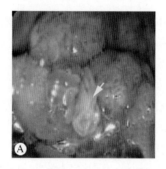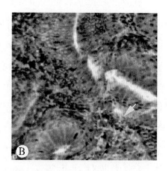

**图 1-41 结直肠肿瘤的共聚焦激光显微内镜观察**

A. 普通内镜见病变呈绒毛状;B. 共聚焦激光显微内镜发现基膜破坏和肿瘤浸润,靶向活检示中等分化腺癌

2. 溃疡性结肠炎 染色内镜联合共聚焦内镜监测溃疡性结肠炎是一项有益的尝试。应用靛胭脂等染色剂可以发现病变轮廓,而应用荧光素的共聚焦激光显微内镜可以高精度检测上皮内瘤变,并对相关病变部位进行靶向活检,减少为确定病变状态而进行的活检次数,并为即时的治疗干预赢得时间,明显改善溃疡性结肠炎患者的临床监控。在对 41 例临床缓解期的溃疡性结肠炎患者应用共聚焦内镜联合亚甲蓝染色内镜进行检测研究发现,亚甲蓝染色内镜仅能观察到 95 个清晰病变中的 67 个,而共聚焦激光内镜可识别位于黏膜层内的不同细胞结构(上皮细胞和血细胞)、毛细血管以及连接组织,并可高度准确预测瘤性改变(敏感性为 94.4%,特异性为 95.6%,准确性为 99.3%),亚甲蓝染色内镜对激光内镜系统没有干扰。

共聚焦激光显微内镜的出现,标志着内镜检查从表层走向深层,从宏观到微观,从形态学迈向组织学,尤其是对消化道早期癌和癌前病变的发现和诊断具有深远意义。目前各文献运用的诊断参考标准大多基于动物模型、体外大体标本观察和小样本临床研究,可信度尚需大量

内镜黏膜下剥离术

病例样本证实。从目前的研究情况看,根据共聚焦内镜扫描图像得出的诊断与传统病理诊断一致性较高,但共聚焦内镜在观察深度、细胞器层面解析度及癌前病变与不同分化程度的癌组织鉴别方面存在不足。共聚焦内镜在一定程度上不能取代染色内镜,因前者观察范围仅限于一点,而色素喷洒可观察较大范围内的变化。对于浅表平坦型(Ⅱb)胃癌等黏膜变化不显著的病变,若不经肉眼观察及喷洒色素,直接进行共聚焦内镜随机取样检查是很难发现病灶的。

(陈巍峰　周平红)

## 参考文献

1. Duncan M B, Horwhat J D, Maydonovitch C L, et al . Use of methylene blue for detection of specialized intestinal metaplasia in GERD patients presenting for screening upper endoscopy. Dig Dis Sci,2005,50(2):389~393

2. Ragunath K, Krasner N, Raman VS, et al. A randomized, prospective crossover trial comparing methylene blue directed biopsy and conventional random biopsy for detecting intestinal metaplasia and dysplasia in Barrett's esophagus. Endoscopy,2003,35(12):998~1003

3. Canto MI, Set RS, Willis JE, et al. Methylene blue staining of dysplastic and nondysplastic Barrett's esophagus: an in vivo and ex vivo study. Endoscopy, 2001,33(5):391~400

4. Dawsey S M, Fleischer D E, Wang G Q, et al. Mucosal iodine staining imporves endoscopic visualization of squamous dysplasia and squamous cell carcinoma of the esophagus in Linxian, China. Cancer,1998,83(2):220

5. Fagundes R B, de Barros S G, Putten A C, et al. Occult dysplasia is disclosed by Loguls chromoendoscopy in alcoholics at high risk for squamous cell carcinoma of the esophagus. Endoscopy, 1999,31(4):281

6. 姜泊. 染色内镜和放大内镜技术是提高大肠癌诊治水平的重要手段. 第一军医大学学报,2002,22(5):385~387

7. 徐雷鸣,李定国. 放大内镜检查在消化道疾病中的诊断价值. 胃肠病学和肝病学杂志,2004,13(6):653~656

8. 袁农. Barrett's食管在放大内镜检查.中华消化内镜杂志, 2005,22(2):138~141

9. 温春阳,王爱平. 放大内镜在诊断早期食管癌中的作用. 中国消化内镜杂志,2007,1(6):20~22

10. 任建林,张靖,卢雅丕. 放大内镜在胃部疾病诊断中的应用.世界华人消化杂志,2007,10(30):3155~3158

11. Sakaki N, Iida Y, Okazaki Y, et al. Magnifying endoscopic observation of the gastric mucosa, particularly in patients with atrophic gastritis. Endoscopy, 1978,10:269~274

12. 郑京华,魏虹,杨海燕,等. 胃黏膜萎缩及伴肠化生的可视性诊断. 潍坊医学院学报,

2001,23(2):116

13. 周雅丽，李建辉，林三仁，等. 胃黏膜肠上皮化生的内镜分析. 中华消化内镜杂志,2001, 18(1):84~86

14. Kudo S, Tamura S, Nakajima T, et al. Diagnosis of colorectal tumorous lesions by magnifying endoscopy . Gastrointest Endosc,1996,44:8

15. Murata Y, Napoleon B, Odegaard S. High-frequency endoscopic ultrasonography in the evaluation of superficial esophageal cancer. Endoscopy,2003,35:429

16. 刘庆森,王永华,王志强,等. 内镜超声微探头对消化道黏膜及黏膜下病变的诊断价值. 解放军医学杂志,2000,25(5):52

17. 金震东,许国铭,邹晓平,等. 内镜超声检查术对胰腺癌 TNM 分期的评价. 中华超声影像学杂志,2001,10(7):390~392

18. Mertz HR, Sechopoulos P, Delbeke D, et al. EUS, PET, and CT scanning for evaluation of pancreatic adenocarcinoma. Gastrointest Endosc,2000,52(3): 367~371

19. Soetikno RM, Chang K. Endoscopic ultrasound guided diagnosis and therapy in pancreatic disease. Gastrointest Endosc Clin N Am,1998,8 (1):237~247

20. Burmeste E, Niehaus J, Leineweber T, et al. EUS-cholangiodrainage of the bile duct: report of 4 cases. Gastrointest Endosc,2003,57:246~251

21. Hamamoto Y, Endo T, Katsuhiko, et al. Usefulness of narrow-band imaging endoscopy for diagnosis of Barrett's esophagus. Journal of Gastroenterology,2004,39:14~20

22. Kara M A, Ennahachi M, Fockens P, et al. Detection and classification of the mucosal and vascular patterns (mucosal morphology) in Barrett's esophagus by using narrow band imaging. Gastrointest Endosc,2006, 64(2): 155~166

23. Kumagai Y, Inoue H, Nagai K, et al. Magnifying endoscopy, stereoscopic microscopy, and the microvascular architecture of superficial esophageal carcinoma. Endoscopy, 2002,34:369~375

24. Nakayoshi T, Tajiri H, Matsuda K, et al. Magnifying endoscopy combined with narrow band imaging system for early gastric cancer: correlation of vascular pattern with histopathology. Endoscopy,2004,36: 1080~1084

25. Uchiyama Y, Imazu H, Kakutani H, et al. New approach to diagnose ampullary tumors by magnifying endoscopy combined with a narrow-band imaging system. J Gastroenterol, 2006,4: 483~490

26. Dekker E, Ennahachi M, Kara M, et al. Narrow band imaging for improved pit pattern imaging in colonic polyps. Gastroenterology,2004,126:A625~A626

27. Machida H, Sano Y, HamamotoY, et al. Narrow-band imaging in the diagnosis of colorectal mucosal lesions: a pilot study. Endoscopy, 2004,36(12):1094~1098

28. Mayinger B, Horner P, Jordan M, et al. Endoscopic fluorescence spectroscopy in the upper GI tract for the detection of GI cancer: initial experience. Am J Gastroenterol, 2001, 96 (9):2616~2621

29. DaCosta R S, Andersson H, Wilson B C. Molecular fluorescence excitation-emission matrices

relevant to tissue spectroscopy. Photochem Photobiol,2003,78(4):384~392

30. DaCosta R S, Wilson B C, Marcon N E. Photodiagnostic techniques for the endoscopic detection of premalignant gastrointestinal lesions. Digestive Endoscopy,2003,15(3):153~173

31. DaCosta R S, Wilson B C, Marcon N E. Optical techniques for the endoscopic detection of dysplastic colonic lesions. Curr Opin Gastroenterol,2005,21(1): 70~79

32. Haringsma J, Tytgat GN, Yano H, et al. Autofluorescence endoscopy: feasibility of detection of GI neoplasms unapparent to white light endoscopy with an evolving technology. Gastrointest Endosc,2001,53(6):642~650

33. Niepsuj K, Niepsuj G, Cebula W, et al. Autofluorescence endoscopy for detection of high-grade dysplasia in short segment Barrett's esophagus. Gastrointest Endosc, 2003, 58(5):715~719

34. Kara M A, Smits M E, Rosmolen WD, et al. A randomized crossover study comparing light-induced fluorescence endoscopy with standard video endoscopy for the detection of early neoplasia in Barrett's esophagus. Gastrointest Endosc,2005,61(6):671~678

35. Nakaniwa N, Namihisa A, Ogihara T, et al. Newly developed autofluorescence imaging videoscope system for the detection of colonic neoplasms. Digestive Endoscopy,2005,17(3):235~240

36. Kara M A, Peters F P, Ten Kate F J, et al. Endoscopic video autofluorescence imaging may improve the detection of early neoplasia in patients with Barrett's esophagus. Gastrointest Endosc,2005,61(6):679~685

37. Kara M A, Peters F P, Fockens P, et al. Endoscopic video autofluorescence imaging followed by narrow band imaging for detecting early neoplasia in Barrett's esophagus. Gastrointest Endosc,2006,64 (2): 176~185

38. Gono K, Obi T, Yamaguchi M, et al. Appearance of enhanced tissue features in narrow-band endoscopic imaging. J Biomed Opt,2004,9:568~577

39. Nakayoshi T, Tajiri H, Matsuda K, et al. Magnifying endoscopy combined with narrow band imaging system for early gastric cancer: correlation of vascular pattern with histopathology (including video). Endoscopy,2004,36: 1080~1084

40. 刘厚钰,姚礼庆主编. 现代内镜学. 上海:复旦大学出版社, 2001

41. Gono K, Yamazaki K, Doguchi N, et al. Endoscopic observation of tissue by narrow-band illumination. Opt Rev, 2003, 10:1~5

42. Gono K, Yamazaki K, Ohyama N. Improvement of image quality of electroendoscopy by narrowing spectral shapes of observation light. Proc Int Congress Imaging Sci, 2002,399~400

43. Yoshida T, Inoue H, Usui S, et al. Narrow-band imaging system with magnifying endoscopy for superficial lesions. Gastrointest Endosc,2004, 59:288~295

44. Hamamoto Y, Endo T, Nosho K, et al. Usefulness of narrow-band imaging endoscopy for diagnosis of Barrett's esophagus. J Gastroenterol,2004, 39:14~20

45. Shibuya K, Hoshino H, Chiyo, et al. High magnification bronchovideoscopy combined with narrow band imaging could detect capillary loops of angiogenic squamous dysplasia in heavy

smokers at high risk for lung cancer. Thorax, 2003,58:989~995

46. Machida H, Sano Y, Hamamoto Y, et al. Narrow-band imaging in the diagnosis of colorectal mucosal lesions: a pilot study. Endoscopy,2004, 36:1094~1098

47. Sano Y, Maeda N, Kanzaki A, et al. Angiogenesis in colon hyperplastic polyp. Cancer Letter, 2005,218:223~228

48. 佐野　寧, 堀松高博, 片桐敦, 等. Narrw Band Imaging (NBI) Colonoscopy を用いた大肠肿瘤の微细血管诊断学. 消化器内视镜,2005, 17:2129~2138

49. 三户冈英树, 井上崇, 松田耕作, 等. 微小血管像による大肠 sm 癌の诊断. 消化器内视镜, 2005,17:2123~2128

50. Konerding MA, Fait E, Gaumann A. 3D microvascular architecture of precancerous and invasive carcinomas of the colon. Br J Cancer,2001, 84: 1354~1362

51. 田中信治, 平田真由子, 冈志郎, 等. Narrow Band Imaging (NBI) による大肠癌の质的诊断. 消化器内视镜,2005,17:2140~2147

52. Su MY, Hsu C M, Ho YP, et al. Comparative study of conventional colonoscopy, chromoendoscopy, and narrow-band imaging systems in differential diagnosis of neoplastic and nonneoplastic colonic polyps. Am J Gastroenterol,2006,101:2711~2716

53. 周平红, 姚礼庆, 陈巍峰, 等. 窄带成像系统在结肠镜检查中的应用. 中华消化内镜杂志, 2007,24: 438~439

54. 张月明, 贺舜, 郝常青, 等. 窄带成像技术诊断早期食管癌及其癌前病变的临床应用价值. 中华消化内镜杂志, 2007,24:410~414

55. 彭贵勇, 冯晓峰, 姜晓燕. 内镜窄带成像技术在早期食管癌及其癌前病变诊断中的应用. 中华消化内镜杂志, 2008,25: 82~84

56. 赵幼安, 刘福国, 王岩. 共聚焦激光显微内镜临床应用进展. 内科理论与实践,2007, 2(3): 205~207

57. 李延青, 刘红. 共聚焦激光显微内镜在消化道疾病中的应用. 临床消化病杂志,2007, 19(2):72~74

58. 吴巍, 吴云林. 共聚焦激光显微内镜的发展、现状及前景. 内科理论与实践,2007,2(5): 357~359

59. 郭玉婷, 李延青, 赵幼安. 共聚焦内镜对胃黏膜肠上皮化生的诊断价值. 中华消化内镜杂志,2007,24(1):8~13

# 第二章 食管肿瘤的内镜诊断

食管肿瘤分为良性和恶性两种,内镜检查是最主要的诊断方法。食管癌(carcinoma of the esophagus)是我国的常见恶性肿瘤之一,总体讲5年存活率不高。早期食管癌经外科手术切除5年生存率可达90%以上,而中晚期患者仅为6%~15%,因此对食管癌的早发现、早诊断、早治疗是改善患者预后和提高生存率的关键。同时,早期食管癌可在3~4年内处于相对稳定状态,这就为早期诊断提供了极为有利的条件。

## 第一节　食管癌前病变和早期癌

与其他恶性肿瘤一样,食管黏膜在出现癌变以前,要经过一个相当长的演变阶段,即癌前病变。食管的癌前病变是鳞状上皮(扁平上皮)细胞不典型增生,按轻度—中度—重度不典型增生—原位癌顺序依次发展,并继续发展成累及不同深度的浸润癌。任何一种癌前病变都朝3个方向发展:①病变稳定,多年不变;②逆转为较轻的病变或好转;③发展为浸润癌。凡局限于食管黏膜内及黏膜下层的食管癌称为早期食管癌,包括原位癌(Tis)、黏膜内癌和黏膜下浸润癌($T_1$),其自然生存率(未治疗)为40%~70%,故及早发现和检出食管癌前病变,可有效预防和早期发现食管癌;一旦确诊为早期食管癌,应采取相应的治疗措施,以免贻误治疗时机。

### 一、食管癌前病变的内镜表现

组织学上,不典型增生即异型增生(dysplasia),作为病理诊断术语用于多种组织或细胞。其含义为不侵犯固有层的肿瘤性上皮,以不同程度的细胞非典型性和结构紊乱为特征。食管黏膜鳞状上皮不典型增生的组织学诊断标准与其他部位同类病变相同,即病变的上皮细胞核质比例增大,细胞核呈现不同程度异型性,核染色质粗糙浓染,核分裂象活跃;异型增生的上皮细胞极向消失,排列紊乱。

根据不典型增生病变累及上皮层内的不同程度分为3级,并据此评价癌前病变的严重程度:①轻度不典型增生(mild dysplasia),异型增生细胞主要分布在鳞状上皮的基底部分,不超过上皮全层的下1/3。轻度不典型增生为可逆转性病变。②中度不典型增生(moderate dysplasia),异型增生细胞累及上皮中层,偶见在上皮的表层,但病变主要局限于上皮中层或不超过全层的下 2/3;表层细胞分化成熟,排列规则。在食管癌高发人群,中度不典型增生性病变的发生比例显著高于一般人群,应视为密切随访人群。③重度不典型增生(severe dysplasia)和原位癌,为尚未突破基膜的上皮全层癌变的同义词,是真正意义上的不可逆转的癌前病变。组织学诊断标准为,上皮全层或几乎全层被异型增生的细胞所取代,不除外有时表面仍可见有成熟分化的表层细胞;上皮基膜结构完整清晰。

（一）食管慢性炎

慢性食管炎是食管鳞状细胞癌(简称鳞癌)的高发地区人群中最常见病变,特征为黏膜糜烂或溃疡形成,伴有黏膜上皮萎缩和角化不良,基底细胞增生,固有膜呈乳头状伸入表皮层,伴黏膜下充血和炎性细胞浸润。在此基础上可出现上皮的异型增生和癌变。

食管炎是组织学的诊断。在炎症情况下,内镜检查可见黏膜发红、粗大、表面有炎性渗出物,黏膜脆性增加,触之易出血,齿状线模糊,黏膜血管紊乱;较严重的病例黏膜上皮脱落、坏死,形成出血点、糜烂,甚至溃疡;重度食管炎可出现食管狭窄及 Barrett 食管。诊断食管炎必须有黏膜破损,如有出血点、糜烂、溃疡等改变,不能仅凭黏膜色泽改变。炎症必然有黏膜红肿,但黏膜红肿不一定意味有炎症。

根据中国反流性食管炎试行方案诊断(中国烟台会议分类法,1999 年)共分 4 级:0 级为正常(可有组织学改变);Ⅰ级为点状或条状发红、糜烂,无融合现象;Ⅱ级为有条状发红、糜烂,并有融合,但非全周性者;Ⅲ级为病变广泛,发红、糜烂,融合呈全周性,或溃疡形成。存在食管狭窄等并发症即为Ⅲ级。陶德明等对 46 161 例食管上皮正常、增生的癌变率研究显示,重度不典型增生癌变率为 38.9%,平均癌变时间为 3 年 7 个月。有学者建议,食管上皮高度不典型增生患者可进行局部黏膜切除或每 3 个月一次的内镜活检随访。

（二）Barrett 食管

Barrett 食管(Barrett's esophagus,BE)是指食管的复层鳞状上皮被化生的柱状上皮所替代的一种病理现象。国外研究发现,Barrett 食管发生食管腺癌的危险是正常人群的 30～125 倍,Barrett 食管出现异型增生被认为是腺癌发生的重要预示。因 Barrett 食管与食管腺癌的发生密切相关,为食管癌前病变之一,近年来受到广泛重视。

Barrett 食管的形成系长期胃内容物反流入食管,持续刺激食管黏膜,食管鳞状上皮表面细胞损伤脱落后,残留基底细胞中的多能干细胞发生多向分化,化生为耐酸的柱状上皮。Barrett 食管主要组织学改变为正常食管复层鳞状上皮由柱状上皮替代,黏膜固有层常有充血、水肿、炎症细胞浸润和纤维化,但黏膜下及肌层正常。Barrett 食管的柱状上皮有 3 种类型:第 1 型为胃底或胃体型黏膜;第 2 型为交界型黏膜,以贲门黏液腺为特征;第 3 型为特化型(specialized columnar metaplasia,SCM),即肠型黏膜,表面为绒毛状,含杯状细胞,为不完全性肠化生。

Barrett 食管患者的症状主要由反流性食管炎引起,化生黏膜本身不引起症状。诊断主要依靠辅助检查,其中最常用且最可靠的方法是内镜下活检。

Barrett 食管在内镜下的典型表现为食管下段粉红或白色的光滑鳞状上皮中出现柱状上皮区,呈天鹅绒样红色斑块,常较正常胃黏膜更红(图 2-1)。Barrett 食管红斑形状不一,呈绒状,亦可光滑或呈结节状,与鳞状上皮分界明显。Barrett 食管黏膜长度达到或超过 3 cm 的称为长段 Barrett 食管(long segment Barrett's esophagus,LSBE),短于此者为短段 Barrett 食管(short segment Barrett's esophagus,SSBE)。Barrett 食管患者中约 40% 发生食管狭窄,病变后期胃镜很难通过。内镜下见胃食管交界处(GEJ)以上的食管下段正常黏膜中有红色斑片,在该处取活检进行病理检查为有化生的柱状上皮,即可诊断为 Barrett 食管。内镜下 Barrett 食管可分为3型:① 全周型,红色黏膜由胃向食管延伸,累及全周,与胃黏膜无明显界限,不伴食管炎或狭窄时多单纯表现为齿状线上移,但形状不规则;② 岛型,齿状线以上出现一处或多处斑片状红色黏膜,与齿状线不连,多为圆形或椭圆形;③ 舌型,齿状线局限舌形向上突出,红色黏膜呈半岛状。舌型 Barrett 食管若长度很短则内镜下不易发现。

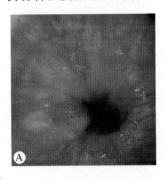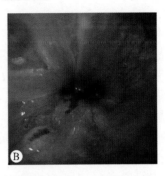

**图 2-1　Barrett 食管内镜表现**

A. 内镜下见食管下段红色斑块;B. 窄带成像下病灶清晰可见

　　Barrett 食管发生食管癌的危险性较普通人群明显为高,因此主张对 Barrett 食管进行内镜监测,即定期内镜随访、多点活检组织病理学检查。异型增生是 Barrett 食管癌变的先兆,但异型增生无特征性的内镜表现,确定常需依靠活检病理学检查。在 Barrett 食管区域内多象限小间隔活检,必要时大块活检可以提高异型增生的发现率。近年来有报道内镜荧光法可增加活检检测 Barrett 食管异型增生的阳性率,患者服 5-氨基乙酰丙酸(5-ALA)后,因异型增生的上皮可积聚原卟啉,经内镜导入的蓝色光照射可诱发出红色荧光,在此处活检阳性率更高。对 Barrett 食管患者进行内镜监测非常重要,特别对肠上皮型 LSBE,尤其是伴有轻度异型增生者应3～6个月复查内镜一次。若连续两次内镜监测未发现异型增生或异型增生无进展,则可延长复查间隔至1～2年,而中、重度异型增生者应缩短复查间隔至1～2个月。

　　(三) 食管息肉

　　食管息肉起源于食管黏膜上皮细胞,根据组织学不同可分为真性黏膜息肉、纤维息肉、乳头状瘤等。一般无特异临床症状,多在胃镜检查时偶然发现。息肉较大时可出现进食哽噎感或吞咽困难。内镜下息肉表现为边界较为清晰的突向腔内的圆形或半球形隆起,可呈分叶状或乳头状,表面黏膜光滑。有时呈细而均匀的颗粒状,广基或有蒂(图 2-2)。

　　临床上食管息肉有时与来源于食管黏膜肌层的平滑肌瘤难以鉴别,鉴别有困难时,通常需借助超声内镜检查。

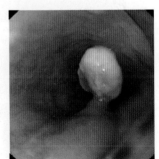

**图 2-2　食管息肉**

　　有蒂息肉,内镜下可直接应用圈套器行息肉切除术,基底较宽者则需在黏膜下注射生理盐水行黏膜切除术。

　　(四) 其他癌前疾病

　　食管癌的癌前疾病还包括缺铁性咽下困难综合征(Plummer-Vinson syndrome)、掌跖角化症(Howell-Evans syndrome)和贲门失弛缓症等。

### 二、早期食管癌的内镜表现

食管癌是我国常见的恶性肿瘤之一,病因未明。食管鳞状上皮细胞增生和食管癌密切相关,食管癌高发区食管上皮增生的发生率较高,食管上皮增生特别是不典型增生应视为食管癌前病变,列为重点防治对象。

（一）形态分类

凡局限于食管黏膜内及黏膜下层的食管癌称为早期食管癌,主要特征为局限性充血、浅表糜烂、粗糙不平等黏膜浅表病变(图2-3),与食管良性病变不易鉴别。有学者对高发区大样本高危人群行内镜检查后把早期食管癌形态分为4个类型。

1. 充血型　病变区黏膜平坦,表现为小片状不规则充血,与正常黏膜界限不清,质脆,触之易出血,管腔壁蠕动正常。多经脱落细胞学普查发现,内镜检查容易遗漏。

2. 糜烂型　最常见,约占45%;病变黏膜在充血基础上出现中央轻度凹陷,边界清晰,呈不规则的地图样,有点片状糜烂或浅溃疡。表面覆薄苔,质脆,管腔尚柔软。

3. 斑块型　病变黏膜变白,表面轻度隆起,粗糙不平,呈颗粒样改变,质脆,较大病灶可伴有浅表溃疡。浸润深度较前两种深,但管壁扩张度正常。

4. 乳头型　最少见,约占早期食管癌的3%;病变黏膜不规则增厚,呈乳头样,小结节息肉样隆起,直径<1cm,基底宽,表面充血、糜烂,偶有出血。

有的早期食管癌可表现为气管的浅溃疡。

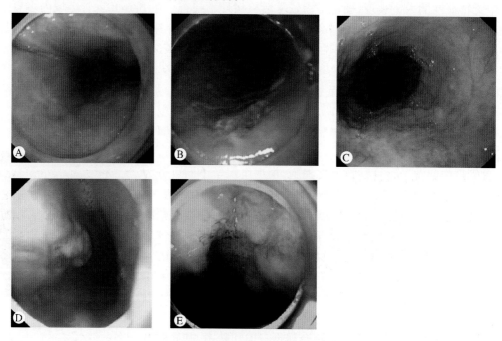

**图2-3　各型早期食管癌的内镜表现**
A. 充血型;B. 糜烂型;C. 斑块型;D. 乳头型;E. 溃疡型

（二）诊断

早期癌灶比较小，应重视内镜下活检，尤其是首次活检宜选择最可疑部位，并多点、多块取检，提高活检的阳性率。为提高食管早期癌的检出率，常采用以下特殊内镜检查方法。

1. 染色内镜　又称色素内镜，指通过各种途径（口服、直接喷洒、注射）将色素染料导入内镜下要观察的黏膜，使病灶与正常黏膜颜色对比更明显，有助于辨认病变并针对性的活检（图2-4）。目前常用以下染色剂：①复方碘溶液（卢戈液）染色法。常用浓度为1.2%～1.5%，正常鳞状上皮细胞含大量糖原，遇碘反应呈棕褐色；而糖原被癌细胞或异型细胞消耗殆尽时不出现碘反应，即不着色（图2-5～2-9）。一般3～5 min后褪色，故活检需迅速、准确。但在食管良性溃疡、炎症、不典型增生等病变时，由于上皮细胞的不同程度损害也可呈淡染或不染色，故这一方法对鉴别食管良、恶性病变缺乏特异性。②甲苯胺蓝染色法。甲苯胺蓝为亲肿瘤细胞核的染料，可以浸透5～6层细胞深度，染成蓝色，周边正常黏膜不着色；对于食管炎症、Barrett食管、肿瘤可呈由浅到深的染色，但根据染色程度无法区分癌变和重度不典型增生。③甲苯胺蓝-复方碘双重染色法。利用不同染料的作用原理，可以弥补单一染色的不足，对食管病变的观察更为准确。复方碘染后癌灶呈不着色，与甲苯胺蓝进行双重染色后，蓝色区为肿瘤病灶，棕褐色为正常黏膜，两种颜色之间为浸润区，故双重染色法有助于确定病灶的性质及浸润范围。

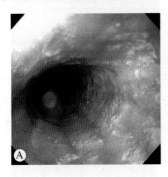 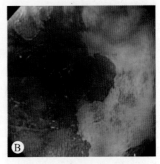

**图2-4　早期食管癌卢戈液染色后改变**

A. 内镜下见食管中段黏膜粗糙；B. 卢戈液染色后，病变不染，边界清晰

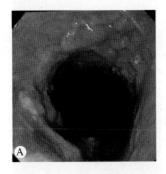 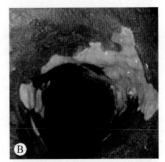

**图2-5　早期食管癌，结节样隆起区域（Ⅰ型）碘染色不染**

A. 早期食管癌，结节样隆起区域（Ⅰ型）；B. 卢戈液染色后，病变不染，边界清晰

2. 超声内镜　超声内镜（endoscopic ultrasonography, EUS）通过显示肿瘤侵犯食管壁5层结构的深度和范围，周围器官和淋巴结有无转移，对病灶进行定性诊断，被认为是目前对食管

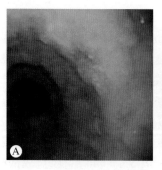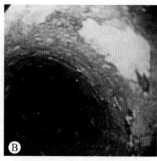

**图2-6 早期食管癌,轻微隆起、白色区域(Ⅱa型)碘染色不染**

A. 早期食管癌,轻微隆起、白色区域(Ⅱa型);B. 卢戈液染色后,病变不染,边界清晰

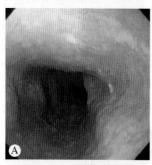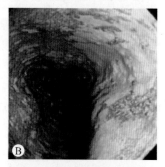

**图2-7 早期食管癌,稍红、平坦区域(Ⅱb型)碘染色不染**

A. 早期食管癌,稍红、平坦区域(Ⅱb型);B. 卢戈液染色后,病变不染,边界清晰

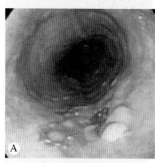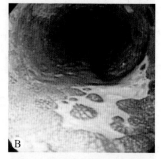

**图2-8 早期食管癌,轻微凹陷、结节样不整区域(Ⅱc型)碘染色不染**

A. 早期食管癌,轻微凹陷、结节样不整区域(Ⅱc型);B. 卢戈液染色后,病变不染,边界清晰

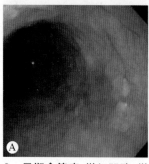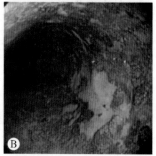

**图2-9 早期食管癌,微红凹陷、微白隆起区域(Ⅱc+Ⅱa型)碘染色不染**

A. 早期食管癌,微红凹陷、微白隆起区域(Ⅱc+Ⅱa型);B. 卢戈液染色后,病变不染,边界清晰

癌 TNM 术前分期最准确的方法之一,为食管癌分型、分期和制订治疗方案提供依据。

EUS 通过观察纵隔、贲门淋巴结可以判断转移的可能性。淋巴结直径 <5 mm,很少发生转移。淋巴结直径 >10 mm,若为圆形,50% 以上发生转移;若为椭圆形,大约 15% 发生转移。

对于食管早期癌,EUS 的意义在于精确区分癌灶浸润深度,即鉴别黏膜内癌和黏膜下癌。黏膜内癌指鳞癌细胞呈条索状或团块状突破上皮基膜,向下浸润性生长达固有膜或浸润黏膜肌层(图 2-10),淋巴结转移相对少,可内镜下进行根治;而黏膜下癌指癌细胞群突破基膜,向下穿透黏膜肌层到达黏膜下层(图 2-11),部分已有淋巴结转移,内镜下治疗存在一定难度与风险,手术治疗为最佳选择。

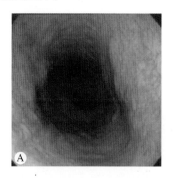 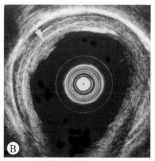

**图 2-10 食管黏膜内癌**

A. 食管扁平隆起(Ⅱa 型);B. EUS 下低回声病灶局限于黏膜层

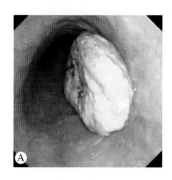 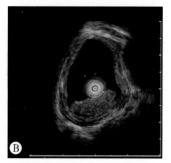

**图 2-11 食管黏膜下癌**

A. 内镜下见食管肿块;B. EUS 下低回声病灶来源于黏膜层,侵犯黏膜下层

3. 放大内镜 放大内镜兼有常规内镜和放大观察双重功能,可将常规内镜所见的病变放大 35～170 倍再进行观察,可重点观察隐窝、腺管开口形态或黏膜下血管形态,然后在局部酌情喷洒卢戈液或甲苯胺蓝,以使病变在放大内镜观察更加清晰,故又称放大染色内镜。利用放大内镜的放大效应和上皮细胞对色素的内吞作用,观察食管上皮细胞的细微结构,对早期黏膜病变的诊断效果明显优于普通胃镜。研究认为,放大染色内镜有助于识别 Barrett 食管柱状上皮中出现的肠上皮化生和高度不典型增生的部位,是提高肠上皮化生检出率和检测黏膜是否出现高度不典型增生,为早期食管癌的检出提供一种快捷、无创而准确的检查手段。

4. 内镜窄带成像 窄带成像(narrow band imaging, NBI)是一种新兴的内镜技术,利用滤光器过滤掉内镜光源所发出的红、蓝、绿光波中的宽带光谱,仅留下窄带光谱用于诊断消化道各种疾病。主要临床用途是首先从较远的视野发现病变,确定病变范围(图2-12),然后近距离放大以识别黏膜细微形态和毛细血管模式的改变,鉴别病变性质。一项对Barrett上皮开口形态(pit pattern)和上皮内血管模式的观察,以判断异型增生程度的临床研究结果显示:上皮化生的血管模式主要为规则绒毛状或脑回状(80%),或平坦的黏膜中有规则的分支状血管(20%);而上皮内瘤变形成则表现为开口形态不规则或中断,不规则的血管模式和出现异常的血管,所有的上皮内瘤病例至少有1项异常,85%病例有2项或更多的异常。异常越多,表明异常增生的等级越高。NBI加放大内镜诊断敏感性为94%,特异性为76%,阳性预测值为0.64,阴性预测值为0.98。

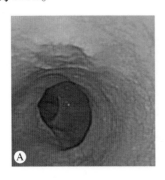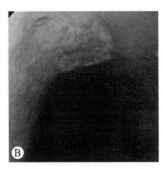

**图2-12　食管中段早期癌NBI观察**

A. 内镜下见食管中段浅溃疡;B. NBI下病灶清晰可见

5. 荧光内镜　利用彩色成像技术,以氩-镉激光、氪激光为激发光源,有的辅以光敏剂加强肿瘤色带,用高敏摄像机摄取人体组织红和绿色谱,取得谱区荧光,利用成像颜色的差别区分良、恶性。荧光内镜诊断恶性肿瘤是一种既能定位诊断又有指导医师取活组织检查的有效诊断方法。有研究表明其对早期癌灵敏度高,尤其对癌前病变即不典型增生的检出率大大优于常规的诊断方法,符合率可达95%。可能的原因是早期癌,特别是癌前病变处于新生期,血供丰富,卟啉代谢旺盛,因此敏化荧光也最强。Nipsuj等对一组疑似早期食管癌患者进行荧光内镜检查,发现对活检标本中度和重度不典型增生灶检出率,普通内镜为0.7%,荧光内镜为8.3%;对低度不典型增生灶检出率,普通内镜为19.1%,荧光内镜为26.6%。与内镜活检相比,荧光内镜诊断早期食管癌具有快捷、一次多点检测、减少样本误差、显著缩短检查时间等优点。

## 第二节　食管平滑肌瘤

食管良性肿瘤较为少见,分为上皮性和非上皮性。上皮性起源于黏膜腺上皮,称为息肉;非上皮包括间质瘤、平滑肌瘤、脂肪瘤、神经纤维瘤、血管瘤、囊肿以及消化道异位组织和炎性肉芽肿(图2-13)。在食管中,平滑肌瘤是最常见的良性肿瘤,约占所有食管肿瘤的1.2%。

食管平滑肌瘤好发于食管中下段,多来自食管壁内的黏膜肌层,食管下端近贲门处多来自固有肌层。

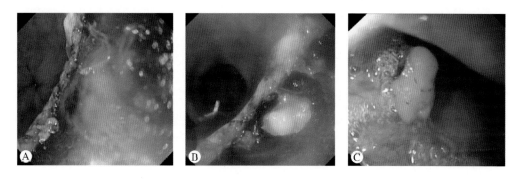

**图 2-13　食管 ESD 过程中发现的脂肪瘤**
A. 食管黏膜下层；B、C. 食管脂肪瘤

大部分患者经胃镜检查偶然发现，肿瘤较大时可出现吞咽困难。内镜下主要表现为半球状或扁平隆起，小部分呈哑铃形隆起、长条形隆起或不规则隆起，绝大部分表面光滑，少部分可有充血糜烂；均为广基，活动度好，食管蠕动时可见肿块在黏膜内上下滑动；色泽与周围黏膜一致（图 2-14）。不难与食管癌相鉴别，但与其他食管黏膜下隆起及腔外压迫等不易鉴别。通常活检不易取到黏膜下组织。如果考虑胸腔镜手术治疗，应尽量不要进行活检，以防发生术后食管瘘。

食管间质瘤较为少见。

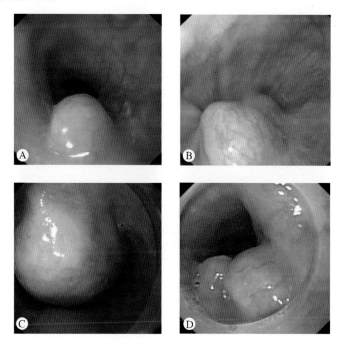

**图 2-14　食管平滑肌瘤**
A. 较小，起源于黏膜肌层；B. 分叶状；C. 巨大，起源于下段近贲门处固有肌层；D 多发平滑肌瘤

超声内镜检查不仅能观察食管黏膜表面，而且能将食管壁的全层厚度及其 5 层结构清晰显示，故既能准确诊断黏膜及黏膜下病变，又能对表面覆盖正常黏膜管腔内隆起和腔外压迫等作出准确判断。根据病变所在管腔层次及其超声图像特点，可对肿瘤组织起源作出大致判断，

对于食管平滑肌瘤的诊断准确率很高。平滑肌瘤位于黏膜肌层或固有肌层,特点为均质、低回声和边缘光滑的黏膜下肿瘤。来源于黏膜肌层者常具有以下特点:肿瘤向腔内突出明显(图2-15),直径多在2 cm以下,内镜检查时活检钳推之可活动,瘤体呈山田Ⅰ、Ⅱ型者圈套器套住后可呈Ⅲ、Ⅳ型,黏膜下注射生理盐水病变可抬举;来源于固有肌层者一般隆起较为扁平(图2-16),直径多>2 cm,活动度较差,圈套器易滑脱黏膜下注射病变不能抬举。间质瘤与平滑肌瘤的鉴别最终以病理及免疫组化为依据,一般认为,病变直径>3 cm,边界不清,侵及周围组织或器官,回声不均匀或囊性改变者为恶性;而病变直径<3 cm,边界清楚,管壁层次清晰且回声均匀者多为良性。同时,在诊断上要考虑到食管平滑肌瘤合并食管癌的可能,避免漏诊。

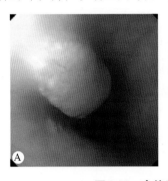
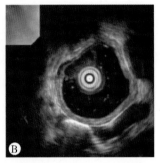

**图2-15　食管平滑肌瘤(一)**

A. 食管黏膜下隆起;B. EUS示来源于黏膜肌层

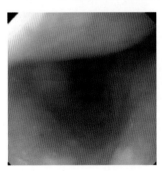
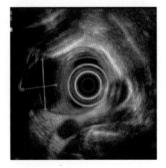

**图2-16　食管平滑肌瘤(二)**

A. 食管黏膜下平坦隆起;B. EUS示来源于固有肌层

　　超声胃镜引导下细针穿刺进行细胞病理学诊断,对难以鉴别的黏膜下肿瘤确诊与处理有重要意义。

(马丽黎　陈世耀　周平红)

## 参考文献

1. Wang L D, Zheng S, Zheng Z Y, et al. Primary adenocarcinomas of lower esophagus, esopha-

gogastric junction and gastric cardia: in special reference to China. World J Gastroenterol, 2003,9(6):1156~1164

2. Moreto M. Diagnosis of esophagogastric tumors. Endoscopy, 2003,35(1):36

3. Guanrei Y, Songliang Q, He H', et al. Natural history of early squamous carcinoma and early adenocarcinoma of the gastric cardia in the People's Republic of China. Endoscopy, 1988, 20: 95~98

4. Dawsey S M. Lewin K J, Leu FS, et al. Esophageal Morphology from Linxian, China Cancer 1994,73(8):2027~2037

5. Anderson L A, Watson R G, Murphy S J, et al. Risk factors for Barrett's esophagus and esophageal adenocarcinoma:results from the FINBAR study. World J Gastroenterol, 2007, 13:1585~1594

6. 陶德明, 胥永中, 顾元凯. 46161 例食管上皮正常、增生的癌变时间和癌变率研究. 肿瘤防治研究, 1997, 24(3):155

7. Lasen A, Hallas I, de Muckadell O B. Esophagitis: incidence and risk of esophageal adenocarcinoma a population-based cohort study. Am J Gastroenterol, 2006,101:1193~1199

8. Musana A K, Resnick J M, Torbey C F, et al. Barrett's esophagus: incidence and prevalence estimtes in a rural Mid-Westem population. Am J Gastroenterol, 2008, 103: 516~524

9. Ferguson MK, Naunheim K S. Resection for Barrett's mucosa with high-grade dysplasia: implications for prophylactic photodynamic therapy. Thorac Cardiovase Surg, 1997,114(5):824~829

10. Pera M, Manterola C, Vidal O, et al. Epidemiology of esophageal adenocarcinoma. J Surg Oncol, 2005, 92(3):151

11. Du J, Liu J, Zhang H, et al. Risk factors for gastroesophageal reflux disease,reflux esophagitis and nonerosive reflux disease among Chinese patients undergoing upper gastrointestinal endoscopic examination. World J Gastroenterol, 2007,13:6009~6015

12. 许国铭,李兆申.上消化道内镜学.上海:上海科技出版社,2003,270

13. Guardino J M, Khandwala F, Lopez R, et al. Barrett's esophagus at a tertiary care center: association of age on incidence and prevalence of dysplasia and adenocarcinoma. Am J Gastroenterol, 2006,101:2187~2193

14. Hamamoto Y, Endo T, Nosho K, et al. Usefulness of narrow band imaging endoscopy for diagnosis of Barrent's esophagus. J Gastroenterol, 2004,39(1):14

15. 邓联民, 陈碧玲, 谭永港, 等.内镜下激光激发自体荧光诊断食管癌和胃癌的研究. 临床消化病杂志, 2001, 13(4):167~168

16. Niepsuj K, Niepsuj G, Cebula W, et al. Autofluorescence endoscopy for detection of high-grade dysplasia in short-segment Barrett's esophagus. Gastrointest Endosc, 2003,58(5):715~719

17. Hatch GF, Wertheimer-Hatch L, Hatch K F, et al. Tumor of the esophagus. World J Surg, 2000,24:401~411

18. Xu G Q, Zhang B L, Li Y M, et al. Diagnostic value of endoscopic ultrasonography for gastrointestinal leiomyoma. World J Gastroenterol, 2003,9:2088~2091

19. Fu KI, Muto M, Mera K. Carcinoma coexisting with esophageal leiomyoma. Gastrointest Endosc, 2002,56:272~273

# 第三章 胃肿瘤的内镜诊断

## 第一节　胃癌前病变和早期癌

在我国,胃癌是最常见的恶性肿瘤之一,目前手术切除仍是主要的治疗手段。据统计,外科手术能进行根治的仅占 1/3,术后 5 年生存率仅为 25%,主要原因在于早期胃癌的临床症状不明显,常规 X 线和内镜检查对诊断中晚期癌较为容易,而对于早期癌及微小癌则易漏诊。早发现、早诊断和早治疗对于胃癌患者预后具有十分重要的意义。

### 一、胃癌前病变

胃癌前病变包括慢性萎缩性胃炎、肠化生和胃黏膜上皮不典型增生等,多表现为黏膜发红、发白或血管网消失等,普通胃镜与病理活检一致性不高,病变较易漏诊。不典型增生或肠上皮化生往往发生于溃疡边缘或隆起、糜烂病变处;特别是重度不典型增生,因诊断标准差异,在日本可能被诊断为早期癌。完全性大肠型肠上皮化生也与胃癌关系密切。日本专家认为,对重度不典型增生宜每 1～3 个月随访一次;中度不典型增生每 3～6 个月随访一次;轻度不典型增生则每年随访一次。

（一）胃息肉

常见,发病率较结肠息肉为低,占所有胃良性病变的 5%。组织学类型分为肿瘤性息肉(腺瘤性)和非肿瘤性息肉(增生性、错构瘤性和炎性)。

1. 腺瘤性息肉　多见于男性,占胃息肉的 5%～15%,多继发于胃黏膜的肠上皮化生,主要分布在胃窦,病理分为管状腺瘤和乳头状腺瘤。管状腺瘤多平坦,呈广基隆起,单发或多发。单发多见,较小,直径一般为 1 cm 左右(图 3-1)。平坦型管状腺瘤生长缓慢,随访多年可无明显变化,但仍为癌前状态。乳头状腺瘤又称绒毛状腺瘤,多位于胃窦部,广基而无蒂,直径多在 2 cm 以上(图 3-2),具有癌变的潜在危险。周围黏膜常有萎缩,故息肉颜色比周围要深。仔细观察时表面呈乳头状或裂隙状,常有分叶,多有糜烂或小溃疡。除非发生恶变,一般可被活检钳推动。

胃腺瘤的癌变率不一,一般为 30%～40%,恶变程度与息肉的大小和病理类型有关。管

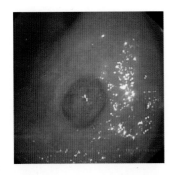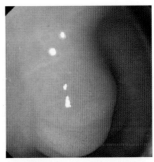

图 3-1　胃管状腺瘤

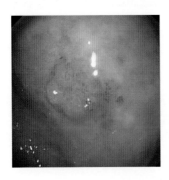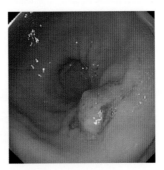

图 3-2　胃乳头状腺瘤

状腺瘤的癌变率约为 10%,恶变率与其组织学异常增生程度正相关;乳头状腺瘤恶变率高于管状腺瘤,高达 50% ~70%,与其大小正相关。腺瘤虽属良性,但腺上皮往往有不同程度的异型增生,不典型增生是腺瘤性息肉癌变的先兆。腺瘤内可发生原位癌乃至浸润癌。胃腺瘤性息肉除本身有恶变可能外,胃息肉以外其他部位也可伴有恶性肿瘤。因此胃镜检查发现较大的单发息肉时应仔细检查胃其他部位。

2. 增生性息肉　较常见,为腺瘤性息肉发生率的 10 倍左右。以胃窦部居多,好发于残胃,恶变较少见。在胃内分布无规律,呈多发性,直径 <1.5 cm(图 3-3)。增生性息肉并不是癌前病变,但 10% ~20% 的增生性息肉患者可在胃内其他部位发生胃癌,胃癌患者也往往伴有增生性息肉。多数情况下增生性息肉并无临床意义,发生增生性息肉的胃黏膜可能伴有萎缩、不典型增生和肠化生,应予重视。

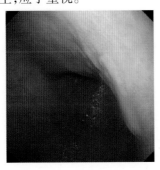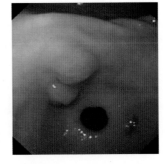

图 3-3　胃增生性息肉

3. 炎性息肉　胃黏膜炎症可呈结节样改变,病理表现为肉芽组织而无腺体成分。息肉较大时可超过5 cm(图3-4)。

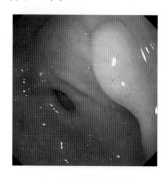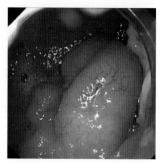

图3-4　胃炎性息肉

(二)慢性萎缩性胃炎和肠上皮化生

慢性萎缩性胃炎(chronic atrophic gastritis, CAG)、肠上皮化生和胃癌关系密切。有慢性萎缩性胃炎和肠上皮化生的人群发生胃癌的危险性是普通人群的25倍。流行病学资料,表明胃黏膜活检慢性萎缩性胃炎的检出率与胃癌死亡率呈正相关。

慢性萎缩性胃炎的组织学改变主要是黏膜腺体减少甚至消失,黏膜层变薄。胃镜下表现为:①黏膜颜色改变;②黏膜下血管显露;③黏膜皱襞减少或消失;④可伴有增生或肠上皮化生等改变(图3-5)。

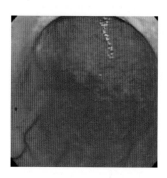

图3-5　慢性萎缩性胃炎

在慢性萎缩性胃炎中,正常的腺体减退或消失,胃黏膜上皮经常发生肠上皮化生和异型增生。肠上皮化生分两型:Ⅰ型为小肠型,含有表现出小肠上皮特征的颗粒;Ⅱ型为大肠型,呈结肠上皮特征。研究发现胃癌高发区胃黏膜中肠上皮化生检出率为低发区的2.3倍,但并不是所有的肠上皮化生都是癌前病变,只有大肠型中的某些亚型才与胃癌有密切关系,并可能成为癌前病变。

(三)胃黏膜上皮不典型增生

在正常的胃黏膜上皮中不会出现不典型增生。胃黏膜上皮不典型增生的主要病理特征是上皮细胞出现异型性,分化异常,黏膜紊乱。不典型增生分轻、中、重3级,重度不典型增生与分化较好的早期胃癌难以区别。不典型增生在胃癌高发区检出率为10%～20%。不典型增生检出率表现出与胃癌较为一致的特征,随年龄增长而增加,男性高于女性,病变多见于胃窦和胃角。

绝大多数患者的不典型增生程度可逐渐退缩或保持稳定,临床上仅10%患者的不典型增生程度在5～15年不断进展。高度不典型增生可能是胃癌发展过程中一个短暂时期。胃上皮不典型增生通常出现在萎缩性胃炎或肠上皮化生的情况下,经常和胃癌同时出现。不典型增生和胃癌同时出现可能是共同的致病因素作用结果。

（四）胃溃疡

除有明确诱因的胃溃疡,如应激性溃疡、非甾体类抗炎药相关溃疡,均应随访。胃溃疡患者服用质子泵抑制剂(PPI)后复查胃镜,如病灶缩小、愈合,仍应重视对缩小的病灶或瘢痕做病理检查,因PPI治疗可使恶性溃疡假性愈合。英国胃肠外科、胃肠病学、胃肠肿瘤协会所制定的胃癌处理指引中也提出,胃溃疡应随访和重复活检。

（五）残胃

Billroth Ⅰ式或Billroth Ⅱ式远端胃切除患者中,常有十二指肠胃反流、胆汁反流导致的胃黏膜损伤,最终出现残胃癌。一组资料认为,胃切除手术包括胃癌手术后,患者应每间隔2年胃镜随访一次。

## 二、早期胃癌

迄今为止,还没有一种实验室检查能够确诊胃癌,胃镜结合病理组织学检查仍是目前诊断早期胃癌唯一有效的手段。关于早期胃癌的定义仍有争论,目前仍然沿用1962年日本内镜学会提出的定义,即胃癌仅侵犯黏膜及黏膜下层而未达到肌层,无论有无淋巴结和远处转移者。肿瘤未穿透黏膜肌层又称为黏膜内癌,直径<5 mm的称为微小胃癌。

（一）分型

早期胃癌在内镜下分型采用日本内镜学会推荐的分类法。

隆起型(Ⅰ型):隆起高度>5 mm,可呈无蒂、亚蒂或有蒂息肉状隆起,表面略显粗糙不平。

平坦型(Ⅱ型):病变隆起及凹陷均不显著,可分为以下3个亚型。

表浅隆起型(Ⅱa型):隆起高度<5 mm,为扁平隆起,表面凹凸不平,与周围黏膜略为不同。

表浅平坦型(Ⅱb型):可仅表现为黏膜局部色泽改变,红斑、苍白或糜烂等。这型的特征主要是黏膜色泽改变,与周围黏膜明显不同,故也可称为胃炎样胃癌。

表浅凹陷型(Ⅱc型):为早期胃癌最常见的一种,表现为黏膜表面的一种不规则凹陷,其周边皱襞集中,可有皱襞中断现象。

凹陷型(Ⅲ型):典型病变为溃疡,周边粗糙,略显不规则。

在各类早期胃癌中,以溃疡型Ⅱc型、Ⅲ型和Ⅱ+Ⅲ型最多见,占早期胃癌的2/3以上。

（二）各型早期胃癌内镜特征

1. Ⅰ型早期胃癌　病变隆起厚度超过黏膜厚度的2倍。一般隆起高度>0.5 cm,直径>2 cm,无蒂或有亚蒂,隆起表面不平,呈颗粒或结节状(图3-6)。本型需与Borrmann Ⅰ型中晚期胃癌、恶性间质瘤、良性息肉等相鉴别。

2. Ⅱa型早期胃癌　为扁平状隆起,高度不足黏膜厚度的2倍,又称表浅隆起型早期胃癌。隆起形态不一,可呈圆形、椭圆形、葫芦形、马蹄形,色泽与周围黏膜相似或稍带苍白,表面

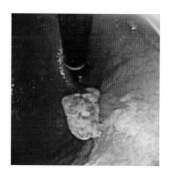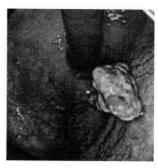

图 3-6  Ⅰ型早期胃癌

可有出血、糜烂或白苔附着(图 3-7)。

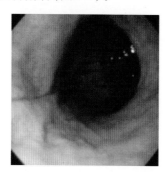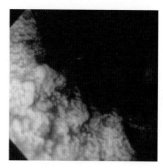

图 3-7  Ⅱa 型早期胃癌

3. Ⅱa + Ⅱc 型早期胃癌  病变为浅隆起,顶部有浅凹陷(图 3-8)。本型需与Ⅱa 型早期胃癌、Borrmann Ⅱ型胃癌、良性胃溃疡等相鉴别。

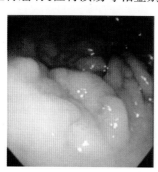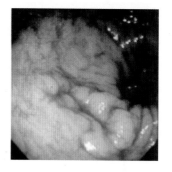

图 3-8  Ⅱa + Ⅱc 型早期胃癌

4. Ⅱb 型早期胃癌  病变隆起及凹陷均不明显,故称为表面平坦型早期胃癌。内镜特征是黏膜退色,失去黏膜原有的光泽;也可呈斑片状发红,触之易出血,表面常有黏液附着,直径大多 <1 cm(图 3-9)。本型最少见。

5. Ⅱc 型及Ⅱc + Ⅲ型早期胃癌  最常见,占早期胃癌的 1/3 ~ 1/2。病变内镜下具有以下特征:①边界清晰,呈阶梯状凹陷;②凹陷周围有黏膜皱襞的变化,如突然中断、虫咬状中断、末端呈鼓槌样增粗等;③凹陷部表面凹凸不平;④从侧面观察病变,可呈现出僵硬、凹凸不平的

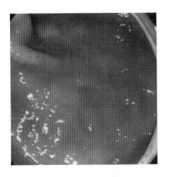
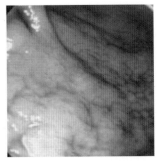

**图 3-9 Ⅱb 型早期胃癌**

胃壁弧形变(图 3-10)。

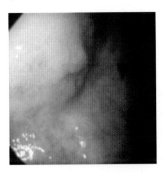
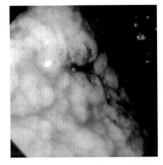

**图 3-10 Ⅱc 型早期胃癌**

Ⅱc 型早期胃癌癌灶大小不一,大者可至 10 cm 以上而未向深层扩散;小者可不到 1 cm,易被误认为良性糜烂。

在浅凹陷癌灶中央有深凹陷,则称为 Ⅱc + Ⅲ 型早期胃癌。内镜下深凹陷处有厚白苔被覆(图 3-11),其他改变与 Ⅱc 型相同。

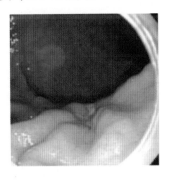
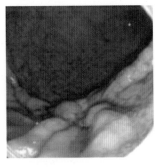

**图 3-11 Ⅱc + Ⅲ型早期胃癌**

6. Ⅲ型及Ⅲ + Ⅱc 型早期胃癌 Ⅲ型早期胃癌凹陷较深。实际上癌灶均在溃疡边缘较为平坦或凹陷的部位。单纯的Ⅲ型早期胃癌较难发现,临床上以Ⅲ + Ⅱc 型为多见(图 3-12)。

(三)临床特点

早期胃癌以男性居多,发病年龄大多在 45 岁以上。除普查发现者外,大多数患者都有不

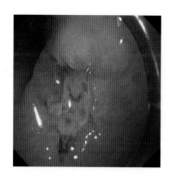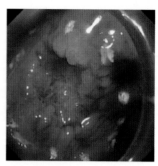

图 3-12　Ⅲ + Ⅱc 型早期胃癌

同程度的上消化道症状,如不规则上腹部疼痛、反酸、嗳气等,这些症状与常见的慢性良性胃部疾病的症状并无区别。病变发生部位多在胃窦和胃体小弯处。早期胃癌预后良好,5 年生存率 >90% 。

（四）诊断

对中年以上有上消化道症状的患者进行胃镜检查,是目前发现早期胃癌的主要方法。早期胃癌的内镜表现缺乏特征性,主要表现为黏膜粗糙,触之易出血,斑片状充血及糜烂等。主要靠内镜医师进行全面仔细的观察,尤其是重视微小性或凹陷性病变及表浅糜烂点,在可疑处取活检,必要时行黏膜大块活检明确诊断。内镜医师应具有发现早期胃癌的意识,寻找病灶并进行活检。对于隆起型病变,活检病灶顶端或基底部,特别是糜烂、出血、变色及结节样改变、脆性增加、触之易出血处;对于平坦病灶,活检病灶中心;对于凹陷型病灶,活检凹陷内侧壁。取材时尽可能多点活检,以提高阳性诊断率。但是,由于内镜检查前制酸剂的使用、患者就诊时间的延迟、内镜医师对早期胃癌内镜下的表现缺乏认识,仍有部分早期胃癌患者在初次内镜检查时被漏诊。随着内镜技术的发展,一些特殊的内镜检查方法也被运用。早期胃癌的组织分型与放大内镜下的特征见表 3-1。

表 3-1　早期胃癌表面特征

| 内镜描述 | 肉眼分型 | 组织分型 | |
|---|---|---|---|
| | | 分化型 | 未分化型 |
| 乳头状、绒毛状突起 | Ⅰ 型 | 0 | |
| 类绒毛状、颗粒样突起 | Ⅰ 型、Ⅱa 型 | 0 | |
| 粗糙、变形的 FP、SP | Ⅱa 型、Ⅱb 型、Ⅱc 型 | 0 | 0 |
| 崩解、退色的 FP、SP,甚至没有结构的黏膜 | Ⅱc 型 | 0 | |

FP:胃小凹型;SP:胃小沟型。

1. 超声胃镜　早期胃癌因类型不同而有不同的声像图,EUS 能准确判断早期胃癌浸润深度和淋巴结转移情况(图 3-13),对癌巢浸润范围的诊断优于普通胃镜,与病理标本检查符合率高。隆起性胃癌黏膜粗厚,呈低回声;凹陷型胃癌黏膜层缺损,可侵入黏膜下层;对于肉眼不易发现的早期胃癌,癌灶局限于黏膜下层,而黏膜表面无明显形态和色泽改变者,EUS 仍可判断。最新的三维内镜超声可对早期胃癌进行良好成像,从而评估肿瘤的浸润深度(图 3-14)。

2. 染色内镜　常用亚甲蓝,根据染料可与癌细胞所分泌的黏液紧密结合,并向癌组织间

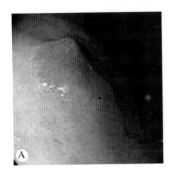 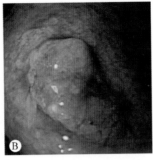 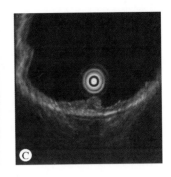

**图 3-13　早期胃癌 EUS 诊断**

A. 内镜所见，Ⅱa＋Ⅱc 型；B. 靛胭脂染色；C. EUS 示病变浸润黏膜层，黏膜下层完整

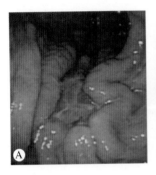 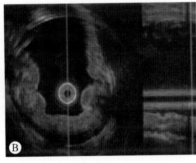 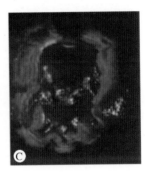

**图 3-14　早期胃癌的 3D-EUS 图像**

A. 胃体溃疡（Ⅱb 型）；B. 低回声病灶浸润黏膜下层（$T_1$ 型），胃壁周围未见淋巴结；C. 3D 微探头扫描，表面结构三维重建

隙侵入的原理进行。细胞在异型分化的过程中，分化程度越差，分泌的黏液逐渐增多，其着色的程度逐渐加深。癌和各类异型增生的恶变程度不同，亚甲蓝染色的程度也不同；即亚甲蓝着色越深的部位，黏膜癌变的可能性越大。染色内镜的优点：良、恶性染色不同，容易进行鉴别诊断；对癌变区域判断更准确，可提高活检阳性率；能观察胃小区的大小、形态及排列方式；能显示黏膜表面的细小凹凸结构（图 3-15）。

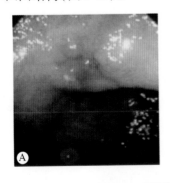 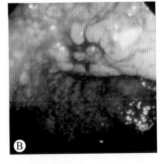

**图 3-15　早期胃癌的染色观察**

A. 早期胃癌Ⅱc 型；B. 染色观察所见

　　煌蓝染色的效果较好,良、恶性病变色调可形成鲜明对比,即内镜下良性病变呈蓝色,恶性病变呈红色,易于鉴别,国内应用较少。

　　3. 放大内镜　20 世纪 60 年代后期,放大内镜开始应用于胃黏膜观察。放大内镜的放大倍数可由操作者自行调节,目前最高可放大 100 多倍。由于放大倍数和图像清晰度的提高,放大内镜对消化道黏膜腺管开口形状、微血管的形态及病变的细微变化均清晰可辨(图 3-16)。观察的对象主要为胃小凹和黏膜小血管,结合黏膜染色,可使病灶显示清晰;同时可观察开口分型,可以准确地反映病变组织的病理学背景,区分增生性、腺瘤性和癌性病变,从而大致判断是否有胃癌及癌前病变,对可疑部位进行定点活检,提高胃癌及癌前病变的检出率(图 3-17、3-18)。

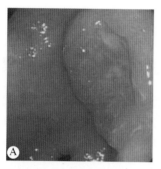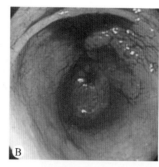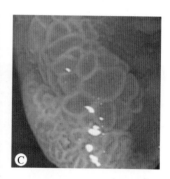

**图 3-16　进展期胃癌的放大内镜观察**
A. 胃窦后壁进展期胃癌;B. 靛胭脂染色;C. 放大观察肿瘤恶性区域与良性区域

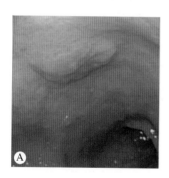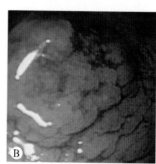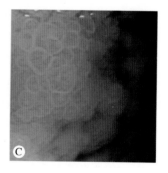

**图 3-17　早期胃癌的放大内镜观察**
A. 胃窦黏膜癌(Ⅱa 型);B. 染色后靠近观察可见肿瘤不规则区域;C. 放大观察可见不规则黏膜腺开口

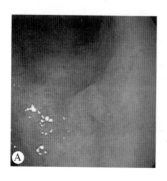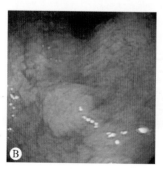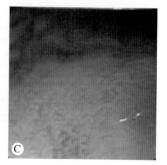

**图 3-18　早期胃癌的放大内镜观察**
A. 胃窦黏膜癌(Ⅱc 型);B. 靛胭脂染色;C. 放大观察可见不规则黏膜腺开口

**内镜黏膜下剥离术**

　　按照 Kudo 等将黏膜小凹(pit pattern)分为 5 型,出现构型紊乱现象应警惕可能有早期癌或进展癌的存在:Ⅰ型为圆形,无构型紊乱表现;Ⅱ型为短小棒状或星芒状,是增生性病变的典型形态,多见于增生性息肉;Ⅲ型为管状或类圆形,可相互连接呈树枝状,是凹陷型肿瘤的基本形态,需警惕恶性病变的存在;Ⅳ型呈斑块状或脑回状,主要见于绒毛状腺瘤;Ⅴ型为绒毛状,排列不规则,大小不均或无结构,可诊断为黏膜下癌甚至进展期癌。

　　由于胃黏膜腺口形态受慢性炎症和萎缩影响较多,而且即使是胃癌也往往表现多种腺口形态,因此即使镜下看到明显异常或不规则分布的早期胃癌腺口,往往也很难作出诊断。如出现参差不齐的结节或无结构的黏膜并伴有异常的血管网则较为容易判断。

　　4. 窄带成像　放大内镜加窄带成像(NBI)能较好显示黏膜血管,通过照射到胃黏膜中肠上皮化生的上皮顶端可产生淡蓝色冠,根据这一特点在萎缩性胃炎中识别肠上皮化生的区域,预测胃癌的组织学特征。NBI 作为一种新兴的内镜技术,已初步显示出它在消化道良、恶性疾病的诊断价值(图 3-19)。由于 NBI 是通过血管的对比来增强病变,这与染色内镜通过增加病变表面形态对比有着机制上的差别。因此,这两种内镜技术应是互相补充,而不是相互代替。

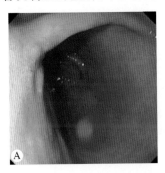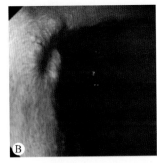

**图 3-19　胃角溃疡的 NBI 表现**

A. 内镜下见胃角溃疡;B. NBI 示病灶清晰,胃黏膜表面改变清晰可见

　　5. 荧光内镜　以荧光为基础的胃镜成像和胃肠道光谱学的最新技术作为普通胃镜的补充,有外源性荧光物质注射法和自体荧光诊断,检测结果可靠并可检测病情的发展。荧光内镜能够发现内镜下不明显的病灶,能够确定传统内镜下不清楚的胃癌病灶边界,而且不同经验水平的内镜医师诊断结果有较好的一致性。

　　6. 共聚焦激光显微内镜　这是一种全新的内镜检查技术,已在科学实验中较普遍使用。这一技术的核心是在内镜头端加上一个极小的激光共聚焦显微镜。它提供放大 1 000 倍的图像,可在内镜检查时进行活组织表面下成像,为体内组织学提供了快速、可靠的诊断。目前国外研究已将共聚焦激光显微内镜用于观察早期消化道肿瘤及其癌前病变,所得到的实时显微图像与传统的病理组织图像有很好的一致性,对胃癌及癌前病变作出即时诊断。

## 第二节　胃黏膜下肿瘤

　　位于黏膜下的各种肿瘤,表面有正常的黏膜覆盖,内镜下形态相似,统称为黏膜下肿瘤(submucosal tumor, SMT)。大多数胃黏膜下肿瘤是非上皮源性的,除异位胰腺外,均来自胃壁的间叶组织,主要有间质细胞瘤、神经源性肿瘤、纤维瘤、脂肪瘤、血管源性肿瘤、畸胎瘤、胃囊肿、假性淋巴瘤等。多数情况下黏膜下肿瘤无症状,多在内镜检查时偶尔发现。

胃黏膜下肿瘤的内镜特征:①丘状、半球形或球形隆起;②基底宽大,边界不太明显;③表面黏膜光滑,色泽与周围黏膜相同,有时顶部出现坏死性溃疡;④可见到桥形皱襞。胃镜下采用普通活检常不能取得肿瘤组织,如在肿瘤表面溃疡部位深活检,有时可得到肿瘤组织。

黏膜下肿瘤应与息肉相鉴别(表3-2)。

表3-2　内镜下胃息肉与黏膜下肿瘤的鉴别

| 项　目 | 息　肉 | 黏膜下肿瘤 |
|---|---|---|
| 形态 | 半球状、球形或手指状 | 半球形、球形 |
| 高度 | 较高 | 较低 |
| 大小 | 较小 | 较大 |
| 表面 | 光滑或粗糙 | 光滑 |
| 基底 | 有蒂或无蒂,边界明显 | 宽蒂,边界欠清晰 |
| 桥形皱襞 | 无 | 有或无 |

## 一、胃间质瘤

这是最常见的黏膜下肿瘤,多见于中老年人。胃肠道间质瘤(gastrointestinal stromal tumors, GIST)由Mazur和Clark于1983年首先提出,是一类非定向分化的间叶肿瘤,起源于胃肠道固有肌层和黏膜肌层,由梭形细胞和上皮样细胞组成,约占该部位原发性肿瘤的1.2%。研究证明,以往诊断的胃肠道平滑肌瘤及神经鞘瘤大多属于间质瘤,间质瘤比平滑肌瘤多见。目前认为GIST可有向4种类型发展:①平滑肌源性分化型,占大多数,是真正的平滑肌瘤,良性、恶性或边缘性;②神经源性分化型,恶性;③混合型,有以上两种成分,恶性或潜在恶性;④未定型,肿瘤细胞无分化特征,是狭义的间质细胞瘤,恶性或潜在恶性。因此,GIST大多为恶性或潜在恶性。

内镜下根据起始部位和发展方向,可分为壁间型、腔内型、腔外型及哑铃型即肿块同时向腔内外生长。也可根据其不同生长方向分为3型:肿块突出于胃腔内为黏膜下型,突出于腹膜腔者为浆膜下型,向胃腔和腹膜腔同时突出者为哑铃型,其中以黏膜下型多见。表面覆盖正常的黏膜,黏膜表面与肿瘤不相连,可光滑或呈中央凹陷,尤其在较大的病变时,凹陷为表面的溃疡。多为单发,有时也可见多发的病例,多发的胃间质瘤要注意有无基础疾病。内镜检查重要的是从多方面观察,毛细血管透见的程度,用靛胭脂染色观察黏膜表面,活检钳探试肿瘤的软硬程度、活动度等;表面光滑、缓坡样隆起性病变,伴桥形皱襞,是典型的鉴别特征;直径>5 cm病变的恶性可能比较小病变的更大。

GIST常需与胃腔外压迹相鉴别(表3-3)。

表 3-3　GIST 与胃壁外压迹相鉴别

| 项　目 | 胃壁外压性改变 | GIST |
|---|---|---|
| 组织来源 | 腔外 | 黏膜下层 |
| 隆起形态 | 坡度相当缓 | 缓坡 |
| 表面黏膜 | 正常,有黏膜皱襞 | 光滑,有时见充血、毛细血管扩张 |
| 活检钳探试 | 实性,可推动 | 实性、质硬,有时可活动 |
| 边界 | 不清 | 某种程度上可辨别 |

　　GIST 通常无特殊症状,常在内镜检查或其他腹部手术探查时偶然发现,术前诊断较为困难,术中主要依靠肿瘤大小、有无侵犯周围脏器及有无远处转移,判断其良、恶性,病理学上主要依靠有丝分裂计数和肿瘤大小来判断良、恶性。一般认为,肿瘤直径 ≤5 cm、有丝分裂计数 <5/50 HPF 为良性;肿瘤直径 >5 cm、有丝分裂计数 <5/50 HPF 为交界性;有丝分裂计数 >5/50 HPF 的任何直径肿瘤都为恶性。

　　超声内镜运用为 GIST 的诊断开辟了新的途径(图 3-20)。超声内镜下 GIST 多在固有肌层内,肿块一般呈低回声,良性瘤体内部回声多均匀,边界清晰;恶性倾向者多不均匀,坏死液化后表现为液性暗区,内部可见斑块状高回声,病变黏膜侧可见"断裂征"。在超声内镜下,可以根据超声图像测量肿块大小、有无坏死,判断肝脏转移、腹腔内种植及腹水情况。EUS 缺乏组织学诊断的特异性。近年来,超声内镜引导下的细针穿刺细胞学检查及切割针活检可对直径为 1~2 cm 的 GIST 进行准确穿刺取材,有助于消化道黏膜下肿瘤的诊断,肿大淋巴结性质判定和胰腺肿块、囊性病变的组织学诊断。主要并发症是出血、穿孔和感染,但发生率低,目前尚未见针道种植转移情况的报道。

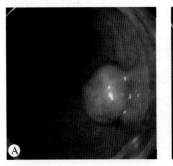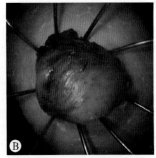

图 3-20　胃底 GIST

A. 胃底黏膜下隆起;B. 内镜切除标本

## 二、胃脂肪瘤

　　胃脂肪瘤(lipoma)少见,以中老年人居多,多发于胃窦和胃体部(图 3-21),通常位于黏膜下层,呈球状肿块,亦可呈分叶状。发生于胃底部者可生长至较大(图 3-22),但仍为良性肿瘤。肿瘤表面黏膜正常,质地较软,可被活检钳压陷(图 3-23)。

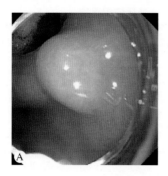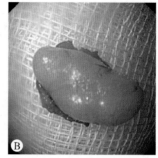

**图 3-21　胃角脂肪瘤**
A. 胃角黏膜下隆起；B. 内镜切除标本

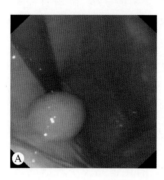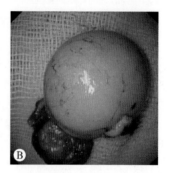

**图 3-22　胃底巨大脂肪瘤**
A. 胃底黏膜下隆起；B. 内镜切除标本

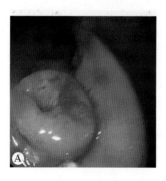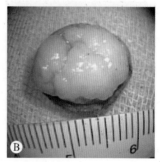

**图 3-23　十二指肠球部脂肪瘤**
A. 十二指肠球部黏膜下隆起，表面凹陷；B. 内镜切除标本

### 三、胃内异位胰腺

胃内异位胰腺（ectopic pancreas）少见，多数位于黏膜下层，胃窦及幽门前区多见。肿块一般为 1~3 cm，中央有脐样凹陷，相当于胰管开口处（图 3-24）。异位胰腺往往与固有肌层紧密粘连，血供丰富，活检可能引起大出血。肿块胰管开口样特征性凹陷有助于诊断，临床需与胃癌、胃息肉及其他黏膜下肿瘤相鉴别。

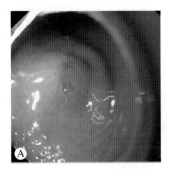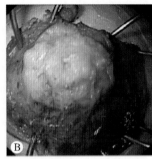

**图 3-24　胃内异位胰腺**

A. 胃窦黏膜下隆起；B. 内镜切除标本

## 四、胃类癌

罕见。为黏膜下层淡黄色肿块，一般为 1～2 cm，表面毛细血管丰富，有时伴有浅溃疡（图 3-25）。超声内镜检查有助于鉴别诊断。

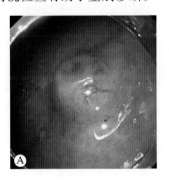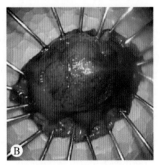

**图 3-25　胃类癌**

A. 胃窦黏膜下淡黄色肿块；B. 内镜切除标本

（马丽黎　陈世耀　周平红）

# 参考文献

1. Alium W N, Griffin S M, Watson A, et al. Guidelines for the management of esophageal and gastric cancer. Gut, 2002,50(Suppl 5):1～23

2. Morii Y, Arita T, Shimoda K, et al. Effect of periodic endoscopy for gastric cancer on early detection and improvement of survival. Gastric cancer, 2001,4(3):132～136

3. Kudo S, Tamura S, Nakajima T, et al. Diagnosis of colorectal tumorous lesions by magnifying endoscopy. Gastrointest Endosc, 1996,44(1):8～12

4. Tischendorf J J, Wasmuth H E, Koch A, et a1. Value of magnifying chromoendoscopy and narrow band imaging（NBI）in classifying colorectal polyps：a prospective controlled study. Endoscopy, 2007, 39(12):1092～1096

5. Nakayoshi T, Taijiri H, Matsuda K, et al. Magnifying endoscopy combined with narrow band imaging system for early gastric cancer：correlation of vascular pattern with histopathology. Endoscopy, 2004, 36(12):1080

6. Vries A C, Haringsma J, Kuipers E J. The detection, surveillance and treatment of premalignant gastric lesions related to Helicobacter pylori infection. Helicobacter, 2007, 12：1～15

7. Polglase A L, McLaren W J, Skinner S A, et al. A fluorescence confocal endomicroscope for in vivo microscopy of the upper-and the lower-GI tract. Gastrointest Endosc, 2005, 62(5):686～695

8. Tamai N, Kaise M, Nakayoshi T, et al. Clinical and endoscopic characterization of depressed gastric adenoma. Endoscopy, 2006, 3：391～394

9. Waxman I. EUS and EMR/ ESD：is EUS in patients with Barrett's esophagus with high-grade dysplasia or intramucosal adenocarcinoma necessary prior to endoscopic mucosal resection? Endoscopy, 2006, 38（Suppl 1）：S2～S4

10. Mazur M T, Clark H B. Gastric stromal tumors：Reappraisal of histogenesis. Am J Surg Pathol, 1983；7(6)：507～519

11. Fuiishiro M. Endoscopic resection for early gastric cancer. In：Kaminishi M, Takubo K, Mafune K, eds. The diversity of gastric carcinoma；Pathogenesis, diagnosis, and therapy. Tokyo：Springer-Verlag, 2005. 243～252

12. Yokoi C, Gotoda T, Hamanaka H, et al. Endoscopic submucosal dissection allows curative resection of locally recurrent early gastric cancer after prior endoscopic mucosal resection. Gastrointest Endosc, 2006, 64：212～218

13. Hurlstone D P, McAlindon M E, Sanders D S, et al. Further validation of high magnification chromoscopic-colonoscopy for the detection of intraepithelial neoplasia and colon cancer in ulcerative colitis. Gastroenterology, 2004, 126:376～378

14. Kiesslich R, Fritsch J, Holtmann M, et al. Methylene blue-aided chromoendoscopy for the detection of intraepithelial neoplasia and colon cancer in ulcerative colitis. Gastroenterology, 2003, 124:880～888

15. 丸山雅一. 早期胃癌与胃溃疡的鉴别诊断. 见:夏玉亭,吴云林,房殿春,等主编. 胃病诊治进展. 上海:上海科技教育出版社,2005. 101～103

16. 吴巍,郭滟,蔚青,等.早期胃癌样5型进展期胃癌的形态及生物学特点.上海交通大学学报(医学版),2007,27(5):559～562

17. Ono H, Yoshida S. Endoscopic diagnosis of the depth of cancer invasion for gastric cancer（in Japanese with English abstract）Sto Int, 2001, 36：334～340

# 第四章　大肠肿瘤的内镜诊断

## 第一节　大肠癌前病变

一般认为大肠癌前病变主要包括大肠腺瘤、腺瘤性息肉病,以及溃疡性结肠炎、克罗恩病和血吸虫病等炎症性结直肠疾病,幼年性息肉/息肉病、Peutz-Jegher 息肉/综合征和增生性息肉通常不会发生癌变。

大肠腺瘤/腺瘤病表现为大肠息肉。大肠息肉是一个非特异性的临床名称,是指结肠的各种局限性黏膜隆起病变,不包括明显的进展期癌和黏膜下肿瘤。大肠息肉组织学类型有多种,大小、形态不尽相同,息肉可单发或多发,息肉数很多时称为息肉病。

大肠息肉按形态可分为以下几类。

1. 隆起型(Ⅰ型)　有蒂型(Ⅰp型)、亚蒂型(Ⅰsp型)、无蒂型(Ⅰs型)。

2. 表面型(Ⅱ型)　有表面隆起型(Ⅱa型、Ⅱa+Ⅱc型)、表面平坦型(Ⅱb型)、表面凹陷型(Ⅱc型、Ⅱc+Ⅱa型)。

按组织学 Morson 分类,息肉分为腺瘤性、错构瘤性、化生性和炎症性等(表4-1)。

表4-1　大肠息肉的组织学分类

| 分 类 | 单 发 | 多 发 |
| --- | --- | --- |
| 腺瘤性 | 管状腺瘤 | 家族性腺瘤病 |
| | 绒毛状腺瘤 | Gardner 综合征 |
| | 管状绒毛状腺瘤 | Turcot 综合征 |
| | | 散发性腺瘤病(多发性腺瘤) |
| 错构瘤性 | Peutz-Jegher 息肉 | Peutz-Jegher 综合征 |
| | 幼年性息肉 | 幼年性息肉病 |
| | | Cowden 病(多发错构瘤综合征) |
| 化生性 | 化生性息肉 | 多发化生性息肉 |
| 炎症性 | 炎症性息肉 | 炎症性息肉病 |
| | 血吸虫卵性息肉 | 血吸虫卵性息肉病 |
| | 良性淋巴样息肉 | 良性淋巴样息肉病 |
| 其他 | 黏膜肥大赘生物 | Cronkhite-Canada 综合征 |

### 一、大肠腺瘤

（一）主要特征

大肠腺瘤是由大肠腺上皮发生的良性肿瘤,由管状或绒毛状腺体结构组成,腺瘤上皮细胞具有核增大、强嗜碱性和不同程度复层排列等肿瘤性特点,是大肠癌前病变。组织学上可将腺瘤分为管状腺瘤、绒毛状腺瘤、管状绒毛状腺瘤和锯齿状腺瘤。

（二）内镜形态

1. 管状腺瘤　腺管状结构超过80%,是最常见的大肠腺瘤,约占腺瘤的75%。腺瘤大多有蒂(Ip型)(图4-1),少数亚蒂或无蒂(Isp型、Is型、Ⅱa型、Ⅱb型、Ⅱc型),呈圆形、椭圆形或不规则形,直径数毫米至数厘米大小不等,质地软,表面光滑或有浅裂沟或分叶状,色泽粉红、暗红或接近正常黏膜。单发多见,但仍有25%为多发。

2. 绒毛状腺瘤　绒毛状结构超过80%,约占腺瘤的10%。腺瘤多数无蒂或亚蒂,体积较大,多>2cm,呈绒球状或菜花状,表面粗糙,有细长绒毛或乳头状突起,色泽淡红,质地软而脆,易出血,常伴糜烂,表面常附有大量黏液(图4-2)。多为单发。

3. 管状绒毛状腺瘤　腺管状和绒毛状结构成分均超过20%,但均不足80%,约占腺瘤的15%。腺瘤多见粗短蒂或无蒂,中等大小,直径多>1.5cm,表面部分呈绒毛状或乳头状,部分光滑,质地软(图4-3)。

4. 侧向发育性肿瘤　侧向发育性肿瘤(laterally spreading tumor, LST)是一种大肠的平坦型病变,以侧向发展为特征(图4-4)。工藤进英的研究表明,当LST直径达20mm时,黏膜下癌的发生率显著升高。这种侧向发育型肿瘤在普通内镜下如不仔细观察,极易漏诊。国内南方医院报道的32例LST中有2例是在其他病灶染色时偶然发现的。对普通内镜下发现的任何可疑黏膜病灶,都应进行染色内镜检查,有助于提高对侧向发育型肿瘤的诊断率。

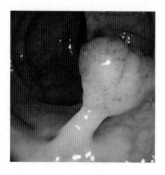
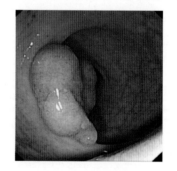

图4-1　结肠管状腺瘤(Ip型)　　　图4-2　直肠绒毛状腺瘤(Is型)

5. 锯齿状腺瘤　锯齿状腺瘤(serrated adenoma, SA)类似于化生性息肉,为增生性和腺瘤性息肉共同组成的锯齿样腺体,表面被覆的腺上皮呈锯齿状,腺管增生,密度增高,具有较高的不典型增生率。多呈亚蒂或无蒂,表面光滑,浅红色,质地软(图4-5)。这种病变在大体与组织学形态等方面易与增生性息肉相混淆,但其黏膜腺管开口形态常可为Ⅱ、Ⅲ型或Ⅳ型,通过染色内镜结合放大内镜观察有助于鉴别诊断。

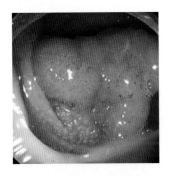

图 4-3　管状绒毛状腺瘤(Ⅰs型)

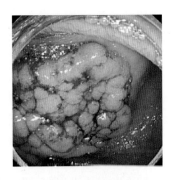

图 4-4　侧向发育性肿瘤(LST)

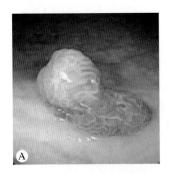
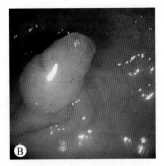

图 4-5　锯齿状腺瘤

A. 亚蒂;B. 无蒂

(三) 大肠腺瘤癌变

1. **主要特征**　大肠腺瘤的癌变潜能与腺瘤组织学类型、异型增生程度、大小、有无蒂密切相关。文献报道管状腺瘤癌变率最低,为 5%～10%;绒毛状腺瘤癌变率最高,为 30%～50%;管状绒毛状腺瘤癌变率为 20%～25%;锯齿状腺瘤癌变率约为 4%。腺瘤上皮细胞不典型增生越重,腺瘤癌变率越高。同样腺瘤体积越大,癌变率亦越高。亚蒂、无蒂腺瘤癌变率明显高于有蒂腺瘤。

2. **内镜形态**　癌变腺瘤多无蒂或粗短蒂,体积较大,形态不规则,顶端糜烂或伴溃疡,表面结节样不平,质地硬而脆,触之易出血(图 4-6)。超声内镜可准确判断癌变腺瘤的侵犯深度。

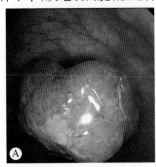
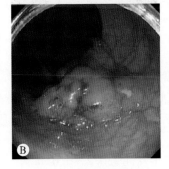
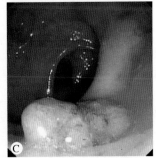

图 4-6　大肠腺瘤癌变

A. 乙状结肠巨大息肉(Ⅰsp型),顶端糜烂;B. 直肠巨大息肉(Ⅰs型),表面结节样不平;

C. 直肠息肉(Ⅰs型),质地脆,易出血

（四）大肠腺瘤的处理原则

大肠腺瘤是癌前期病变,内镜发现大肠腺瘤进行内镜治疗可以明显降低大肠癌的发病率。内镜下发现大肠息肉,活检病理证实为腺瘤后,有蒂管状腺瘤进行完整圈套电切;亚蒂各类腺瘤基底部注射生理盐水后行完整圈套电切、大块电切、黏膜切除(EMR);无蒂的绒毛状腺瘤和管状绒毛状腺瘤行 EMR 或黏膜下剥离(ESD)。切除的腺瘤应标明蒂部或基底部,送病理检查。腺瘤癌变局限于黏膜层的原位癌或黏膜下层浅层的早期大肠癌,病变如完整切除,基底部无癌累及,可以内镜密切随访。第 1 次发现腺瘤并予以切除后,通常 1 年左右复查肠镜,若无新的腺瘤发生,以后每 2~3 年复查一次肠镜。如果息肉活检证实为腺瘤癌变,超声内镜判断侵犯深度后,按早期大肠癌或进展期大肠癌处理。

## 二、大肠腺瘤病

（一）家族性腺瘤性息肉病

1. 主要特征　以结直肠多发腺瘤为特征的常染色体显性遗传综合征。家族成员发病率为20%~50%,有明显的癌变倾向。患者十几岁开始出现腺瘤,腺瘤逐渐增多、增大,如不治疗,在 40 岁左右100%癌变。癌变后发展快,转移早,预后差。本病大肠遍布数百至数千枚大小不等的腺瘤性息肉,常伴有胃十二指肠腺瘤性息肉或增生性息肉,少数伴发甲状腺癌,肠系膜或腹壁韧带样瘤,皮肤、骨、眼的非肿瘤性生长。患者大肠腺瘤数目众多,不可能在内镜下逐个切除,外科手术切除整个结肠是治疗家族性腺瘤病和预防癌变的唯一方法。

2. 内镜形态　全结肠密布数百至数千枚腺瘤性息肉,为 0.2~4.0 cm 大小(图4-7),以直肠最密集,其次为乙状结肠、盲肠。形态多为无蒂或亚蒂,有蒂较少。小腺瘤表面光滑,色泽略红;大腺瘤表面为增生样结节、糜烂,易出血。

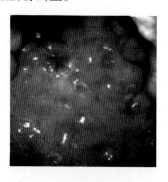

**图4-7　家族性腺瘤性息肉病**

（二）Gardner 综合征

1. 主要特征　是家族性腺瘤病的一种变异型。大肠多发腺瘤容易癌变,常合并多发性骨瘤病、皮肤间叶细胞源性肿瘤,且肠外病变出现常先于大肠腺瘤病。多发性骨瘤病多见于下颌骨、颅骨和长骨,表皮样囊肿好发于面部、头皮和四肢。肠系膜韧带样瘤是患者死亡的主要原因。手术仍是唯一的治疗方法。

2. 内镜形态　全结肠非密集多发性为0.2~0.6 cm 隆起,表面光滑、略红。染色后染料沉积在息肉周围,与息肉形成鲜明对比,边界清楚(图4-8)。由于腺瘤容易发生癌变,一旦癌变可发生全周性肠腔狭窄。

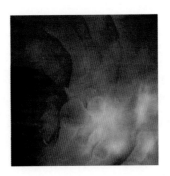

图 4-8　非密集多发性息肉

（三）Turcot 综合征

1. 主要特征　为一种较少见的常染色体遗传综合征,表现为大肠多发腺瘤合并原发性中枢系统肿瘤。10～20 岁发病,大肠腺瘤出现数年后可见中枢神经系统肿瘤。多发大肠腺瘤常少于 100 枚,以管状、管状绒毛状较多见,单纯绒毛状较少见,腺瘤最终亦将癌变。中枢神经系统肿瘤主要是神经胶质母瘤、髓母细胞瘤。大肠多发腺瘤常须手术治疗。

2. 内镜形态　全结肠散在分布数十枚腺瘤,以直肠、乙状结肠较多见。息肉呈无蒂、亚蒂或有蒂形,表面光滑、颗粒状、结节状、分叶状或菜花状不等。大腺瘤容易癌变。

## 三、溃疡性结肠炎

1. 主要特征　一种原因不明的非特异性结肠炎症性疾病,多见于青年。病程长,从直肠、乙状结肠开始,主要病变在黏膜层和黏膜下层,经过发作、缓解、复发反复循环,结肠炎症逐渐向近端大肠发展,最终累及全结肠。长期反复发作的溃疡性结肠炎有癌变倾向,发病年龄早,病程长。病变范围广的溃疡性结肠炎发生大肠癌的可能性较大,并以浸润型、低分化腺癌多见,恶性程度高,预后差。

2. 内镜形态　结肠炎活动期黏膜充血水肿、糜烂,小溃疡至较大深溃疡;缓解期黏膜萎缩、炎症性假息肉形成。结肠炎活动时肠黏膜溃疡形成、上皮腺体破坏,修复时纤维组织增生和残留上皮细胞再生形成假息肉样突起和黏膜桥(图 4-9)。炎症性假息肉直径常 <0.5 cm,无蒂,形态多样,多呈小丘状或不规则形,表面光滑,充血(图 4-10)。息肉较大时,顶部糜烂或小溃疡形成。

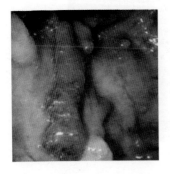

图 4-9　溃疡性结肠炎黏膜桥

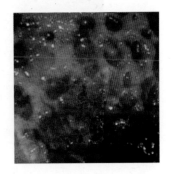

图 4-10　溃疡性结肠炎炎症性假息肉

### 四、克罗恩病

1. 主要特征　也是一种原因不明的非特异性结肠炎症性疾病,多见于青年,病程长。病变可发生于消化道的任何部位,但以末端回肠好发,右半结肠最多见,呈跳跃式、节段性分布,表现为肉芽肿炎症性病变合并纤维化增生和溃疡形成,中晚期可并发消化道出血、瘘管形成、肠穿孔、肠壁脓肿和肠梗阻。长期反复发作的克罗恩病患者发生大肠癌机会高于一般人群。

2. 内镜形态　克罗恩病好发于末端回肠、右半结肠,呈跳跃式、节段性分布,早期表现为口疮样小溃疡。典型表现为多发纵行溃疡或不规则溃疡伴周围肠壁增生,呈铺路石样改变(图4-11)。炎症性假息肉隆起较高,数目较溃疡性结肠炎少,散在分布于溃疡边缘或卵石征中。

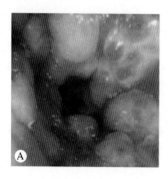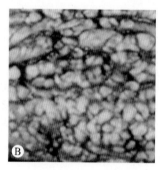

图4-11　克罗恩病肠壁增生呈铺路石样改变

A. 内镜所见;B. 大体标本

### 五、血吸虫病

1. 主要特征　好发于血吸虫病流行区。血吸虫卵沉积在黏膜肌层和黏膜下层,长期慢性刺激导致局部组织增生,形成含有虫卵的息肉样隆起,多见于末端回肠、直肠、乙状结肠和降结肠等部位。同时虫卵的长期刺激可能诱发大肠癌的发生。

2. 内镜形态　肠壁明显增厚,表面呈颗粒状、小结节状或息肉样隆起,大小不等,表面光滑,色黄白或充血,周围可伴有散在小溃疡(图4-12)。

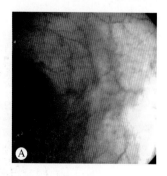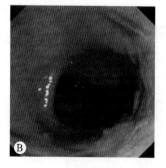

图4-12　血吸虫病肠壁改变

A. 肠壁色黄白;B. 肠壁颗粒状小隆起

# 第二节 早期大肠癌

## 一、主要特征

早期大肠癌的癌组织限于黏膜层和黏膜下层(sm),但尚未侵犯浅肌层。仅局限于大肠黏膜层内的恶性上皮内瘤变称为高级别上皮内瘤变,一般无淋巴结转移,但累及黏膜下层的早期大肠癌5%~10%有局部淋巴结转移。随着内镜治疗进展,近年有学者认为早期大肠癌指仅限于黏膜层和黏膜下层的浅层,且无淋巴结转移。黏膜下层分为3层:黏膜下层$_1$、黏膜下层$_2$和黏膜下层$_3$。黏膜肌层下300μm为黏膜下层$_1$,浸润近固有肌层为黏膜下层$_3$;癌组织浸润至黏膜下层$_1$才是早期大肠癌,无淋巴结转移,可以内镜下切除;而浸润超过黏膜下层$_1$时,大肠癌可有淋巴结转移,须手术切除。内镜下判断早期大肠癌与超过黏膜下层$_1$的大肠癌十分重要。

早期大肠癌可发生自大肠腺瘤癌变,或者正常黏膜发生癌变,即新生癌(de novo癌),后者大部分为平坦型或浅凹型早期癌,发展较快。

早期大肠癌按组织学可分为腺癌(低分化、中分化、高分化)、黏液腺癌、未分化癌、印戒细胞癌、鳞癌和腺鳞癌等类型。

内镜下通过仔细观察、染色放大、超声内镜以及黏膜下注射预处理等各种方法,估测肿瘤浸润深度,以及能否内镜下切除。早期大肠癌息肉隆起型(Ⅰ型)多为黏膜内癌,扁平隆起型(Ⅱ型)和扁平隆起伴溃疡型(Ⅲ型)多为黏膜下层癌。染色放大可清晰显示肿瘤及其形态特征,放大后仔细观察腺管开口特征可以估测肿瘤浸润深度。超声内镜可以直接判断肿瘤浸润深度。肿瘤基底部和周围黏膜下层注射生理盐水,若肿瘤和周边黏膜均隆起,提示肿瘤为黏膜下层$_1$早期癌,可以内镜下切除;若肿瘤不隆起,称为非抬举征(non lifting sign),表示肿瘤已浸润超过黏膜下层$_1$,不宜内镜下切除,须手术治疗。

## 二、内镜形态

(一)形态学分类

早期大肠癌形态可分为以下几类。

1. 隆起型(Ⅰ型) 有蒂型(Ⅰp型)(图4-13)、亚蒂型(Ⅰsp型)(图4-14)、无蒂型(Ⅰs型)(图4-15)。

2. 表面型(Ⅱ型) 有表面隆起型(Ⅱa型)(图4-16)、表面隆起型伴凹陷(Ⅱa+dep型)(图4-17)、表面平坦型(Ⅱb型)。

3. 凹陷型 有凹陷伴周边隆起型[Ⅱa+Ⅱc型,凹陷和隆起均为病变(图4-18);Ⅱc+Ⅱa型,凹陷为病变,隆起为反应性正常黏膜(图4-19)],凹陷不伴周边隆起型(Ⅱc型)(图4-20)。

4. LST 大片状横向生长的肿瘤。颗粒型(图4-21)分为颗粒均一型和结节混合型,非颗粒型(图4-22)分为扁平隆起型和假性凹陷型。

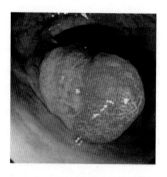

图 4-13　早期大肠癌（Ⅰp 型）

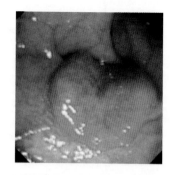

图 4-14　早期大肠癌（Ⅰsp 型）

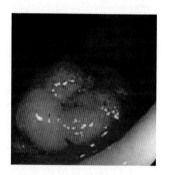

图 4-15　早期大肠癌（Ⅰs 型）

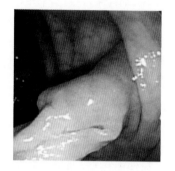

图 4-16　早期大肠癌（Ⅱa 型）

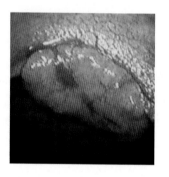

图 4-17　早期大肠癌（Ⅱa + dep 型）

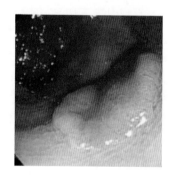

图 4-18　早期大肠癌（Ⅱa + Ⅱc 型）

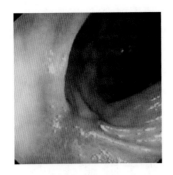

图 4-19　早期大肠癌(Ⅱc + Ⅱa 型)

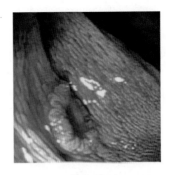

图 4-20　早期大肠癌(Ⅱc 型)

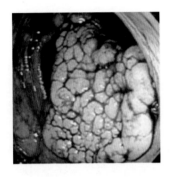

图 4-21　LST(颗粒型)

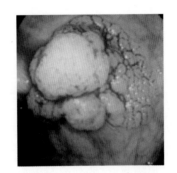

图 4-22　LST(非颗粒型)

(二) 各型早期大肠癌的内镜下形态

1. 隆起型

(1) Ⅰp 型和 Ⅰsp 型:大部分为腺瘤和腺瘤内癌变,隆起病变处表面呈清晰脑回状结构常为管状腺瘤,表面呈绒毛状结构常为绒毛状腺瘤。表面结构消失、污秽、糜烂、易出血,质地硬,或出现平滑浅凹面,或有溃疡形成,常为腺瘤癌变处。蒂部粗短、隆起病变表面结构破坏明显、凹陷溃疡明显多表明癌变腺瘤向黏膜下浸润深。

(2) Ⅰs 型:广基且隆起高度 >3 mm 的病变是新生癌或广基息肉癌变,癌变表现与 Ⅰp 型早期癌相似。表面平坦型(Ⅱb 型)浸润至黏膜下层时形成广基病变,类似于 Ⅰs 型,表面光滑饱满。如出现表面糜烂,或边缘 ZZP 征(zig zag pattern,指癌变黏膜与正常黏膜边界曲折不平,呈锯齿状改变),常表示癌变已浸润超过黏膜下层$_1$。

2. 表面型

(1) Ⅱa 型:直径 <3 mm 的单纯隆起型癌变病灶,表面改变类似于 Ⅰ型早期癌。

(2) Ⅱa + dep 型:表面隆起伴有凹陷,但凹陷处为正常黏膜。染色放大观察周边隆起黏膜结构消失,界限不清,凹陷处腺管开口正常。

(3) Ⅱb 型:病变与正常黏膜处于相同高度,为黏膜内癌。

3. 凹陷型

Ⅱa + Ⅱc 型、Ⅱc 型和Ⅱc + Ⅱa 型:多为黏膜下早期癌。根据超声内镜判断浸润黏膜下层深度,决定能否内镜下切除。此型凹陷面形态有星芒状和面状不规则状,星芒状凹陷面多为黏膜内癌或浸润浅的黏膜下癌,常可内镜下切除;面状不规则状凹陷多提示癌浸润超过黏膜下层[1]。

4. LST　又称大肠爬行性肿瘤,分颗粒型和非颗粒型两种。颗粒型 LST 表面呈结节或颗粒状,成簇生长,无明显色泽改变,颗粒较细小处多为腺瘤,大颗粒和结节处表面无结构,多为黏膜癌或黏膜下癌。非颗粒型 LST 表面散在颗粒或结节,不成簇,病变中常见不规则凹陷,多为黏膜下癌。

## 第三节　大肠黏膜下肿瘤

### 一、大肠平滑肌瘤

(一)主要特征

较少见,好发于直肠。大肠平滑肌瘤起源于肠壁固有肌层或黏膜肌层,可向肠腔内、外生长,或双向发展呈哑铃状,肠腔黏膜完整。具有恶性倾向,可浸润周围组织脏器或腹腔内种植播散,淋巴结转移较少见。

(二)内镜形态

黏膜下半球形隆起,色调与周围正常黏膜相同,表面黏膜多光滑完整,顶部伸展无凹陷,基底部宽大(图 4-23)。肿块较大时,表面黏膜可有溃疡形成。肿块质硬,活检时表面黏膜滑动,难以取到肿瘤组织。肿瘤较大时,与平滑肌肉瘤难以鉴别。超声内镜下来源于黏膜肌层者第2、3 层可见低回声肿块;来源于固有肌层者第 4、5 层可见低回声肿块。肿瘤直径 >3 cm,内部呈不均质回声,边缘不光整,呈分叶状,应高度怀疑平滑肌瘤。

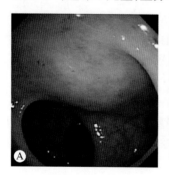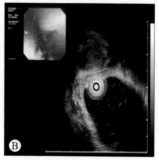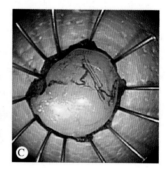

图 4-23　直肠平滑肌瘤
A. 直肠黏膜下隆起,基底部宽大;B. EUS 示病变起源于固有肌层;C. 内镜切除标本

### 二、大肠间质瘤

(一)主要特征

较少见,是一种起源于肠壁结缔组织前体细胞的间叶肿瘤,CD117 表达阳性,富于梭形、上

皮样或多形细胞。间质瘤表现与平滑肌瘤相似,常需要病理 CD117 免疫组化检测才能鉴别。间质瘤具有恶性倾向,Ⅰ期位于肠壁内黏膜下或浆膜下;Ⅱ期向肠壁内、外生长,肠腔内溃疡形成,肠腔外累及周围组织;Ⅲ期伴有远处转移,主要为肺、肝、骨的血行转移,少有淋巴结转移。最终诊断有赖于病理免疫组化结果。

（二）内镜形态

与大肠平滑肌瘤相似（图 4-24）。

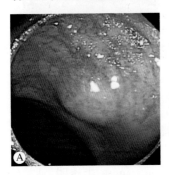 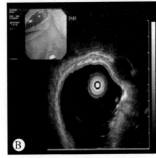 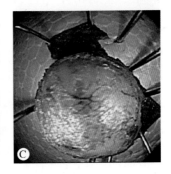

**图 4-24 直肠间质瘤**

A. 直肠黏膜下隆起;B. EUS 示病变起源于固有肌层;C. 内镜切除标本

### 三、大肠类癌

（一）主要特征

类癌又称嗜银细胞癌,起源于肠黏膜腺管基底部的嗜银细胞（Kultschitzky 细胞）,向黏膜下层生长,表现为黏膜下肿瘤。类癌为低度恶性肿瘤,早期多呈局限性浸润生长,转移较少;晚期可有直接浸润、血行转移和淋巴结转移。类癌较少见,在大肠恶性肿瘤中仅占 1.0% 左右。好发于阑尾、直肠、盲升结肠,内镜下表现为黏膜下肿块,活检不易取得肿瘤组织。

（二）内镜形态

1. 阑尾类癌　占阑尾肿瘤的 80% 左右,是消化道类癌最好发的部位。多数类癌位于阑尾头部,体积小,无症状,在阑尾手术时偶尔发现。少数类癌位于阑尾根部,内镜下阑尾开口处见一黏膜下小结节,质硬,表面黏膜光滑。

2. 直肠类癌　多位于直肠距肛缘 8 cm 以下,肿瘤直径多在 0.5～1.0 cm,直径 >2 cm 的少见。肿瘤呈类圆形隆起性结节,基底部宽广,灰白或橘黄色,表面黏膜光滑完整,质硬,可推动。内镜超声显示为黏膜层低回声类圆形肿块,边缘清晰光滑（图 4-25）,可了解有无局部淋巴结转移。一次活检确诊率不高,常需多次活检或肿块切除后,明确病理诊断。

3. 结肠类癌　多见于盲升结肠,呈半球形息肉,广基,表面光滑,中央部常见脐形凹陷,肿块较大时黏膜可有溃疡。内镜超声类似直肠类癌,病理诊断常需多次深部活检。

### 四、大肠脂肪瘤

（一）主要特征

在大肠黏膜下肿瘤中脂肪瘤最常见,属良性肿瘤。脂肪瘤可发生于全消化道,而以大肠较

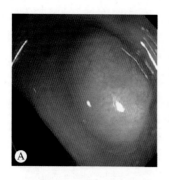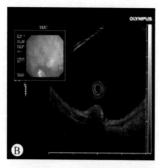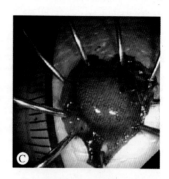

**图 4-25　直肠类癌**

A. 直肠黏膜下隆起;B. EUS 示病变起源于黏膜下层;C. 内镜切除标本

多见,且多位于盲肠和升结肠。通常位于黏膜下,一般单发。临床上常无特异表现。

（二）内镜形态

黏膜下有蒂或无蒂黏膜下隆起,直径 1～3 cm,直径多 >2 cm。黄色,半透明,活检钳压迫出现压痕(图 4-26)。反复活检一处可出现黏膜下层的黄色脂肪。EUS 下可见黏膜下层的高回声肿块,后方伴声影。

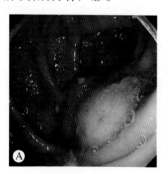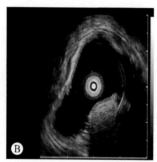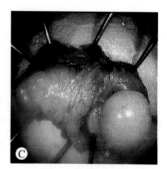

**图 4-26　盲肠黏膜下脂肪瘤**

A. 回盲瓣黏膜下隆起;B. EUS 示病变起源于黏膜下层,高回声,后方伴声影;C. 内镜切除标本

## 五、大肠淋巴管瘤

（一）主要特征

也称大肠囊肿,好发于正常和右半结肠,多发生于中老年人。淋巴管瘤可为单房性或多房性,肿瘤表面为淋巴管内皮,内充满淋巴液。组织学上分为单纯性、海绵状和囊泡性 3 种。

（二）内镜形态

呈半球状广基性隆起,表面黏膜光滑完整,色透明或苍白,质软,有囊性感,活检钳压迫出现压痕,酷似内镜黏膜切除术中黏膜下注射后的黏膜像。EUS 下黏膜下层低回声或无回声肿块,有时肿块内部可见分隔(图 4-27)。应用活检钳钳破囊壁或应用针形切开刀行囊壁开窗,无色、清亮液体即可流出。

内镜黏膜下剥离术

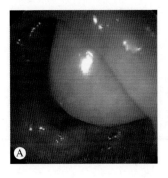 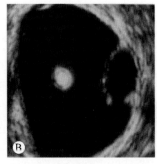 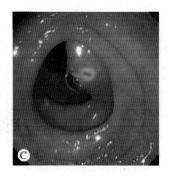

**图4-27　盲肠黏膜下淋巴管瘤**

A. 升结肠黏膜下隆起,色透明;B. EUS 示病变起源于黏膜下层,无回声;C. 针形切开刀行囊壁开窗,无色液体流出,肿块缩小

（何国杰　周平红）

## 参 考 文 献

1. 徐富星.下消化道内镜学.上海:上海科学技术出版社,2003

2. 周平红,姚礼庆,徐美东,等.结直肠癌侵犯深度和周围淋巴结转移的内镜超声诊断(附60例报告).中国内镜杂志,2001,7(5):12~14

3. 周平红,姚礼庆,徐美东,等.内镜超声在结直肠癌术前分期中的应用价值.中华胃肠外科杂志,2001,4(4):237~240

4. Zhou Pinghong, Yao Liqing,Liu Fenlin, et al. Endoscopic miniprobe ultrasonography in the diagnosis of carcinomas and submucosal tumors of the large intestine. Chin Med J, 2003, 116(1):85~88

5. Zhou Pinghong, Yao Liqing, Gao Weidong, et al. High-frequency endoscopic sonography of submucosal tumors of the large intestine. China J Endoscopy, 2005, 11:21

6. 周平红,姚礼庆,钟芸诗,等.直肠类癌的内镜超声诊断和内镜黏膜下切除.中华消化内镜杂志,2006,23(3):175~178

7. Zhou Pinghong, Yao Liqing, Xu Meidong, et al. Endoscopic ultrasonography and submucosal resection in the diagnosis and treatment of rectal carcinoid tumors. Chin Med J, 2007, 120(21):1938~1939

8. 周平红,姚礼庆,陈巍峰,等.结直肠腺瘤性息肉和早期癌的内镜治疗.中华外科杂志,2008,46(18):1386~1389

# 第五章

# 消化道肿瘤与病理

## 第一节 胃肠道上皮性肿瘤

### 一、胃肠道癌前病变诊断分歧的主要原因

胃肠道癌前病变诊断分歧的主要原因是西方与日本学者观点的差别。日本学者认为对癌的诊断主要是根据细胞学及结构变化,不需要固有膜及黏膜肌的浸润;而欧美学者认为诊断癌除细胞学和结构变化外,必须要有浸润。食管、胃浸润到固有膜方可诊断为癌,结直肠必须浸润到黏膜下层才能诊断为癌。因为欧美学者认为原位癌、黏膜内癌不发生转移等恶性生物学行为,不必诊断为癌。这种病变通过局部切除可以达到治疗效果,可诊断高度异型增生,以避免给患者带来过重的压力及临床过度治疗。诊断标准的不同,使日本和西方学者在胃肠道癌的临床及研究领域出现混乱,资料缺乏可比性(表5-1)。我国受西方和日本的双重影响,没有统一诊断标准。从表5-1可以看出,当欧美病理学家诊断低度异型增生,细胞核增大失去极性时,日本病理学家已诊断为癌。

表5-1 西方、日本病理学家对胃肠上皮病变诊断术语的差异

| 西　方 | 日　本 |
| --- | --- |
| 无异型增生 | 无肿瘤 |
| 反应性再生性增生 | 反应性再生性增生 |
| 不肯定异型增生 | 可疑腺瘤或管状腺瘤 |
| 低度异型增生(规则腺体,雪茄样核,保留极性) | 腺瘤 |
| 低度异型增生(规则腺体,增大的核,缺乏极性) | 腺癌 |
| 高度异型增生 | 腺癌 |
| 可疑浸润癌 | 腺癌 |
| 浸润癌 | 腺癌 |

由于胃肠道上皮性肿瘤(gastrointestinal epithelial neoplasia, GEN)分类的混乱,给实际工作带来很大困难,基于以下原因,必须有国际统一分类:①从流行病学角度考虑,一个统一的国际分类标准是对流行病学资料进行比较的前提;②癌变过程中不同表型的统一分类是了解表

型与遗传学变化关系的必要前提;③统一分类可有效指导 GEN 的临床防治。

对这类病变的诊断难点,主要是区别低级别上皮内肿瘤(intraepithelial neoplasia, IN)和与炎症等有关的反应性或增生性改变;区别高级别 IN 和浸润癌。临床上常出现细胞明显增生的病变,包括活动性炎症、非类固醇消炎药(NSAID)所致的损伤、胃酸引起的浅表糜烂/溃疡,如果这些细胞缺乏肯定诊断 IN 必需的条件,就归入"不能肯定上皮内瘤变"。IN 在内镜下观察可以是扁平的、息肉样或轻微凹陷的病灶,腺瘤常为隆起性有境界的病变,也属 IN 病变。根据组织结构和细胞学异常程度,IN 分为低级别和高级别 IN,判断标准大致与传统的判断异型增生的标准相似。低级别 IN 包括轻度和中度异型增生,高级别 IN 包括重度异型增生和原位癌(黏膜内癌)。诊断癌应见到肿瘤浸润固有膜(黏膜内癌)或突破黏膜肌层浸润,如果对是否浸润有疑问时,建议使用"可疑浸润"的术语。但活检标本取材有限,可能有部分活检与随后手术切除标本的诊断有较大差异。因此,临床医师在分析高级别 IN、原位癌、黏膜内可疑浸润癌或黏膜内癌病理报告时,应结合临床和内镜检查资料综合判断,必要时可再次活检以明确诊断。也有人建议对于上述病理活检诊断报告最好加上"至少"两字。

## 二、国际统一分类

由于上述原因,1998 年维也纳国际研讨会上,东、西方专家提出了一个国际统一的胃肠上皮性肿瘤分类标准建议(表5-2)。这个分类有如下特点:①既往的隆起性病变腺瘤、扁平及凹陷性病变异型增生同属于 IN。②对于一些容易引起分歧的不能肯定是增生还是异型增生的病变,是肿瘤还是非肿瘤性病变采用第 2 类诊断,即不能确定肿瘤/异型增生,对这类患者进行观察随访,使肿瘤性病变的诊断较为慎重。③对高级别腺瘤/异型增生、非浸润性癌(原位癌)、可疑浸润癌这 3 种十分容易引起争议的病理诊断统一归入第 4 类诊断,非浸润性高级别 IN,因为这三者在生物学行为和形态学上差别不大,但名称有癌和高级别腺瘤/异型增生之分,易给临床造成不必要的误解。

表 5-2　胃肠上皮性肿瘤的 Vienna 分类及其修订方案(2002 年)

| 分类 | 诊断 | | 临床处理 |
| --- | --- | --- | --- |
| | Vienna 分类(1998) | Vienna 修订方案(2002) | |
| 1 | 无肿瘤/异型增生 | 无肿瘤 | 选择性随访 |
| 2 | 不能确定肿瘤/异型增生 | 不能确定肿瘤 | 随访 |
| 3 | 非浸润性低级别肿瘤 | 黏膜内低级别肿瘤 | 内镜切除或随访 |
| | 低级别腺瘤 | 低级别腺瘤 | |
| | 低级别异型增生 | 低级别异型增生 | |
| 4 | 非浸润性高级别肿瘤 | 黏膜内高级别肿瘤 | 内镜或外科 |
| | 高级别腺瘤/异型增生 | 高级别腺瘤/异型增生 | 手术局部切除 |
| | 非浸润性癌(原位癌) | 非浸润性癌(原位癌) | |
| | 可疑浸润癌 | 可疑浸润癌 | |
| | | 黏膜内癌 | |
| 5 | 浸润性肿瘤 | 黏膜下层浸润癌 | 外科手术切除 |
| | 黏膜内癌 | | |
| | 黏膜下层或更深浸润 | | |

### 三、世界卫生组织对结直肠癌的新定义及 Vienna 胃肠上皮性肿瘤分类的修订方案

2000 年世界卫生组织（WHO）对结直肠癌作了新的定义，提出一种结直肠的恶性上皮性肿瘤，只有肿瘤通过黏膜肌层，穿透黏膜下层时才是恶性。浸润是诊断癌的必要条件，在结直肠必须浸润到黏膜下时才属癌。上述定义的解剖学及肿瘤生物学基础：结直肠中固有层存在淋巴管，但肿瘤浸润不超过黏膜下层，不转移。

在 1998 年 Vienna 分类及 2000 年 WHO 新定义的基础上，2002 年对 Vienna 分类进行了部分修订调整（表 5-2）。修改的 Vienna 胃肠上皮性肿瘤分类有以下特点：①新分类中将 IN 视为异型增生（dysplasia）的同义词。轻度和中度异型增生归入低级别（low grade）IN，重度异型增生和原位癌（carcinoma in situ）归入高级别（high grade）IN。形态学上难以判断的固有膜内浸润性癌，缺乏浸润并穿透黏膜肌层进入黏膜下层依据的癌都归入高级别上皮内瘤变。②将黏膜内癌从浸润性肿瘤中归入"高级别黏膜内肿瘤"，以避免临床过度治疗。因为黏膜内癌没有黏膜肌浸润，很少发生血管、淋巴管转移。③诊断癌必须有黏膜下浸润，与 WHO 定义一致。④新分类进一步强调 GEN 各类病变的临床处理，应结合临床、X 光、内镜、影像学及患者自身体质。食管、胃和无息肉的结直肠中高分化癌，若只有黏膜下微小浸润，而无淋巴管受累，局部切除即可；结直肠息肉样癌基底或蒂黏膜下有较深浸润，但无血管或淋巴管浸润，也可做局部扩大切除。笔者提出高级别 IN 这个名称比原位腺癌（adenocarcinoma in situ）更为合适，黏膜内瘤变（intramucosal neoplasia）比黏膜内腺癌（intramucosal adenocarcinoma）更为恰当。目的是避免过度治疗（over-treatment），防止对人体造成不必要的损伤而影响预后及生存质量。

IN 包括腺瘤不同程度的异型增生，也包括其他非腺瘤性或炎症性肠病时出现的异型增生。前者如幼年性息肉病综合征、佩吉（Peutz-Jeghers）综合征、增生性息肉病，后者包括慢性溃疡性结肠炎和克罗恩病。

增生性息肉以前认为是非肿瘤性的，现认为是肿瘤性的。因为有 ras 基因的突变，并呈单克隆性质。在分子水平上，普通腺瘤是由于 APC/β-联蛋白（catenin）通路的失活而启动，而增生性息肉并没有 APC/β-联蛋白通路的失活。散发性幼年性息肉和幼年性息肉病的息肉形态学类似，但散发性幼年性息肉罕有 IN，而息肉病有 IN 的存在。这种 IN 启动的原因也是因为 APC/β-联蛋白通路的失活。

上述名称的变换是有解剖学和肿瘤生物学基础的。在结直肠黏膜中有淋巴管，但是肿瘤细胞浸润假如不超过黏膜肌层到达黏膜下层不会发生淋巴转移。因此 2000 年版对结直肠癌的定义作了严格的规定，"结肠或直肠发生的上皮恶性肿瘤。该部位的肿瘤只有穿透黏膜肌层，浸润到黏膜下层的才认为是恶性"（A malignant epithelial tumor of colon or rectum. Only tumors that have penetrated through muscularis mucosae into submucosa are considered malignant at this site），强调了结直肠癌的诊断必须有解剖学的概念。尽管形态学上已是恶性无疑，但没有突破黏膜肌层的不能用"癌"这个字。这个概念的转换有个过程。在 1989 年版中已提出这个问题，当肿瘤上皮已浸润到固有膜，但没有穿透黏膜肌层，严格地讲，用"黏膜内癌"（intramucosal carcinoma）这个描述性词是正确的。然而，结直肠的黏膜内癌还没有发现转移。基于此，应用"原位癌"更合适。为了避免可能带来的混淆，"黏膜内癌"这个词在大肠最好避免使用。同样"灶性癌"（focal carcinoma）这个词也应避免使用，因为这个词并不明确黏膜下是否有浸润。

## 四、应用中存在的问题及建议

在实际应用中,笔者发现有如下问题:①WHO 及 Vienna 新分类特别强调诊断结直肠癌必须有黏膜肌以下肿瘤浸润,在结直肠活检标本中没有见到明确的黏膜肌浸润,尤其是内镜下有明确肿物或病变时如何报告?②结直肠"高级别黏膜内肿瘤"的含义是病变局限于黏膜,未达到癌诊断标准。因此在结肠活检中怎样应用这一诊断术语更为合适,临床、病理应如何沟通和取得默契。

虞积耀等通过对 1 215 例结肠、直肠活检诊断癌的标本进行回顾性阅片,确定癌侵及黏膜下层的标准,并与相应的手术切除标本病理诊断进行对照,进行手术前后的病理诊断分析。1 215 例标本中 1 173 例活检诊断为结肠癌,其中不能肯定癌侵及黏膜下层者 742 例(63.3%),手术后标本均为浸润癌,42 例为腺瘤癌变,手术后标本有 3 例癌局限在黏膜内。建议在结肠活检癌的病理诊断中对不能确定侵及黏膜下层癌的病例不使用黏膜内肿瘤诊断,因为事实上这些病例绝大多数已是浸润癌。黏膜内肿瘤诊断主要应用于腺瘤及腺瘤癌变。

目前,国内外尚无对结直肠黏膜活检诊断癌的统一标准。很显然,在黏膜活检中没有见到黏膜肌浸润并不等于高级别黏膜内肿瘤,笔者慎用"高级别黏膜内肿瘤"这一诊断名词,结合内镜所见,尽量明确报告。在排除黏膜下浸润,手术大体标本可准确应用"高级别黏膜内肿瘤"这一术语。应用"高级别黏膜内肿瘤"时将旧诊断名词一同附后。请内镜医师、外科医师尽量深取材,临床、病理医师间增加沟通。

## 五、食管-胃交界处腺癌

食管-胃交界处腺癌(esophagogastric junction adenocarcinoma)是指骑跨于食管和胃交界处的腺癌性病变,其中包括许多以前归入胃贲门癌的病例。而发生在食管-胃交界部位的鳞癌,则归入远端食管癌。根据上述定义和对食管-胃交界处的认识,WHO 专家组提出了如下诊断标准:①跨越了食管-胃交界处的腺癌,不管肿瘤主体是在胃还是在食管,都称为食管-胃交界处腺癌;②完全位于食管-胃交界上方的腺癌归入食管癌;③完全位于食管-胃交界下方的腺癌归入胃癌。应避免使用诸如"胃贲门癌"之类的术语,根据肿瘤大小,这类肿瘤可称为近端胃癌或胃体癌。

## 六、胃肠道上皮性肿瘤新旧病理诊断术语的基本概念

(一) IN

IN 是指基膜以上上皮内的一种非浸润肿瘤性改变,属癌前病变,形态上表现为结构和细胞学的异常。病变源于基因的克隆性转变,易发展为浸润和转移。IN 是异型增生(dysplasia)的同义语,并逐渐取代异型增生。消化道 IN 分为 2 级:低级别 IN 相当于轻、中度异型增生;高级别 IN 相当于重度异型增生,原位癌。

(二) 黏膜内瘤变

2002 年,Vienna 国际修订分类提出黏膜内瘤变(intramucosal neoplasia)这一新诊断术语。分为低级别黏膜内肿瘤,包括轻、中度异型增生;高级别黏膜内肿瘤,包括重度异型增生、原位癌、可疑黏膜内浸润癌、黏膜内癌。高级别黏膜内肿瘤上皮细胞及腺体有明显异型性,但没有

发生黏膜肌以下浸润。结直肠的黏膜内肿瘤没有发生转移的潜能。按 WHO 定义不能诊断癌,提倡应用"黏膜内肿瘤"取代黏膜内癌,以避免临床的过度治疗。

（三）不肯定肿瘤

不肯定肿瘤(indefinited neoplasia)是组织学不能确定是肿瘤性还是非肿瘤性。一般是由于活检材料提供的不充分,或是由于结构畸变、细胞核非典型性的出现,对增生细胞是否有异型增生产生怀疑。这种情况下需要再次活检并取得充分的活检组织,或将可能引起细胞增生或非典型性的原因去除,如幽门螺杆菌或 NSAID。

（四）非典型性

病变由反应性和再生性上皮构成,可有细胞核增大,染色质增生,胞质黏液减少。一般由炎症性病变引起,本质可能为非肿瘤性反应性增生。非典型性(atypical hyperplasia)与不肯定肿瘤意义近似,不应将此与 IN 等同。

（五）异常隐窝灶

首先确定异常隐窝灶(aberrant crypt foci,ACF)是结直肠上皮性肿瘤的最早期形态学改变。这些病灶的腺窝,数量可以不等,从一个到几百个。腺窝的腔径增大,上皮增厚,黏液产生减少。根据细胞形态学的改变,将其分为 2 型:具有增生性息肉形态特征的畸形腺窝灶(ACF with features of hyperplastic polyps)和伴有异型增生的畸形腺窝灶(dysplastic ACF)(微腺瘤,microadenoma)。在分子水平上,前者有较高频率的 ras 基因突变,后者常有 APC 基因的突变。2000 年版 WHO 将其列入癌前病变。1987 年首先应用于诱发癌变的鼠大肠黏膜,随后应用于人类。组织学特征是一组隐窝直径变大,细胞增生,上皮增厚的病变。上皮没有明显异型增生。这类患者被证实有 APC 基因的染色体突变及 Ras 癌基因的突变。一般认为 ACF 是腺瘤的前期病变,可发展为腺瘤,进而发展为腺癌。

（六）腺瘤

腺瘤(adenoma)是指无明确原因的,组织学上有 IN 的病理学改变。大体常表现为息肉样,组织学上可分管状、绒毛状、管状-绒毛状和 2000 年 WHO 增加一个新类型为锯齿状腺瘤。

这一概念隐含了两层意思:一是不论病灶是否呈息肉状,而以组织学为标准;二是由炎症等明确原因引起 IN 不列入腺瘤的范畴。腺瘤早期可以没有明显肉眼所见的病变,即微腺瘤,实际上是一些具有异型增生的畸形腺窝灶。根据所构成腺窝数量的多少分单腺窝腺瘤(unicryptal adenoma)、寡腺窝腺瘤(oligocryptal adenoma),随着病变的发展逐渐形成肉眼可见的腺瘤性息肉(visible adenomatous polyps)。大体上可分隆起型、扁平型和凹陷型。胃肠黏膜表面局部突起的病变均被称为息肉。息肉是一临床术语,可以是炎症性、错构瘤性、增生性及肿瘤性。只有通过组织学检查才能明确其性质。

结直肠腺瘤的概念是由于 IN 的引入而拓宽。2000 年版对结直肠腺瘤的定义为,有 IN 的病灶,不论其是否有大体可见的病灶。1989 年版定义为,腺瘤是由呈现 IN 的管状和(或)绒毛状结构所构成的局灶性良性病变。强调腺瘤这个术语在西方国家指的是,当细胞增殖形成大体可见、通常境界清楚的隆起性病变;而在日本,腺瘤包括所有肉眼可见的病变,扁平、隆起和凹陷的病灶。同一本书对胃和结直肠腺瘤的不同定义反映了其不同的性质或人们对它们了解深入程度的差异。2000 年版中对胃腺瘤的定义类似 1989 年版对大肠腺瘤的定义。

结直肠腺瘤大体上分隆起(elevated)、扁平(flat)和凹陷(depressed)3 型。隆起型又分有蒂(pedunculated)和无蒂(sessile)。腺瘤也可以不表现为息肉样病灶,包括:①扁平腺瘤,在内镜和肉眼下多数为比周围正常黏膜增厚一些,少数为突出于黏膜表面的扁平息肉状。扁平腺瘤的高度不应超过直径的一半。结肠镜下,病变局部黏膜变红,细微结构与其他区域不同。②凹陷型腺瘤,通常比隆起型和扁平型腺瘤要小,周围黏膜还要薄,易同时伴有腺癌。一旦伴发癌,这种癌进展很快。凹陷型腺瘤 ras 突变率较隆起型低,说明在分子水平上有差异。扁平型和凹陷型有时识别困难,必要时可喷涂染料来鉴别。③微小腺瘤,肉眼黏膜表现正常或是异常增生隐窝灶,组织学有 IN 改变。④单管腺瘤,仅表现为镜下单个腺管的 IN,有人认为是所有类型腺瘤前期病变,提出新生癌可能来自单管腺瘤。

（七）原位癌

上皮细胞重度异型,正常极性消失,腺体出现背靠背及筛状排列的结构异常,但病变没有突破基膜进入固有膜,而局限于隐窝及腺体。原位癌不易与重度异型增生区别,一些学者认为两者相等。这一病变没有浸润,故不发生转移。WHO 提议应用"高级别上皮内肿瘤"更为恰当,以避免过度治疗。

（八）黏膜内癌

癌组织已突破基膜,浸润至固有膜,但仍位于黏膜内,没有浸润黏膜肌。结直肠黏膜内腺癌在行手术切除后确实没有转移的危险。WHO 提倡应用"黏膜内肿瘤"(intramucosa carcinoma)取代"黏膜内癌",不再应用"结直肠黏膜内癌"这一诊断术语。

（九）浸润性癌

癌组织浸润至肠壁的黏膜下或更深。浸润癌具有通过血管、淋巴管转移的能力,并可直接浸润邻近器官。

大肠癌和癌前病变概念的确定与胃有所不同,因为大肠黏膜固有层内不存在淋巴管,发生于黏膜层内的肿瘤不会出现转移,因此确诊大肠癌必须见到肿瘤侵入黏膜下层,即使肿瘤穿透腺体基膜侵入固有层,也只能称为黏膜内瘤变,而不宜称为黏膜内癌。这一观点最早在20世纪70年代英国学者 Morson 提出,直到2000年的 WHO 分类中才明确将上述大肠癌的定义正式列入。但在实际工作中,由于活检标本常常难以钳取至黏膜下层组织,如按上述标准岂非绝大多数活检标本均无法诊断为癌？笔者与有关病理学专家反复研讨后认为,WHO 分类中对大肠癌的定义是有科学依据的,但在实际工作中,应根据组织学和肠镜检查所见结合起来进行综合分析,然后作出诊断。如果形态学所见腺体异型十分明显、结构十分紊乱,或出现浸润迹象,而肠镜所见亦具有恶性肿瘤的特征,仍可作出大肠癌的诊断;而高级别 IN 应限用于重度异型增生、原位癌变而无明确浸润证据的病例,不宜将难以确诊为腺癌的病例均冠以高级别 IN。为了提高诊断的正确性,需要病理和临床医师间增强沟通,临床医师在送取活检标本时应尽量做到取材恰当,并填写详细的病史及检查所见,以提供病理医师作诊断参考。

## 第二节  消化道早期癌内镜切除标本处理

在早期癌症的研究方面,胃癌始终居于领导地位。凭借正确的病理诊断,准确的术前临床分期与适当的治疗,早期胃癌可拥有很好的预后,其 5 年存活率可达 90%。由于外科技术的进步,目前早期胃癌的治疗也逐步趋向较不具侵袭性的方式,例如内镜黏膜分离技术、内镜黏膜下切除技术等。为适应手术方式的进步,更详细准确的病理组织变化及诊断也面临较大的挑战。

对诊断而言,病理检查在早期胃癌的角色主要在于辅助临床诊断。由于早期胃癌的定义在于侵犯的深度,单纯依据内镜切片检查判定是否有更深部的侵犯仍有局限性。然而 ESD 术后病理检查将对患者预后判断、是否需要追加外科手术治疗等提供重要资讯,起到关键决定作用。例如,病灶是否完全切除、是否有淋巴或血管浸润以及可能的侵犯深度,期望能借此使患者得到最恰当的治疗,减少复发的概率。

完整的病理学诊断是开展 ESD 的必备条件之一,需在临床医师和病理医师的紧密配合下完成,这也是我国目前最为薄弱的环节,需引起重视。ESD 术后正确判断病理分期的先决条件是标本的定向处理。对于内镜整块切除的平坦标本,应用大头针固定标本四周于平板上(图 5-1),测量病变大小,标明上下和左右切缘。将平板固定于甲醛液中送病理检查,切忌将标本直接固定于甲醛液中,因为病变固定后的卷缩直接影响病理诊断的准确性。对于分片切除标本,最好能按照原切除部位将破碎组织展平拼成原来的形状后送病理检查(图 5-2)。对于有蒂的息肉或肿块,应标明头端和基底;对于黏膜下肿瘤,同样应用大头针固定标本四周于平板上,标明肿瘤切缘,尤其是基底(图 5-3)。病理申请单应简单扼要介绍病史,详细描述内镜切除经过,以及病理检查的具体目的和要求。

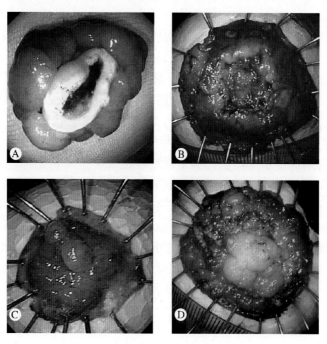

**图 5-1　内镜整块切除标本病理检查前的处理**
A. 结肠息肉( I p 型);B. 早期胃癌(Ⅲ + Ⅱc 型);C. 结肠息肉( I s 型);D. 结肠 LST

内镜切除的标本应详细做病理组织学检查,以每隔 2 mm 做连续切片,保证切缘和垂直面都能完整观察,以明确癌是否完全切除及癌的浸润深度(图 5-4)。

内镜黏膜下剥离术

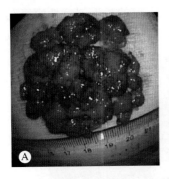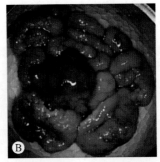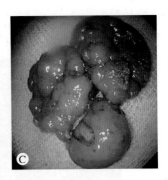

**图 5-2　内镜分片切除标本病理检查前的处理**

A. 直肠息肉;B. 乙状结肠 LST;C. 盲肠 LST

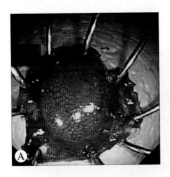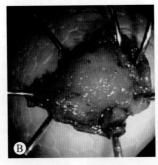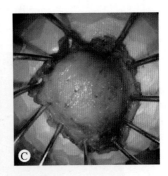

**图 5-3　内镜切除黏膜下肿瘤病理检查前标本的处理**

A. 直肠类癌边缘;B. 直肠类癌基底;C. 直肠类癌边缘及基底

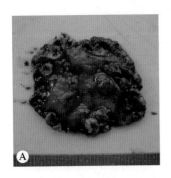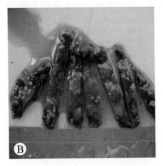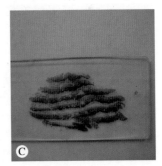

**图 5-4　内镜切除标本的病理处理**

A. 病理检查标本;B. 连续切片;C. 病理观察

　　组织学评估内容应包括肿瘤浸润深度(T)、分化程度、淋巴或血管浸润与否,并根据内镜和组织学判断标本切缘是否有肿瘤累及,并对切除标本作出如下结论:①完整切除,标本切缘边界清晰(局部复发可能性很小);②不完全切除,肿瘤明确侵犯至标本切缘(局部复发可能性大);③无法评估,内镜切除肿瘤,但标本切缘由于治疗时烧灼效应、机械性损伤或多块切除难以复原肿瘤面貌而无法作出组织学评估(图5-5、5-6)。滨田等提出完全切除的标准:① 每一张切片的切缘均未见癌细胞;②癌灶边缘距切除标本的断端在高分化管状腺癌应为 1.4 mm,

中分化管状腺癌为 2 mm；③ 各切片的长度应大于相邻近切片中癌的长度。病灶边缘与切缘最小距离 >2 mm（有 10 个腺管）为完全切除，<2 mm 为未完全切除，建议行内镜下扩大切除。

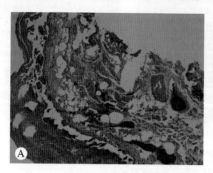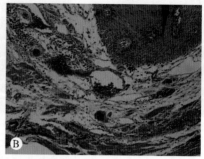

**图 5-5　早期食管癌 ESD 术后组织学诊断**
A. 边缘未见肿瘤累及；B. 基底未见肿瘤累及

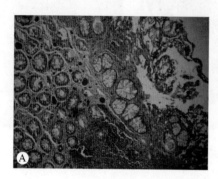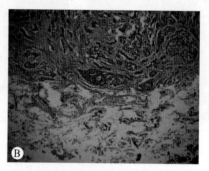

**图 5-6　直肠类癌 ESD 术后组织学诊断**
A. 边缘未见肿瘤累及；B. 基底未见肿瘤累及

# 第三节　胃肠道淋巴瘤

　　对胃淋巴瘤的研究成果是近 10 年淋巴瘤研究领域的重要进展之一，特别是对黏膜相关淋巴组织（MALT）淋巴瘤的研究，使人们对胃淋巴瘤有了全新的认识。现已明确胃是结外非霍奇金淋巴瘤的好发部位之一，大多数是高级别的 B 细胞淋巴瘤，其中相当一部分是由低级别的 MALT 淋巴瘤进展而来，而低度恶性者几乎都是 MALT 淋巴瘤。胃淋巴瘤在西方国家可能占胃恶性肿瘤的 10%（国内无统计数据，但可能没有如此高的比例），并且还是上升趋势，部分原因是由于对该肿瘤认识的提高。大量研究提示幽门螺杆菌（Hp）感染与胃淋巴瘤（尤其是低级别的 MALT 淋巴瘤）的发生有密切关系，且 Hp 感染总是先于淋巴瘤发生之前。研究者指出，正常胃黏膜并无聚集的淋巴样组织，发生原发性胃淋巴瘤的第一步是在胃黏膜形成聚集的淋巴样组织，而这种情况大多数与长期的 Hp 感染有关。MALT 淋巴瘤的增殖是由于 Hp 的存在而驱动的，但不是通过对肿瘤细胞的直接作用，而是通过 T 细胞的接触性介导机制而实现的。进一步的研究发现,只有肿瘤组织内的 T 细胞才能诱导瘤细胞增殖,而来自同一患者其他部位的 T 细胞(如脾)则无此作用。免疫抑制者也可发生胃原发性淋巴瘤。

根除 Hp 后,活检胃黏膜示瘤细胞完全消退是 MALT 淋巴瘤的一个特征,这种情况见于大多数病例,尤其是病变仅限于黏膜层和黏膜下层者。固有层因腺体和瘤细胞消失而显得"空虚",仅见散在淋巴细胞、浆细胞和局灶性小淋巴细胞聚集小结,约 10% 患者经 2 ~ 6 年后可能复发。部分病例 Hp 根治后,肿瘤部分消退或无变化,则固有层内仍见瘤细胞浸润,但淋巴上皮病变很少见或消失。另一些 Hp 根除后肿瘤部分消退或复发的病例,淋巴瘤细胞主要限于黏膜下层,而黏膜层仅轻微受累。

低度恶性 B 细胞 MALT 淋巴瘤大多数为临床 Ⅰ / Ⅱ 期患者。如发生播散,则在播散前长时间局限在胃内,7% ~ 14% 出现骨髓受累,局部治疗大部分可被成功治愈,长期生存率约为 90% 。有些病例未予特殊治疗也可存活多年。瘤组织内出现体积大的母细胞性 B 细胞表明肿瘤开始向高级别淋巴瘤转化,随着母细胞成分增多成片,与原有低级别成分混合,此时可命名为高级别 MALT 淋巴瘤。最后原有成分消失,全部被大 B 细胞取代,即转化成了弥漫型非特殊性大 B 细胞淋巴瘤。

## 第四节 胃肠道间叶源性肿瘤

按照新分类,胃肠间质肿瘤(GIST)是胃最常见的间叶源性肿瘤。GIST 可发生在从食管到直肠的消化道以及网膜、系膜等部位,其中胃最常见(占所有 GIST 的 60% ~ 70%),同时也是最常见的胃间叶源性肿瘤,这类肿瘤以前大部分被诊断为平滑肌瘤、富细胞性平滑肌瘤、平滑肌母细胞瘤、上皮样平滑肌瘤或平滑肌肉瘤等,实际上起源于肌层间的 Cajal 细胞(一种调节自主运动的起搏细胞),瘤细胞显示 *KIT* 基因突变和表达 KIT 蛋白(CD117)及 CD34。部分 GIST 在免疫表型上还可进一步分化出肌源性或神经源性标记物,30% ~ 40% GIST 示局灶性或弥漫性平滑肌肌动蛋白(SMA)阳性,少数(<5%)表达 Desmin 或 S-100 蛋白。

根据肿瘤大小、核分裂多少,以及细胞异型性、有无坏死等指标,GIST 可分成良性、交界恶性和恶性。不同部位 GIST 生物学行为有所不同,如胃 GIST 80% 为良性,2% 可转移;肠 GIST 50% 为恶性。一般认为,肿瘤直径 <5 cm(胃)或 2 cm(肠),核分裂数 <5 个/50 HPF 为良性。若肿瘤 >5 cm(胃)或 2 cm(肠),而核分裂数 <5 个/50 HPF 为交界恶性(uncertain malignant potential)。对于恶性 GIST,主要根据核分裂的多少确定恶性程度,即核分裂 >10 个/10 HPF 为高度恶性,核分裂 1 ~ 5 个/10 HPF 为低度恶性。DNA 异倍体、Ki-67、MIB-1 等增殖指数 >10% 可能也提示较高的恶性潜能。与预后有关的因素包括肿瘤发生部位、大小、核分裂指数、侵犯深度、有无转移等。鉴别诊断包括平滑肌瘤和平滑肌肉瘤、神经鞘瘤、胃肠自主神经肿瘤(GANT)等,免疫组化检查在鉴别诊断中起关键作用,所有 CD117 和(或)CD34 阳性者均归入 GIST。

(纪 元)

# 参 考 文 献

1. Rugge M, Correa P, Dixon M F, et al. Gastric dysplasia：the Padova international classification. Am J Surg Pathol,2000,24:167～176

2. Schlemper R J, Riddell R H, Kato Y, et al. The Vienna classification of gastrointestinal epithelial neoplasia. Gut,2000,47:251～255

3. World Health Organization classification of tumor. Pathology and genetics of tumors of the digestive system. IARC Press,2000. 105～118

4. Dixon M F. Gastrointestinal epithelial neoplasia：Vienna revisited. Gut, 2002,51:130～131

5. Owen D A. Flat adenoma, flat carcinoma, and *de novo* carcinoma of the colon. Cancer,1996, 77:3～6

6. Watanabe T, Muto T, Sawada T, et al. Flat adenoma as a precursor of colorectal carcinoma in hereditary nonpolyposis colorectal carcinoma. Cancer,1996,77:2646

7. Riddell R H, Iwafuchi M. Problems arising from eastern and western classification systems for gastrointestinal dysplasia and carcinoma：are they resolvable? Histopathology, 1998, 33: 197～202

8. Young G P, Rozen P, Levin B. Prevention and early detection of colorectal cancer. Houston： WB Saunders Company Ltd,1996. 45～103

9. Ono H. Early gastric cancer：diagnosis, pathology, treatment techniques and treatment outcomes. Eur J Gastroenterol Hepatol,2006,18(8):863～866

10. 虞积耀,丁华野,丁彦青,等. 结肠、直肠癌活检病理诊断的探讨. 诊断病理学杂志, 2005,12:8～11

11. 戈之铮,李晓波. 重视并开展内镜黏膜下剥离术的规范化操作. 胃肠病学, 2008, 13(8): 449～451

# 第 二 篇

## 内镜黏膜下剥离术开展基础

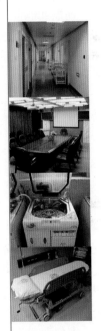

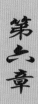

# 第六章

# 消化道病变的内镜切除

　　早期发现并及时切除内镜检查发现的消化道病变,一直是内镜医师梦寐以求的目标。近年来消化道早期癌和癌前病变——肿瘤性息肉的检出呈不断上升趋势,这和人们对肿瘤疾病的重视和消化内镜各项新技术的开展密切相关,同时也推动了内镜切除技术的不断发展,使患者在避免外科手术的情况下得到及时有效的治疗。

## 第一节　息肉切除术

### 一、常用器械

（一）高频电发射器

　　根据高频电流通过人体时产生热效应的原理设计。一般电流频率 > 300 kHz,能使组织凝固、坏死,从而达到切除息肉及止血目的。高频电流并无神经效应,对心肌和其他神经肌肉无影响,保证人体安全。目前临床内镜治疗最常用的高频发生器是德国 ERBE 公司 ICC-200 高频电切装置和 APC300 氩离子凝固器(图 6-1);日本 Olympus 公司生产的 UES-10、PSD-10 型,电流强度可从小到大调节,最大输出功率 UES 型为 300 W,PSD 型为 80 W 左右。

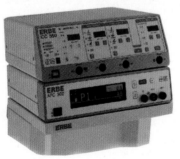

**图 6-1　ICC-200 高频电切装置(ERBE)**

　　上述各类高频发生器均可产生电凝、电切和凝切混合电流。切割波是一种连续等高的正弦波,通电单位面积电流密度大,在短时间内局部组织达到高温,使组织水分蒸发、坏死而达到切除效果。凝固波是一种间歇阻力正弦波,波形呈间歇、减幅,通电时局部温度低,不引起组织氧化,仅使蛋白变性凝固,从而起到止血作用。电切波组织损伤小、表浅,但凝固作用弱,易引起出血。电凝波有止血作用,但组织损伤较深,易引起穿孔。混合波是指根据需要选择1:3或1:4等比例同时发出电凝、电切波。息肉切除时选择何种波形电流无严格规定,要根据息肉形态、操作者习惯等具体情况而定。一般较大病灶选用先电凝后电切交替使用或用混合波切除,使中心血管得到充分凝固,可避免出血。较小病灶用切割波,少用凝固波可以避免穿孔的发生。

　　电流强度选择同样根据病灶大小、有无蒂柄、病灶周围有无黏液等决定。一般用火花肥皂试验,把肥皂置于电极板上,圈套网丝接触肥皂后通电,把强度调节至有火花发生的强度基点。实施时见圈套器与套住息肉的接触点有白色烟雾,黏膜发白,则是电流强度最佳指数。如无上述表现,则从小到大逐渐调节至出现上述现象即可。

　　临床使用前需对高频发生器进行校试,如工作正常,则在电极板上放置一块生理盐水纱布,缚于患肩、腿或臀部,使电极板与患者体表皮肤有足够接触面积。如接触面积太小,在通电时会引起接触部体表皮肤灼伤。

　　(二) 圈套器

　　由圈套钢丝、塑料套管和手柄组成,圈套器张开后的形状多呈椭圆形(图6-2),也有六角形、新月形等各种形状,张开后与肠腔形态一致,容易套取息肉,适用于各种大小的有蒂息肉和直径 >0.5 cm 的无蒂息肉。圈套器有单股钢丝或多股钢丝,带刺或不带刺,有些在腔内还能进行 360° 旋转。临床应用过程中可以根据息肉的大小、形态、位置等选择合适的圈套器。

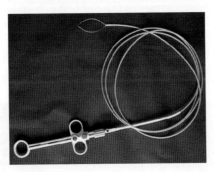

图6-2　圈套器

　　(三) 热活检钳

　　和普通活检钳相似,钳身由绝缘套管组成,通电后可灼除息肉,活检钳内的组织可做病理诊断(图6-3)。适用于直径 <0.5 cm 的无蒂息肉。

　　(四) 注射针

　　为头部可伸缩的注射短针,通过改变针尖伸出套管的长度来调节针尖刺入的深度,用于黏膜下注射(图6-4)。

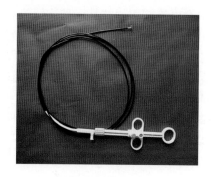

图6-3　热活检钳

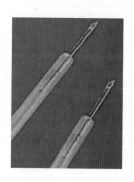

图6-4　注射针

（五）息肉回收器

对于摘除的息肉应常规做病理检查,明确病理性质,以决定进一步治疗方案。回收息肉的方法很多,一般采用抓钳或网篮(图6-5),将息肉抓住后随内镜一起退出,送病理检查。

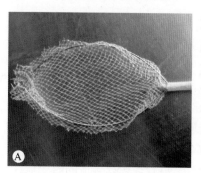
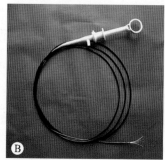
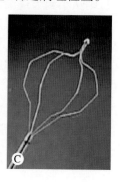

图6-5　息肉回收器

A. 标本收集网;B.抓钳;C. 网篮

（六）其他

尼龙绳圈套、金属止血夹、塑料透明帽等(图6-6、6-7)。

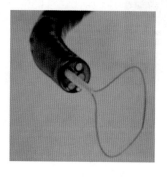

图6-6　尼龙绳圈套

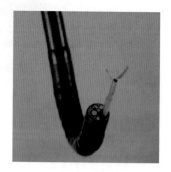

图6-7　金属止血夹

内镜黏膜下剥离术

## 二、适应证及禁忌证

(一)适应证

随着内镜技术的发展以及配套器械的不断完善,经内镜进行高频电切除目前已成为治疗息肉的首选方法,该方法安全、有效,可避免开腹手术。息肉性质单凭肉眼往往很难判定,活检也不能代表整个息肉的性质。因此,主张在检查过程中发现的息肉应予全瘤切除,并做病理检查,最终确定其性质。高频电息肉切除术主要适用于:①有蒂息肉;②直径<2 cm 的无蒂息肉;③数目较少的多发性息肉。

(二)禁忌证

一般认为下列情况不适于行息肉摘除术。

(1) 直径>2 cm 的无蒂息肉。直径>2 cm 的无蒂息肉采用电切治疗,出血和穿孔的发生率相对较高。由于基底广较难完全切除,而且大部分为绒毛状腺瘤,局部复发和癌变的发生率较高,因此选择 ESD 或手术治疗为宜。

(2) 多发性息肉,数目较多者以及家族性结肠息肉病。

(3) 怀疑恶变者。

(4) 有出血倾向者。

但上述禁忌证也是相对的。对于老年不能耐受开腹手术者,直径>2 cm 的无蒂息肉仍可选择电切术。多发性息肉可采用分期、分批电切治疗,即使是家族性结肠息肉病患者在没有选择全结肠切除之前也可采用电切术治疗较大的息肉,并定期随访。有蒂息肉怀疑恶变者也可选择电切,术后全瘤病理检查。如果蒂部无肿瘤累及,可不做进一步治疗。

因此,息肉电切的适应证和禁忌证要根据具体情况而定,主要是患者情况、息肉状况、内镜及附件设备和内镜医师的操作技术。

## 三、术前准备

(一)一般情况

询问病史,了解患者的一般情况,全身重要脏器功能,有无心肺功能不全、高血压和糖尿病,有无哮喘和外科手术史,尤其是凝血机制,询问术前有无使用抗凝药物史。检查血常规,肝、肾功能,出、凝血时间,同时做心电图检查。

(二)肠道准备

胃息肉切除无须肠道准备,肠息肉电切前须进行肠道准备。准备方法同一般肠镜检查前准备,目前一般常用的方法是口服复方聚乙二醇电解质散或甘露醇溶液准备。复方聚乙二醇电解质散肠道准备,肠腔内残留粪便和气泡较少,可以在检查前 4 h 服用,达到快速清洁肠道的效果;而甘露醇溶液价格低廉,但服用后部分患者会出现呕吐,同时肠腔内气泡较多。有报道甘露醇进入肠道后因细菌发酵可产生氢气和甲烷等易燃性气体,在电切时可能发生爆炸。在息肉电切前反复注气、吸气 2~3 次,交换肠道内气体有助于降低肠道内易燃气体浓度,可以避免发生爆炸。笔者医院采用口服低浓度甘露醇(20% 甘露醇 500 ml 加 5% 葡萄糖盐水 1 000 ml)肠道准备,从未发生气体爆炸。

(三)知情同意

决定息肉电切前应向患者及家属说明切除息肉的必要性和电切过程,以及电切可能出现的并发症如出血、穿孔等,可以采取预防和处理并发症的措施,取得患者的充分理解、同意并签字后方可进行息肉切除。

（四）器械准备

助手或护士准备好电切息肉常用器械,正确连接好高频电发生器。最好先做体外试验,检查电凝器的工作状态是否正常,选择合适的电流强度。电极板上衬以盐水纱布,固定于大腿或臀部,两者间必须有足够的接触面积。

（五）术前用药

术前不常规使用解痉药和镇静剂。对于胃肠蠕动活跃者,可应用解痉剂减少胃肠蠕动,便于息肉的圈套和电切。

（六）助手的重要性

助手必须熟悉电切息肉的全过程,熟悉各种常用器械。息肉摘除时助手的配合相当重要,要与操作者心有灵犀,熟练的助手会配合医师抓住合适的时机套住息肉。电切时圈套器收紧力度要得当,用力过大会在没有充分电凝的情况下机械切割,造成出血。推荐操作者本人一手握住内镜,一手收紧圈套器切除息肉。

## 四、操作方法

息肉摘除前先做常规内镜检查,胃镜检查食管、胃和十二指肠球降部;肠镜检查必须检查至盲肠,了解全结肠情况,在退镜时行息肉摘除。息肉摘除前必须把息肉调整于视野的最佳位置,不要急于电切。根据息肉的大小、形态,决定治疗方法并选择合适的器械。胃底、直肠近齿状线的息肉可以观察到,但不容易圈套,可采用倒镜的方法。

（一）有蒂息肉

较小的有蒂息肉可采用直接圈套的方法。大的息肉有时无法观察到息肉的蒂部,这时可用肠镜头部或活检钳推动息肉、暴露蒂部（图6-8）,也可通过改变体位、适量注气使蒂部暴露。在未看清蒂部之前切忌盲目圈套,因为圈套套住息肉后不易松开,而且造成出血会影响视野,不利于进一步治疗。

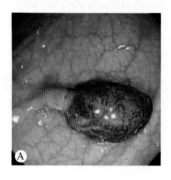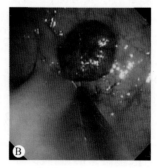

图6-8　有蒂息肉的圈套电切

A. 暴露息肉蒂部;B. 圈套息肉

在息肉电切前,应调整好视野,充分暴露息肉,并牵拉息肉,使其远离肠壁（图6-9）,避免息肉贴近肠壁造成异常电流,引起肠黏膜灼伤。

息肉蒂较长时,应保留0.5~1 cm长的蒂部(图6-10)。如果蒂较短,圈套时应尽可能靠近蒂的息肉侧(图6-11)。残留蒂部一般不会引起息肉复发,因为息肉蒂是由于息肉的存在将正常黏膜牵拉形成的,并非肿瘤组织。保留一定长的蒂部可保证有充分的电凝避免出血,同时可预防穿孔的发生。

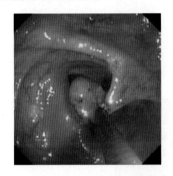

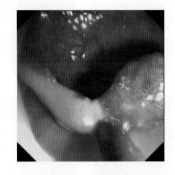

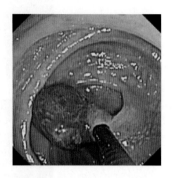

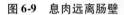

图6-9　息肉远离肠壁　　　　　图6-10　保留部分蒂部　　　　图6-11　圈套器靠近息肉侧

如果蒂部较粗、较宽或疑有粗大血管,估计电切后残端出血,可先用尼龙线圈套结扎蒂部或金属夹夹闭蒂部后再行电切,电切后可再使用金属夹钳夹蒂部进行止血或者预防出血(图6-12、6-13)。有蒂息肉体积较大者,可选择大的圈套器。如仍无法套入,可采用分块电切的方法,先切除部分息肉,然后再套入圈套器至息肉的蒂部进行电切。

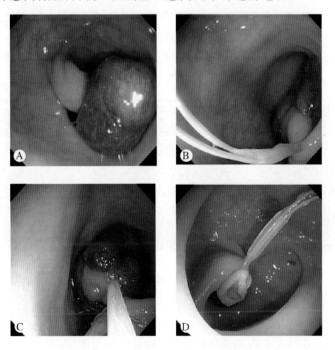

图6-12　乙状结肠息肉(粗蒂)的圈套电切
A. 乙状结肠息肉(Ip型),蒂粗;B. 尼龙绳结扎蒂部;C. 尼龙绳上方圈套电切;D. 圈套电切后残端

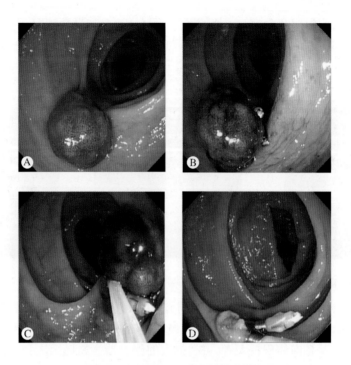

**图 6-13　降结肠巨大息肉的圈套电切**

A. 降结肠巨大息肉（Ⅰp型），蒂宽；B. 金属夹 2 枚夹闭宽蒂；C. 在
金属夹上方圈套电切；D. 电切后创面

蒂特别长者，先用圈套器套入息肉，再慢慢调整圈套器至蒂近肠壁 0.5～1 cm 部位进行电切（图 6-14）。

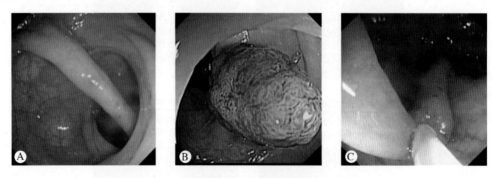

**图 6-14　特长蒂的处理**

A. 息肉蒂部特长；B. 调整暴露息肉；C. 保留部分蒂部电切

**（二）直径 <0.5 cm 的息肉**

直径 <0.5 cm 的息肉大多为无蒂息肉，可直接采用圈套勒除、电切除方法（图 6-15），亦可采用热活检钳咬除（图 6-16）、氩离子血浆凝固术（argon plasm coagulation，APC）（图 6-17）的方法。在通电前一定要提起息肉，避免电凝造成肠壁深层的灼伤。热活检钳内的组织常规送病理检查。

内镜黏膜下剥离术

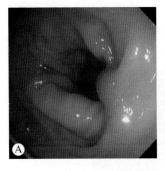 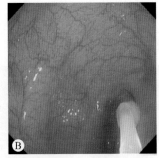 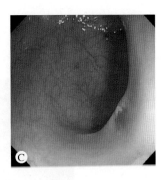

**图 6-15　结肠小息肉的圈套勒除**
A. 结肠小息肉（Ⅰs 型）；B. 直接圈套勒除；C. 勒除后创面

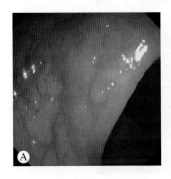 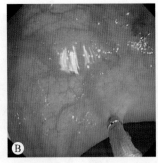 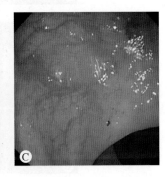

**图 6-16　直肠小息肉的活检咬除**
A. 直肠小息肉（Ⅰs 型）；B. 活检钳直接咬除；C. 咬除后创面

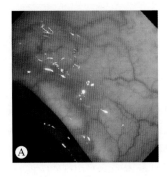 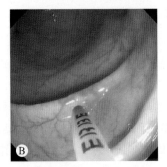 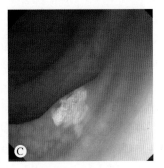

**图 6-17　结肠小息肉的 APC 治疗**
A. 结肠小息肉（Ⅰs 型）；B. 直接电灼；C. 电灼后创面

（三）广基息肉

广基息肉电切治疗不当容易引起出血和穿孔，应在息肉基底部的稍上方进行圈套电切。切忌圈套太深，甚至把息肉周围的正常黏膜一起套入，这样极易造成穿孔。采用先电凝后电切的方法，避免过度电凝造成管壁深层灼伤而引起穿孔，同时也要避免怕发生穿孔而电凝不足引起出血。

广基息肉电切较为安全的方法是先进行黏膜下注射，即在息肉基底部注射生理盐水，使息肉隆起,再行电切(图 6-18)。较大的息肉也可采用分块电切的方法进行治疗。如一次治疗不能完全切除时,也可采用分期分块电切的方法,这样相对较为安全。

目前对于较大的广基息肉一般采用 EMR 或 ESD 治疗。

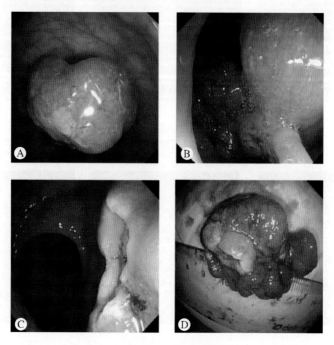

**图 6-18　直肠广基息肉的圈套电切**
A. 直肠巨大息肉(Ⅰ sp 型);B. 黏膜下注射后圈套电切;C. 电切后创面;D. 切除标本

## 五、息肉回收

摘除的息肉一定要取出做病理检查,进一步明确息肉的性质,为日后治疗及随访提供依据。

回收的方法很多,较为简单的方法是吸引法。即把镜头对着息肉吸引,小息肉吸引后通过吸引器收集标本,但息肉往往容易破碎,影响病理学诊断;大息肉可随内镜一起退出,缺点是在息肉带出过程中不能进行观察。因此,较小的息肉可用活检钳取出,较大的息肉可使用网篮或抓钳抓住后随内镜一起退出。单个息肉可在电切后直接取出,但多个息肉取出较为困难,因为1 次只能取出 1 枚息肉,如都要取出,则必须反复插入、退出。一般来说,只把较大的息肉或怀疑癌变的息肉随内镜带出。选用带尼龙网的圈套回收器一次可回收多个息肉。

## 六、并发症的处理

### (一) 出血的防治

出血的主要原因往往是电凝不足,尤其是蒂较粗者,中央的血管未能得到充分的电凝。圈套器收得太快,机械切割息肉也会引起出血。在收紧圈套时切忌用力过猛,尤其是细蒂,收紧过快,在没有充分电凝的情况下机械性割断息肉,引起出血。电凝过度使组织损伤较深,焦痂脱

内镜黏膜下剥离术

落后形成较深的溃疡引起迟发性出血。因此,掌握圈套收紧的力度以及合理使用电凝、电切是防止出血的关键。

息肉电切后的少量渗血,一般不需特殊处理,出血很快会自行止住。如电切部位出现滴血或搏动性出血,应及时处理。如果有残留的蒂可使用尼龙线圈套结扎,或是金属夹夹闭(图6-19)。如果残留的蒂部较长时可再次电凝。无明显蒂者则可使用金属夹治疗。

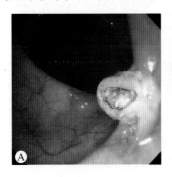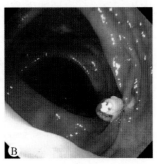

**图6-19　息肉切除术后残蒂出血的处理**

A. 息肉切除术后残蒂;B. 金属夹1枚夹闭残蒂

迟发性出血不多见,术后2～3 d出血,如果量较少,可予观察。量较多时应再次做内镜检查,根据出血的情况,在内镜下做相应的止血治疗。术后1周出血一般量较少,适当注意休息即可。

(二)穿孔的预防与处理

防止穿孔发生的关键是电切时不要太靠近息肉基底部以及不要过度电凝。电切、电凝后局部的温度相当高,如果残留的蒂部明显发白,局部可能出现坏死穿孔。如果太靠近管壁把蒂部完全切除,也有穿孔的可能。视野不清的情况下盲目电切也是发生穿孔的主要原因,有时甚至将息肉蒂部周围的正常黏膜一起套入。有蒂息肉不易发生穿孔,而广基息肉治疗不当极易发生穿孔。基底部注射后电切以及分块分期电切可有效预防穿孔的发生。电切后如发现创面较深,有可能发生穿孔者,可应用金属夹进行夹闭,并留院观察,以便及时发现,及时处理。

胃、肠穿孔可表现为弥漫性腹膜炎,X线片发现膈下游离气体,诊断并不困难。但直肠中下段以及降结肠、升结肠后壁穿孔因在腹膜外,症状出现较晚,而且不会出现游离气体,早期不易明确诊断,X线片可发现腹膜后积气。一旦发现穿孔,应根据症状和体征决定是否手术治疗。腹膜后穿孔可考虑保守治疗,一旦脓肿形成应及时引流。

## 七、术后处理

息肉电切后一般不需特殊处理,术后即可进食,以冷食、软食为主。如息肉较大,应留院观察。对于门诊患者,应嘱咐如出现腹痛、呕血、便血、发热等情况时立即就诊。术后1周内应注意休息,避免重体力劳动,避免烟、酒及刺激性食物。

消化道息肉的治疗不能仅仅满足于息肉的切除,更重要的是必须明确病理类型。摘除的息肉应做全瘤病理检查,明确病理类型,是否有癌变。如果证实为腺瘤癌变,必须详细了解其癌变部位、浸润深度、分化程度、切缘是否有累及等情况以便决定进一步治疗方案。对于有蒂的腺瘤发生癌变,内镜下完整切除,蒂部无累及者,内镜严密随访;而分化差,有血管、淋巴管浸润者,应追加根治性手术。

对于腺瘤性息肉,术后随访相当重要。主要是腺瘤性息肉常会再发,而且有可能发生癌变,及时治疗可有效预防肿瘤的发生。广基息肉电切术后更应定期随访,因为广基息肉大多为绒毛状腺瘤,极易局部复发和癌变。一般来说,单发性腺瘤术后 1~2 年随访 1 次,多发性息肉应每年随访,广基息肉术后 3~6 个月即应复查。

## 第二节　内镜黏膜切除术

内镜黏膜切除术(endoscopic mucosal resection,EMR)是由内镜息肉切除术和内镜黏膜注射术发展而来的一项内镜技术。1973 年,Deyhle 首先报道黏膜下注射生理盐水切除结肠无蒂息肉;1984 年,多田正弘首次将该术用于治疗早期胃癌,并将该术命名为剥脱活检术(strip biopsy)。因该术使病变黏膜有足够范围及深度的完整切除,故又称 EMR。EMR 切除部分黏膜,深度可达黏膜下组织,因而起到治疗黏膜病变的作用。此后随着内镜技术的进步和内镜器械的改进和发明,EMR 不断得到改进与创新,透明帽法、套扎器法、分片切除法等内镜下手术方法和手段不断问世,临床上获得广泛应用。

### 一、EMR 的适应证

EMR 的一个适应证是对常规活检未能明确诊断病例获取组织标本进行病理学诊断;另一个主要适应证是切除消化道扁平息肉、早期癌和部分来源于黏膜肌层和黏膜下层的肿瘤。理论上讲,没有淋巴结转移、浸润程度较浅,采用内镜方法可以安全、完整切除的消化道局部病变都是内镜治疗的适应证。但临床实际应用过程中,对判断准确、可操作性强的适应证标准还有争议。而且食管、胃、结肠的组织结构各有特点,所以 EMR 的适应证也有所区别。

推荐食管病变 EMR 的适应证:直径 <3 cm,病变表浅,局限于黏膜$_1$、黏膜$_2$ 的鳞癌;Barrett 食管病变局限于黏膜的重度异性增生或腺癌。

推荐胃病变 EMR 的适应证:高分化或中度分化腺癌,Ⅰ、Ⅱa、Ⅱb 型病变,直径 <2 cm;Ⅱc 型病变,直径 <1 cm 且无溃疡或瘢痕。相对适应证:①高分化黏膜癌,直径 <3 cm,没有溃疡或溃疡瘢痕;②高分化癌,直径 <2 cm,伴溃疡或溃疡瘢痕;③低分化癌,直径 <1 cm;④黏膜下层$_1$癌,直径 <2 cm,没有溃疡或溃疡瘢痕。

推荐结肠病变 EMR 的适应证:Ⅰ、Ⅱa 型或侧向发育肿瘤(LST),直径 <3 cm;Ⅱb 型,直径 <0.5 cm;Ⅱc+Ⅱa 型或Ⅱa+Ⅱc 型,直径 <1 cm。侧向发育结肠腺瘤性息肉,因其癌变率及淋巴结侵犯的风险均很低,不管病变大小均是 EMR 的适应证。

### 二、器械及术前准备

(一)器械

EMR 器械同息肉切除术类似。必要的设备包括高频发射器(电工作站)、注射针、圈套器等,其他设备有黏膜切除专用透明帽、金属夹等。

（二）术前准备

同息肉摘除术。术前详细采集病史并签订知情同意书。具体包括：①胸腹部平片、心电图；②血常规、生化、出凝血时间等；③明确有无开腹手术、心肺疾病史等；④是否有应用抗凝、抗血小板药物等导致出血倾向的因素。

此外,应常规行超声内镜检查,以高频小探头（12～20 MHz）为佳,确定病变深度,有无淋巴结转移,确定病灶范围则可采用卢戈液或靛胭脂溶液染色。

## 三、EMR 的操作方法及技巧

（一）息肉切除法

即黏膜下注射-切除法。该法简单方便,临床应用最广。充分的黏膜下注射可使病变完全抬举,同时也可避免穿孔并发症的发生。先仔细观察并确定病灶边缘,必要时可使用染色剂喷洒染色可疑部位后再观察;用内镜注射针在病灶基部周围边缘黏膜下分点注射生理盐水或1：20 000肾上腺素盐水,使之与黏膜下层分离并明显抬举、隆起;注射时通常从病变对侧端开始,以免近侧端注射后病变突向对侧端影响对侧端病变的观察和注射（图6-20）;注射液体量根据病变大小而定,以整个病变充分抬举为限,并可在操作中重复注射。宜选择带刺、多股钢丝圈套器,单股钢丝圈套病变往往容易滑脱导致切除不完全。

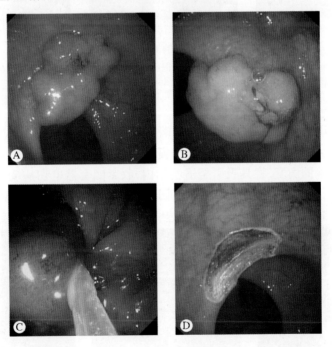

**图6-20 直肠息肉（Ⅰs型）的 EMR 治疗——息肉切除法**
A. 直肠 2.0 cm×1.5 cm 扁平息肉；B. 从病变对侧端开始黏膜下注射；
C. 圈套电切病变；D. 切除病变创面

黏膜下注射后,圈套器外鞘抵住病变周边 0.5 cm 正常黏膜,负压吸引过程中收紧圈套器,切除前稍放松圈套器使可能受累及的固有肌层回复原位。如此操作可安全、完整切除包括周围正常黏膜在内的病变（图 6-21）。

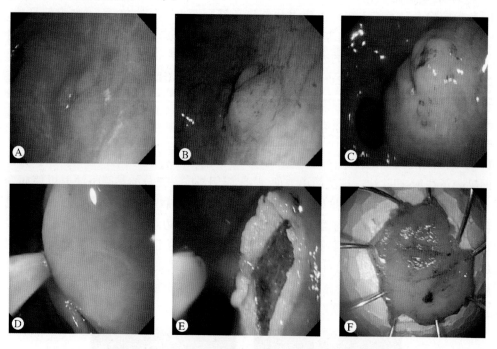

**图 6-21　胃窦部早期胃癌的 EMR 治疗——息肉切除法**

A. 胃窦部 1.2 cm 扁平隆起病变；B. 染色后病变范围更清晰；C. 黏膜下注射生理盐水（含靛胭脂），病变抬举良好；D. 圈套电切病变；E. 氩离子血浆凝固术电灼创面小血管；F. 切除病变标本

## （二）透明帽法

透明帽法（EMR-cap，EMR-C）即在内镜头端安装不同规格、不同平面或斜面的透明塑料帽对病变进行吸引、切除。内镜下对病变进行黏膜下注射后，放置圈套器于透明帽前端凹槽内，透明帽对准所要切除的病变，将其吸引至透明帽内，收紧圈套器电切病变（图 6-22）。电切前同样稍放松圈套器，使可能受累及的固有肌层回复原位。本法适用于黏膜病变和来源于黏膜肌层及黏膜下层的黏膜下肿瘤的内镜切除。透明帽的端面设计成不同角度的斜面状，以适应

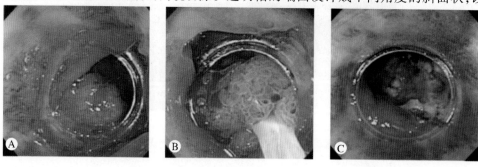

**图 6-22　降结肠息肉（Ⅰs 型）的 EMR 治疗——EMR-C**

A. 肠镜头端安装透明帽；B. 透明帽对准病变吸引，圈套电切病变；C. 电切后创面

不同部位病灶切除。该法采用标准单孔道内镜,对操作技术要求不高,能在狭小的操作空间中切除较大病变,并发症少,故成为近年来应用最广泛、操作最简单、安全、有效的黏膜切除方法之一。基层单位也能推广应用。

(三)套扎器法

套扎器法(EMR-ligation,EMR-L)即在内镜头端安装套扎器(五连环或六连环),内镜下套扎器对准所要切除的病变吸引后,橡皮圈套住病变形成亚蒂样息肉,再在橡皮圈下圈套电切包括橡皮圈在内的病变(图6-23)。该法操作简便,圈套器很容易将病变套住,切割过程中视野清晰、凝固完全,易于掌握切除深浅度,局部损伤轻微,术后出血等并发症少,较为安全,且切除成功率不受病变部位影响,故也是近年来应用较广泛的方法之一。

由于套扎器价格昂贵,可以应用尼龙绳代替套扎器进行 EMR-L 治疗(图6-24)。

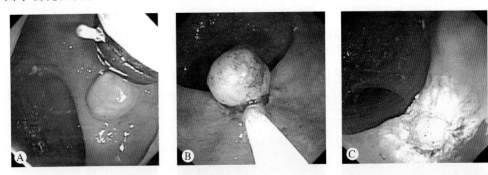

**图6-23 直肠类癌的 EMR 治疗——EMR-L**

A. 套扎器对准病变吸引;B. 亚蒂样息肉形成后,在橡皮圈下圈套电切;C. 电切后创面

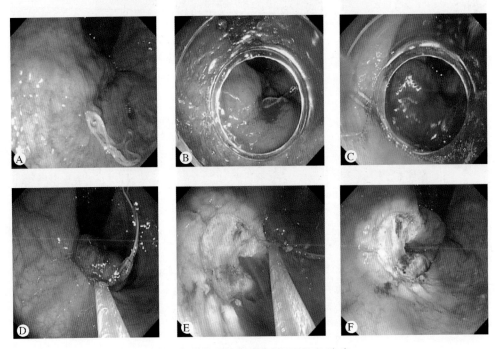

**图6-24 直肠残留病变的 EMR-L 治疗**

A. 直肠巨大息肉外科术后残留;B. 肠镜头端附加透明帽;C. 尼龙绳圈套结扎;D. 在尼龙绳下方圈套电切;E. 连同尼龙绳一并切除;F. 扩大切除后创面

（四）剥脱活检法

采用双孔道内镜或 2 根细径内镜进行操作。先在预定切除病灶的外周 0.5~1.0 cm 处用高频电刀作一环形点状切口,然后在病灶的黏膜下层注射适量高渗生理盐水,使病灶隆起以便切割,同时防止切割造成出血。用高频电刀将环形点状切口作环状切开,然后用活检钳剥离牵拉使病灶更为隆起易于圈套。最后用电圈套器套住其根部,将整个病灶电切除。为使病灶显示更清晰,亦可在操作前用亚甲蓝喷洒在病灶部位,高渗生理盐水中亦可掺入少量亚甲蓝。

（五）分片切除法

对于病灶较大,不能一次圈套切除者,可先将主要病灶切除,然后再将周围小病灶分次切除（图 6-25、6-26）,即分片切除法（endoscopic piecemeal mucosal resection, EPMR）;对于凹陷性的病灶,如注射后隆起不明显者,也可采取分次切除法清除病灶。

对于巨大平坦病变,黏膜下注射后分片切除顺序:上消化道从口侧向肛侧,下消化道从肛侧向口侧（图 6-27）。

对于十二指肠乳头部巨大平坦息肉,可以应用十二指肠镜进行黏膜下注射后再分块切除。切除病变后,氩离子血浆凝固术（argon plasm coagulation, APC）电灼创面所有小血管,以防术后出血（图 6-28）。

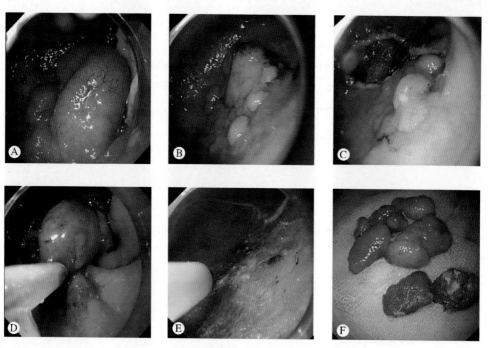

**图 6-25 胃窦部巨大扁平息肉的治疗——EPMR**

A. 胃窦部巨大扁平息肉;B. 黏膜下注射生理盐水（含靛胭脂）,病变抬举良好;C、D. 分块圈套电切病变;
E. 氩离子血浆凝固术电灼创面小血管;F. 切除病变标本

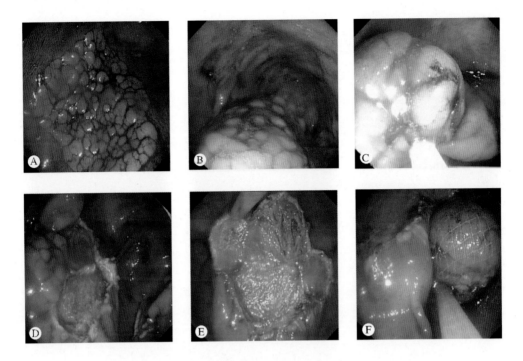

**图 6-26　盲肠 LST 的治疗——EPMR**

A. 盲肠 LST；B. 黏膜下注射生理盐水（含靛胭脂），病变抬举良好；C、D. 分块圈套电切病变；E. 分片电切除后创面；F. 回收切除标本

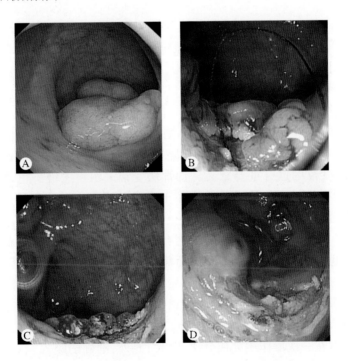

**图 6-27　直肠巨大扁平息肉的治疗——EPMR**

A. 直肠巨大扁平息肉；B、C. 黏膜下注射后从肛侧向口侧分块圈套电切病变；D. 切除病变后创面

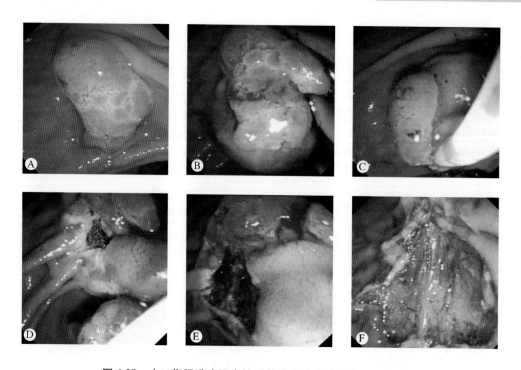

**图 6-28　十二指肠乳头巨大绒毛状腺瘤的内镜切除——EPMR**

A. 十二指肠乳头巨大绒毛状腺瘤;B. 黏膜下注射生理盐水(含靛胭脂),病变抬举良好;C、D、E. 分块圈套电切病变;F. 分片电切除后创面

对于直径 >2cm 巨大平坦病变,采用传统 EMR 往往只能分片切除。分片切除的可能结果是病变残留和复发。为避免 EPMR 产生的病变残留,黏膜下注射后先用针形切开刀切开病变周围正常黏膜,再用圈套器连续、分块电切病变,即"注射-预切-分块圈套电切"(图 6-29)。治疗中反复黏膜下注射,调整病变于 6 点钟位置以利圈套。完整切除病变后应用 APC 处理创面小血管和所有岛状隆起。

EMR 操作的步骤虽略有不同,但基本原则与操作技巧大体相同。切除前先要明确病变的范围和深度。可通过内镜观察、黏膜下盐水注射及超声内镜扫查来评估。此外,染色剂的应用对明确病变范围也有重要意义。食管病变常采用卢戈液染色,结肠、胃病灶则多用亚甲蓝和靛胭脂染色。EMR 成功的关键在于足量黏膜下注射及病灶完全抬举。足量黏膜下注射的作用是使病变充分隆起以利于完全切除及防止穿孔,还可排除黏膜下浸润病变(黏膜不能隆起)。黏膜下注射液一般采用含有肾上腺素的生理盐水或单纯生理盐水。生理盐水扩散较快,也可采用高渗盐水、10% 葡萄糖液、10% 甘油、5% 果糖、50% 右旋糖酐以及透明质酸钠等。通常在病变远侧端边缘开始注射,以免近侧端注射后隆起影响远侧端的观察,然后在两侧及近侧端注射。注射液量根据病灶大小而定,并可在操作中重复注射。因注射液扩散较快,注射后应尽快行圈套切除。应尽可能一次性整体切除,大的病变可分次切除,但也应争取在一次操作中完成分次切除。此外,准确的吸入、套扎也是完全切除的关键。切除后,应观察创面数分钟,如无出血方可退出内镜。有出血可用电凝探头进行电凝止血,术后 24h 内应严密观察有无再出血。

内镜黏膜下剥离术

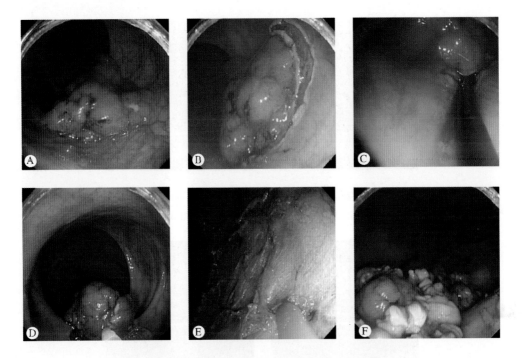

**图 6-29　直肠巨大扁平息肉的治疗——EPMR**

A. 直肠巨大扁平息肉；B. 黏膜下注射后预切开病变周围正常黏膜；C、D. 分块圈套电切病变；E. APC 电灼创面小血管和岛状隆起；F. 切除病变标本

## 四、EMR 术后处理

（一）并发症的处理

EMR 的严重并发症少见。EMR 术后创面上一般均有浅溃疡形成，可常规应用黏膜保护剂。出血是最常见的并发症，根据日本国立癌症中心 2000～2003 年统计 EMR 的出血率为 6%，大多数出血发生在术中或术后 24 h 内。术中出血较为常见，轻度出血可用热活检钳夹住渗血血管，并用高频电刀柔和模式使之凝固。金属止血夹可在出血更为活跃或术后出血时应用。穿孔在 EMR 中较为罕见，Gotoda 等报道 EMR 穿孔发生率为 0.5%。

1. 出血　明确出血点可应用 APC 或热活检钳钳夹出血点电凝止血（图 6-30～6-32），但 APC 对动脉性出血往往无效，而且 APC 电凝形成的焦痂脱落后仍可能再次发生出血。因此，APC 电凝止血后如有可能，建议应用金属夹夹闭创面出血点（图 6-33）。上述止血方法如不能成功止血，可用硬化剂注射或金属止血夹夹闭出血点（图 6-34、6-35）。

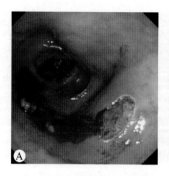
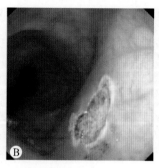

**图6-30　APC 电凝出血点止血(一)**

A. 结肠息肉 EMR 术中创面出血;B. APC 电凝止血

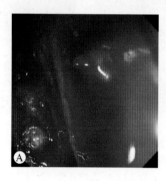
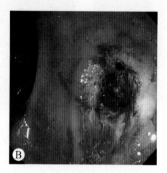

**图6-31　APC 电凝出血点止血(二)**

A. 结肠息肉 EMR 术后1d 创面活动性出血;B. APC 电凝止血

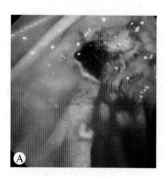
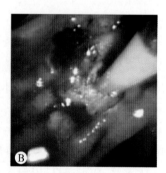

**图6-32　APC 电凝出血点止血(三)**

A. 十二指肠息肉 EPMR 术后3d 创面活动性出血;B. APC 电凝止血

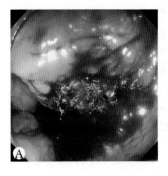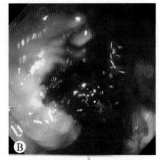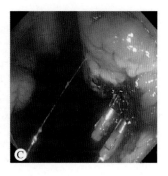

**图 6-33 结肠息肉 EMR 术中创面出血及处理**

A. EMR 术中创面出血,APC 止血未能奏效;B. 注射硬化剂出血减少,但 5 min 后继续出血;C. 金属夹夹闭出血点成功止血

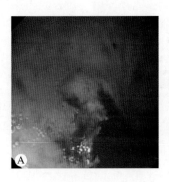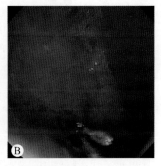

**图 6-34 金属止血夹夹闭出血点(一)**

A. 直肠息肉 EMR 术后 8 d 创面活动性出血;B. 金属止血夹成功夹闭出血点

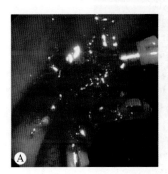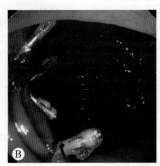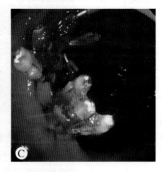

**图 6-35 金属止血夹夹闭出血点(二)**

A. 升结肠息肉 EMR 术后 4 d 创面活动性出血;B. 沿原金属夹间隙夹闭出血点;C. 夹闭后创血,出血停止

2. 穿孔 EMR 术中发生穿孔一般较小,多数穿孔病例均可通过金属止血夹夹闭裂口进行修补(图 6-36 ~ 6-38),避免了外科手术。由于术前患者多禁食或者肠道准备,穿孔所致的腹膜炎症状较轻,术后禁食、抗炎、半卧位休息,保守治疗一般多能成功。此外,腹腔镜下修补在处理此类穿孔病例中的作用亦逐渐取代了传统的开腹修补甚至造瘘手术,值得推广。

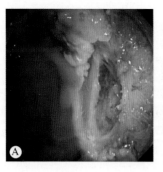
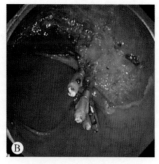
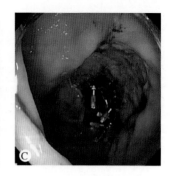

图 6-36　金属夹夹闭创面穿孔和出血点

A. 直肠息肉 EPMR 术中发生穿孔；B. 多枚金属夹对缝裂口；C. 1 枚金属夹夹闭创面出血点

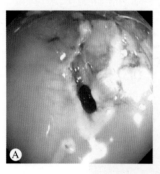
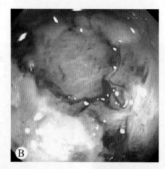
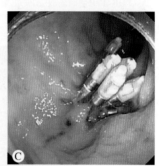

图 6-37　金属夹夹闭创面穿孔和血管

A. 降结肠息肉 EPMR 术中发生穿孔；B. 创面黏膜下血管；C. 多枚金属夹夹闭创面穿孔和血管

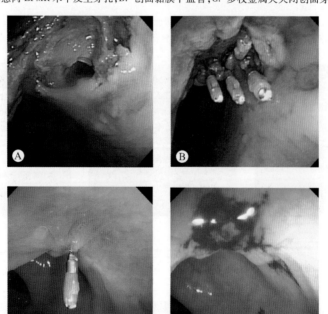

图 6-38　金属夹夹闭穿孔及随访

A. 降结肠息肉 EMR 术中发生穿孔；B. 多枚金属夹对缝裂口；C. 3 个月后肠镜
随访，创面愈合，1 枚金属夹嵌入黏膜内；D. 异物钳拔除创面残留金属夹

**(二) 术后随访**

EMR 治疗后随访意义在于残余病灶的复发和其他部位的再发,因此术后定期内镜随访非常重要。EMR 治疗后,辅以光动力或激光、APC 等治疗,可以消除残余病灶,降低局部复发。一般术后一年内 1 个月、6 个月、12 个月分别随访,以后每年一次复查了解局部复发情况,一般 2 年内未见局部复发者可认为治愈。若出现局部复发,病灶仍局限黏膜层,则可再次行 EMR 或 ESD 治疗。若病变浸润黏膜下层,则应外科手术根治切除。

近年来,随着内镜设备、附件的改进和内镜技术的提高,EMR 治疗的适应证有所放宽。但随着 ESD 的出现,由于其可大块完整地切除较大的病变组织,既可完整全面地进行病理学检查,又避免了分块切除所造成的病变残留和复发。ESD 显示出较 EMR 更大的优势。当然,由于 EMR 有操作简便、创伤小、并发症少、疗效确切等优点,目前仍是治疗消化道早期癌和肿瘤性息肉最常用的内镜治疗技术。

（高卫东　秦文政　周平红）

# 参 考 文 献

1. 刘厚钰,姚礼庆. 现代内镜学. 上海:上海医科大学出版社,2001

2. 许国铭,李兆申. 上消化道内镜学. 上海:上海科学技术出版社,2003

3. 徐富星. 下消化道内镜学. 上海:上海科学技术出版社,2003

4. 藤田力也. 消化器治療内視鏡の基本手技. 金原出版株式会社,1999

5. 日本消化器内視鏡学会. 消化器内視鏡ガイドライン. 医学書院,2000

6. Ahmadi A,Draganov P. Endoscopic mucosal resection in the upper gastrointestinal tract. World J Gastroenterol,2008,14(13): 1984～1989

7. Pohl J, Pech O. Endoscopic resection of early esophageal and gastric neoplasias. Dig Dis,2008,26(4):285～290

8. 周平红,姚礼庆,陈巍峰,等. 结直肠腺瘤性息肉和早期癌的内镜治疗. 中华外科杂志,2008,46(18): 1386～1389

9. Waye JD. Colonoscopic polypectomy. Diagn Ther Endosc,2000,6(3):111～124

10. Maish MS, DeMeester SR. Endoscopic mucosal resection as a staging technique to determine the depth of invasion of esophageal adenocarcinoma. Ann Thorac Surg,2004,78(5):1777～1782

11. 郭杰芳,李兆申.内镜黏膜切除术的发展及临床应用进展.中华消化内镜杂志,2006,6:478～480

12. 黄玮,吴云林. EMR 和 ESD 在消化道肿瘤治疗中的应用. 国际消化病杂志,2006,26(6): 412～414

13. 殷泙,吴云林.胃癌的内镜下微创手术治疗现状及进展,中国消化内镜,2008,2:16～20

14. 刘思德,姜泊. 国内早期大肠癌及大肠平坦型病变的内镜诊治进展,中国消化内镜,2008,4:1～10

# 第七章　内镜黏膜下剥离术术前准备及评估

发现与切除消化道早期癌与癌前病变,一直是内镜医师关注的焦点。在内镜治疗胃癌开展前,消化道早期癌和无远处转移的进展期癌一般通过外科手术治疗达到根治的目的,对于不能手术者仅予全身化疗以延长生命。随着消化内镜治疗的广泛开展,部分早期癌患者因高龄、心肺功能不全不能耐受手术,经过内镜治疗亦可达到根治目的;而不能手术的进展期癌可在内镜下进行姑息性治疗,以减少全身化疗带来的不良反应。

从20世纪80年代起,内镜技术快速发展,尤其在胃癌高发地日本,出现了治疗早期胃癌的内镜技术即内镜黏膜切除术(EMR)。这一方法相对于传统外科的胃切除手术,在提高患者生活质量上具有绝对优势,因此得到广泛的应用。但是另一方面,很多医师感到使用传统的EMR方法很难整块切除直径>15 mm的病变,这些病变往往需要分2～3次才能完整切除。多次切除的结果会由于边缘灼伤和多块病变,很难对原病变范围进行确切的病理评估。而且,日本临床研究表明,同分次切除相比,一次性切除病变的复发率较低。另外,确切的病理评估(是黏膜内癌还是已分化腺癌,有无淋巴脉管侵入,水平和垂直方向是否呈阴性等)才能决定患者是否需要再进一步的手术治疗。

为了能更有效地治疗早期癌,1994年日本学者Takekoshi等发明顶端带有绝缘陶瓷圆球的电刀(insulated- tip knife,IT刀),首创使用IT刀对直径>2 cm的直肠病变进行黏膜下剥离。1999年,日本专家Gotoda等对直径>2 cm的消化道早期癌进行黏膜下剥离一次性切除成功。随着内镜器械的不断发展,这一新技术不断完善,并获得了一个新的名称,即内镜黏膜下剥离术(ESD)。尽管最初掌握这门技术有一定的困难,近几年ESD还是得到了国内外学者的广泛关注。由于ESD的技术难度,在操作过程中出血和穿孔的概率高于传统的内镜下治疗方法,所以,原则上在开始实施ESD治疗前,需要在专门的ESD培训中心接受良好、系统的培训。

## 第一节　知情同意

和谐的医患关系靠良好的沟通而建立,内镜医师应于术前花费一些时间来建立互相信任,有助于减轻患者及其家庭的忧虑和压力。患者及家属所关心的事项也应是内镜医师所注意的,内镜医师应让患者及家属了解内镜治疗的原因、治疗的方法以及治疗时可能面临的风险。应告知患者,医生会尽职尽责、全心全意地进行检查和治疗,患者在检查和治疗过程中以及检查或治疗后可能发生下列并发症和事先可能难以预料的情况,甚至生命危险。

(1) 麻醉意外:ESD 治疗一般采用静脉或全身麻醉的方式,需要向患者交代麻醉可能存在的并发症及意外情况。

(2) 下颌关节脱位:麻醉或胃镜插入时均有可能发生。

(3) 黏膜损伤与感染:包括咽喉部、食管、胃、十二指肠黏膜损伤及感染。

(4) 术中或术后出血:ESD 术中及术后均有可能出现内镜下无法控制的大出血,必要时需手术干预。

(5) 食管、胃、大肠穿孔:ESD 是一项对内镜技术要求很高的操作和治疗方式,最可能发生的并发症即穿孔,必要时需手术干预。

(6) 病灶切除不完全或基底部有恶变,需进一步行根治性手术治疗。

(7) 术中及术后会发生心、肺、肝、肾等重要脏器损害,心肺骤停等意外。

(8) 其他难以预料的情况。

患者及患者家属对上述 ESD 治疗过程中可能出现的并发症或难以预料的危险情况表示完全理解后,内镜医师方可进行 ESD 治疗。

## 第二节  高龄伴其他内科疾病患者的处理

随着人口老龄化,近年来需要进行内镜治疗的高龄患者越来越多。高龄患者各组织器官功能减退,机体免疫力低下,代偿能力差,感染不易控制,病情常不典型。除了原发疾病外,往往伴有心、肺、肝、肾等重要脏器疾病,以及高血压、糖尿病等。多种疾病相互交错影响,加上基础疾病消耗,病情复杂,麻醉及内镜治疗的耐受性差。要提高高龄合并症患者的救治疗效,做好术前的各项准备工作显得尤为重要。

为了能最大限度降低内镜手术的危险性,减少术后并发症的发生,对择期患者术前均应全面检查血、尿、粪便常规,血糖,尿糖,肝、肾功能,出、凝血时间等实验室检查,心电图、胸部 X 线片等物理检查,并详细询问病史,对高龄患者的各种状况作全面了解。

### 一、心血管疾病

高龄患者往往伴发心血管疾病,主要有高血压、冠心病、心律失常等,因此对于合并心血管疾病的患者,应详细了解其疾病情况,必要时术前应做 24 h 动态心电图、心脏超声、平板运动试验及心功能测定等检查,以便及时发现和处理合并的心血管疾病。对合并高血压的高龄患者,因其血管弹性差,使用降压药物时应避免术前急降血压,并不要求把血压降到正常范围。一般舒张压控制在 <100 mmHg 为宜,可选用温和、持久的降压药,必要时可加用氢氯噻嗪(双氢克尿塞)等利尿剂。对心脏功能减退者,经药物治疗能控制,而且心脏代偿功能良好者,可以考虑内镜手术。对于心律失常,应依据不同情况区别对待,偶发的室性期外收缩,一般不需

特殊处理。有心房纤颤伴心室率增快达 100 次/min 以上者,可静脉注射毛花苷 C(西地兰)或口服普萘洛尔(心得安),尽可能将心率控制在正常范围内。如有心动过缓,心室率在 50 次/min 以下者,术前使用阿托品提高心率,必要时需放置临时起搏器。对并存心功能不全的患者应积极内科治疗,病情稳定 1 个月后方可进行内镜手术。对并存心肌梗死患者,病情至少稳定 6 个月后才能进行内镜治疗。

### 二、呼吸系统疾病

高龄患者伴发呼吸系统疾病主要为慢性支气管炎、肺气肿、肺心病等,故术前应对肺功能情况进行详细了解,必要时行血气分析和肺功能测定等检查。用力呼气量(forced vital capacity, FVC)和第 1 秒用力呼气量(forced expiratory volume in 1 second, $FEV_1$)的检测对肺功能的评估极有价值。患者术前应禁烟、戒酒,给予祛痰解痉药物,以促进排痰,改善肺通气和换气功能。术中、术后呼吸支持需注意增加供氧,及时进行血气分析、血氧饱和度监测等。对于合并哮喘患者尤其要慎重,因为麻醉和内镜检查都有可能诱发哮喘发生,可在术前预防性给予解痉平喘药物或喷剂,防止术中并发哮喘。一旦诱发哮喘,必要时可静脉给予激素类药物或平喘药物维持治疗。

### 三、糖尿病

糖尿病是一组因胰岛素分泌绝对或相对不足以及靶组织细胞对胰岛素敏感性降低,引起糖、蛋白、脂肪、水和电解质等一系列代谢紊乱的临床综合征。糖尿病是高龄患者的常见合并症,其中不少患者为隐性糖尿病。患者在手术或应激状态下可使儿茶酚胺、胰高血糖素、类固醇激素等分泌增加,而血胰岛素水平下降,使其处于高血糖状态,防御和再生机制受到破坏,从而使患者术后并发症发生率及病死率增高,感染不易控制。因此,术前及术后控制血糖水平尤为重要,主张术前适当控制饮食和口服降糖药治疗,不应过分严格限制糖摄入量,术前 3 d 左右使用或改用正规胰岛素餐前半小时皮下注射或静脉滴注,以摸清机体对胰岛素的敏感性和血糖波动范围,为术中、术后使用胰岛素的剂量提供参考。血糖水平一般控制在 6.6 ~ 8.9 mmol/L,尿糖维持( - ~ +)、尿酮( - )较为安全,不必强求血糖降至正常或尿糖阴性。糖尿病患者的手术时间,最好能安排于每天早上,以缩短术前禁食时间,避免体内酮体生成。对于依赖胰岛素注射而又禁食的糖尿病患者,应严加监视血糖水平。一般认为,血糖水平控制在 10 mmol/L 以下进行内镜手术还是比较安全的。

### 四、并存肝、肾功能不全的处理

高龄患者肝、肾功能不全也较常见。因此,术前应常规检查乙型肝炎、肝功能、凝血酶原时间、尿常规、血肌酐及尿素氮等。若肝功能异常,则给予护肝治疗,尽可能避免使用具有肝脏毒性的药物。有腹水的患者可使用人血白蛋白、利尿剂等消除腹水,同时加强营养支持,促进蛋白合成,使肝功能达到 Child A 级,并稳定 1 周以上再进行内镜治疗。并存肾功能不全的患者若尿素氮 <15 mmol/L,24 h 内生肌酐廓清率 >50 ml/min,内镜治疗相对安全,但仍需注意尽可能避免使用具有肾脏毒性的药物,术中、术后需留置尿管和中心静脉管,动态观测尿量和中心静脉压的变化,及时调整输液量。

## 第三节  术前应用抗凝药物、抗血小板药物者的处理

### 一、常用抗凝药物的特性

1. 阿司匹林  不可逆地抑制血小板膜上的环氧化酶,使血小板中血栓素 $A_2$($TXA_2$)的合成和释放减少,抑制 $TXA_2$ 诱发的血小板积聚。虽然阿司匹林的半衰期仅 20 min,但每天服用 30~50 mg,连续 7 d 后,即可完全抑制机体中的血小板环氧化酶的活性,直至有新产生的血小板才能恢复环氧化酶的功能。

2. 肝素  是高度硫酸化的葡糖胺聚糖,临床使用的肝素是分子量不等的成分组成的未分组肝素(unfractionated heparin, UFH),分子量介于 3 000~30 000,平均分子量 12 000~15 000。肝素通过分子中特异的戊聚糖与抗凝血酶Ⅲ分子中赖氨酸残基特异性结合,形成肝素-抗凝血酶Ⅲ复合物,使抗凝血酶Ⅲ的构型发生改变,暴露出活性中心。抗凝血酶Ⅲ是丝氨酸蛋白酶抑制剂,其活性中心与活化的具有丝氨酸蛋白酶活性的凝血因子Ⅸa、Ⅹa、Ⅺa 和Ⅻa 作用,加速灭活血浆中这些活化的凝血因子,并且肝素抗凝血酶Ⅲ复合物形成后,使抗凝血酶Ⅲ更易与凝血酶的活性中心结合成稳定的凝血酶—抗凝血酶复合物,从而灭活凝血酶,抑制纤维蛋白原转变成纤维蛋白,产生抗凝作用。肝素还能够阻抑血小板的黏附和聚集,防止血小板崩解而释放血小板第 3 因子及 5-羟色胺。肝素皮下或静脉注射吸收良好,皮下注射后 20~60 min 起效,静脉注射后立即起效。约 50% 给予的肝素原形经肾脏排除,剩余的药物在肝脏内经肝素酶代谢为尿肝素随尿排除。肝素半衰期因剂量而异,注射 25 u/kg,半衰期为 30 min;剂量达400 u/kg 时,半衰期为 150 min。

3. 低分子肝素  低分子肝素(LMWH)为普通肝素酶解或化学降解的产物,分子量介于 2 000~8 000,平均分子量 5 000。药理作用与普通肝素相似,抗活化的凝血因子Ⅹa 增强,抗活化的凝血因子Ⅱa 作用弱,对血小板集聚功能等影响较普通肝素为小,出血并发症减少。采用皮下注射,吸收较完全,半衰期 2~6 h,使用方便,生物利用度高,在体内不易被清除,作用时间长,对血小板功能和数量影响小,很少引起血小板减少症,目前应用较为广泛。

4. 华法林  在维生素 K 作用下,肝脏微粒体的羧基化酶将凝血因子Ⅱ、Ⅶ、Ⅸ和Ⅹ中的谷氨酸转变为 γ-双羧基谷氨酸,后者与钙离子结合,发挥凝血活性。华法林抑制肝脏内羧化酶,干扰维生素 K 依赖性凝血因子的合成和活化,同时还具有抗凝和抗血小板积聚作用。口服后吸收迅速、完全,吸收后迅速与血浆白蛋白高度结合。口服后 12~18 h 起效,36~48 h 达抗凝高峰,作用持续 3~5 d。在肝脏代谢,代谢产物经肾脏排除。

### 二、术前应用抗凝、抗血小板药物者的处理

对于长期服用抗凝或抗血小板药物如肝素、双香豆素类、阿司匹林类药、非类固醇类消炎药物患者,例如阿司匹林,它会不可逆转地影响血小板聚集,导致出血时间延长,因此术前要检查凝血酶原时间(PT)、激活的部分凝血活酶时间(PTT)、血小板数目及出血时间等。这类患

者存在潜在性的出血倾向,故内镜治疗前后应慎用或停用此类药物。①阿司匹林类:阿司匹林能延长出血时间,但延长不超过异常的范围,往往易被忽视,一般在内镜治疗前停用 1～2 d。②肝素:肝素治疗的患者中有 2%～3% 发生血小板减少。对此类患者停用肝素后 6～8 h 再实施内镜治疗,能减少出血倾向。③华法林:用华法林治疗的患者,术前停用华法林 3～5 d,术后尽快恢复华法林治疗。为消除其对内镜治疗的影响可以输入新鲜冻干血浆提高凝血因子的水平,也可以给予维生素 K 增加肝脏产生凝血酶,使凝血酶原时间(PT)恢复正常,也可以给予肝素代替华法林,在术前 8 h 停用肝素。④非类固醇类消炎药物:对使用吲哚美辛(消炎痛)、布洛芬、吡罗昔康(炎痛喜康)应在停药后 24 h、48 h 甚至更长时间后实施内镜治疗,可以减少内镜治疗出血的发生。

（张轶群　周平红）

# 参 考 文 献

1. 卿笃桔,李汉贤.高龄乳腺癌患者并存病的围手术期处理.南华大学学报(医学版),2005, 33(3):377～379

2. 黄权,雷鸣.高龄胃癌患者并存疾病的围手术期处理.实用癌症杂志,2005,20(6): 607～609

3. 杨明,杜鹏,周迪,等.合并心血管病高龄结直肠癌病人围手术期处理.中国实用外科杂志, 2008,28(2):117～120

4. Barrier A, Ferro L, Houry S, et al. Rectal cancer surgery in patients more than 80 years of age. Am J Surg,2003,185(1):54～57

5. 曹志新,杨传永,周绍裳.高龄结、直肠癌病人并存病的围手术期处理.中国实用外科杂志, 2004,24(2):107～108

6. 张广平,冯笑山,陈登庭.高龄胃癌患者临床治疗分析.中国肿瘤临床与康复,2003,10(3): 250～251

7. 韩希望,高建武,张涛.老年胃癌患者合并糖尿病的特点及其围手术期处理.西安医科大学学报,2001,22(2):172～176

8. 雷道雄,艾中立,刘志苏.外科患者并存糖尿病的特点及围手术期处理.中国实用外科杂志,1999,19(3):145～146

9. 陈双,吴一冲.肿瘤患者的营养支持.中国实用外科杂志,2003,23(2):73

10. 包春,邓小明.抗凝及止血药物在围手术期的使用.中国实用外科杂志,2008,28(2): 104～107

11. 汤苏阳,艾玉峰,蔡宝仁.判断和处理整形患者围手术期的潜在出血倾向.中华医学美容杂志,2000,6(6):318～319

内镜黏膜下剥离术

# 第八章

# 内镜黏膜下剥离术的适应证和禁忌证

## 第一节 内镜黏膜下剥离术的适应证

与传统手术方法相比,内镜具有侵袭性小的优点,充分体现微创治疗的优越性;与单纯的电灼等其他内镜治疗方法相比,内镜切除术具有获得完整病理标本的优点,有利于明确肿瘤浸润深度、分化程度、血管和淋巴浸润情况,评估患者预后,并决定是否需要追加外科手术。内镜下切除病变的基本要求是完整切除,没有病变残留。理论上,没有淋巴结转移,浸润程度较浅,采用内镜方法可以安全、完整切除的消化道局部病变都是内镜治疗适应证。

病变性质和浸润深度的判断是决定内镜治疗适应证的关键。超声内镜(EUS)可以明确黏膜下肿瘤的起源层次和大小,但对平坦病变的浸润深度(尤其是黏膜下层)的判断,其准确性各家报道差异较大,有其局限性。笔者认为采用窄带成像(NBI)和内镜染色明确病变范围和性质后,结合放大内镜观察整个病变的毛细血管形态、腺管结构和腺管开口对判断病变的浸润深度极有价值。指导病变是否适合内镜切除治疗的另一简单而准确的判断方法是抬举征(lifting sign),没有一个侵犯到黏膜下层的病变注射生理盐水后会明显抬起(图8-1)。

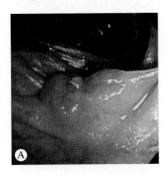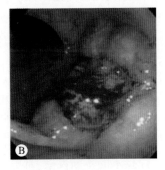

**图8-1 抬举征**

A. 抬举征(阳性);B. 抬举征(阴性)

对于没有淋巴结、血管转移的消化道局部病变,理论上都可以进行内镜黏膜下剥离术(ESD),目前对ESD治疗的指征仍有争议,认为只要无固有肌层浸润、无淋巴结和血行转移,不论病变位置及大小,ESD 均能切除。现在 ESD 主要应用于以下消化道病变的治疗:①消化道巨大平坦息肉。直径 <2 cm 息肉一般采用内镜黏膜切除术(EMR)切除;直径≥2 cm 息肉推荐 ESD 治疗,1 次完整切除病变。②早期癌。根据术者经验,结合染色内镜、放大内镜、超声内镜检查,确定早期癌的浸润范围和深度,局限于黏膜层和没有淋巴结转移的黏膜下层早期癌,ESD 治疗可以达到外科手术同样的根治效果。③黏膜下肿瘤。超声内镜检查确定来源于黏膜肌层和黏膜下层的肿瘤,通过 ESD 治疗可以完整剥离病变;对于来源于固有肌层的肿瘤,采用 ESD 进行内镜黏膜下肿瘤挖除术(endoscopic submucosal excavation, ESE),但 ESE 挖除病变的同时往往伴有消化道穿孔,目前不主张勉强挖除,有丰富内镜治疗经验的医师可以尝试运用。笔者结合国内外的经验,建议 ESD 治疗消化道病变的适应证如下。

## 一、食管病变

局限于黏膜层$_1$、黏膜层$_2$、黏膜层$_3$ 或黏膜下层$_1$ 病变表面直径不超过 2.5 cm 者,无淋巴管侵犯且黏膜固有层浸润深度 <2.5 mm 者可考虑内镜下切除治疗;特别是直径 <0.5 cm 且圈套器无法直接圈套的病灶;溃疡型病灶;病变范围直径 >2.0 cm 的病灶等均可通过 ESD 完整切除。

1. Barrett 食管　伴有不典型增生和癌变的 Barrett 食管,ESD 可完整大块切除病灶。

2. 早期食管癌　结合染色内镜、NBI 和 EUS 等检查,确定食管癌的浸润范围和深度,局限于黏膜层和没有淋巴结转移的黏膜下层早期食管癌。

3. 食管癌前病变　如食管糜烂,直径 <2 cm 的病灶采用 EMR 切除,直径 >2 cm 的病灶推荐 ESD 治疗,一次完整切除病灶。

4. 食管良性肿瘤　包括食管息肉、食管平滑肌瘤、食管乳头状瘤、食管囊肿、增生明显的食管白斑等。来源于固有肌层的食管平滑肌瘤在治疗过程中较易造成穿孔,但来源于黏膜肌层的病灶可完整切除。

5. 姑息性治疗　对于侵犯至黏膜下层的高龄食管癌患者、突于食管腔内的巨大肉瘤、食管癌根治术后吻合口复发或食管其他部位发现癌灶,ESD 可以起到姑息治疗效果。

对于直径 <1.0 cm 的小病灶,直接高频电切及 EMR 有时无法将病灶直接圈套,根部注射生理盐水后将边缘预切开后可将病灶完整切除。

## 二、胃病变

胃癌外科根治性切除及淋巴清扫术曾被认为是早期胃癌的首选治疗方法,黏膜内癌和黏膜下癌的外科根治术 5 年生存率分别达 99% 和 96%,但根治性手术相关并发症发生率和死亡率分别达 43% 和 6.5%。外科根治术后常并发早饱、吞咽困难、反流、腹部不适等症状,术后生活质量与进展期胃癌相似。研究证实,淋巴结转移发生率很低的早期胃癌适合于内镜治疗。随着消化内镜诊疗技术的不断发展,部分消化道息肉、早期癌和黏膜下肿瘤可以实行内镜下切除,而不再需要行传统的剖腹手术。内镜治疗目前普遍采用的方法是 EMR。对于胃部较大的平坦病变,EMR 治疗只能通过分块切除的方法来进行,一次性完整切除率低于 50%。2 片、3 片、4 片或更多片切除后的局部复发率分别高达 6%、26% 和 24%,其结果是不能获得完整的病理学诊断资料,不能明确胃癌浸润深度,肿瘤局部残留和复发的概率也大为增加。因此,日本胃癌学会 EMR 治疗指征仅限于分化型、无溃疡形成、直径 <2 cm 隆起型或直径 ≤1 cm 的平坦型或凹陷型早期胃癌。EMR 切除病变的局限性和不完整性,促使人们去开发更新的技术去剥离更大、更完整组织。ESD 的出现使得更多消化道病变能够在内镜下一次性大块、完整切除。

Gotoda 等认为 ESD 治疗早期胃癌适应证为:①分化型黏膜内癌,无溃疡发生,不论大小;②溃疡、分化型黏膜内癌,直径 <3 cm;③黏膜下层$_1$浸润分化型腺癌,无溃疡发生,无淋巴及血行转移,直径 <3 cm;④低分化型黏膜内癌,无溃疡发生,直径 <2 cm。2001 年,日本胃癌治疗指南建议,对于伴或不伴溃疡的分化型黏膜内癌,只要不超过黏膜下层均可行 ESD。

目前日本采用 ESD 治疗早期胃癌的扩大适应证:①肿瘤直径 ≤2 cm,无合并存在溃疡的未分化型黏膜内癌;②不论病灶大小,无合并存在溃疡的分化型黏膜内癌;③肿瘤直径 ≤3 cm,合并存在溃疡的分化型黏膜内癌;④肿瘤直径 ≤3 cm,无合并存在溃疡的分化型黏膜下层$_1$癌。

对于年老体弱、有手术禁忌证或疑有淋巴结转移的黏膜下癌拒绝手术者,可视为相对适应证。

对于胃的癌前病变,直径 <2 cm 的病灶采用 EMR 切除;直径 >2 cm 的病灶推荐 ESD 治疗,一次完整切除病灶。

胃的良性肿瘤,如胃息肉、胃间质瘤、胃异位胰腺、脂肪瘤等,内镜超声检查确定来源于黏膜肌层或位于黏膜下层的肿瘤,通过 ESD 治疗可完整剥离病灶;来源于固有肌层的肿瘤,ESD 切除病灶的同时往往伴有消化道穿孔,不主张勉强剥离,但通过内镜下修补术可成功缝合创面,同样可使患者免于开腹手术。

### 三、大肠病变

由于大肠内细菌多,内镜治疗时一旦出现穿孔,大多需要手术治疗,否则可能造成较为严重的后果。即使及时行手术治疗,也不能排除急诊行造瘘手术的可能,因此,运用 ESD 治疗大肠疾病时,要慎重地选择病例,尽量避免出现严重的并发症。

1. 巨大平坦息肉　直径 <2 cm 的息肉一般采用 EMR;直径 ≥2 cm 的平坦息肉建议采用 ESD,可一次性完整切除病灶,降低复发率。

2. 黏膜下肿瘤　内镜超声检查确定来源于黏膜肌层或位于黏膜下层的肿瘤,通过 ESD 治疗可完整剥离病灶;来源于固有肌层的肿瘤,ESD 切除病灶的同时往往伴有消化道穿孔,不主张勉强剥离。

3. 类癌　尚未累及肌层的直径 <2 cm 类癌可以通过 ESD 完整切除。大肠类癌一般多发生于下段直肠,肠镜下剥离至肌层也不会出现腹膜炎等严重并发症;且病变位置较低,容易操作,出现出血等并发症也易于控制。

### 四、EMR 术后残留或复发病变

EMR 术后病变残留或复发,由于肿瘤的位置、形态、大小以及术后的纤维组织增生等原因,采用传统的 EMR 或经圈套切除的方法来整块切除病变有困难时,可采用 ESD 的方法进行切除。ESD 的特点是可自病灶下方的黏膜下层剥离病灶,从而做到完整、大块切除肿瘤,包括术后瘢痕、术后残留肿瘤组织和溃疡等病灶,避免分块 EMR 造成的病变残留和复发。

　　ESD 的适应证有待于我国学者对该术充分认识、熟练掌握并进行大批患者随访后方能得出最后结论,但上述 ESD 适应证的范围已经大大超出了 EMR 的治疗范围。是消化道早期癌浸润范围未至固有肌层、无淋巴、血管转移前最好的治疗方法。

## 第二节　内镜黏膜下剥离术的禁忌证

　　虽然 ESD 对肿瘤一次性切除率远高于 EMR,但切割和剥离过程难度很高,手术耗时相对较长,清醒状态下患者难以耐受,特别是手术过程中上消化道分泌物以及胃腔内血性液体、染色剂等易造成患者呛咳、误吸、窒息等,一般手术在全麻、气管插管的状态下进行较为安全。对于不具备开展无痛内镜检查条件的医疗单位、一般情况较差的患者,不主张开展 ESD 治疗。严重的心肺疾病、血液病、凝血功能障碍以及服用抗凝剂的患者,在凝血功能未纠正前严禁行ESD。病变基底部(黏膜下层)黏膜下注射局部无明显隆起、抬举较差的病变,提示病变基底部的黏膜下层与肌层间有粘连,肿瘤可能浸润至肌层组织,操作本身难度较大,应列为 ESD禁忌。

　　与 EMR 相比,消化道病变 ESD 治疗手术难度更高,手术时间更长,手术并发症发生率更高,对操作者的技术要求较高。开展 ESD 内镜中心(室)人员配备必须充足;操作者必须熟练进行内镜诊断操作,使用双管道治疗内镜完成 EMR 600 例以上,掌握 EMR 和内镜下止血及缝合技术,同时接受过 ESD 全面培训教育;医院内、外科配合良好,能协同处理术后并发症;临床医师与病理医师密切配合,对 ESD 剥离病变进行详细、完整的病理检查亦属必要。

　　开展 ESD 治疗前必须接受严格的正规培训,培训一般要经过观摩、担任助手、动物实验和正式操作 4 个阶段。观摩阶段学习各种剥离刀的使用方法、高频电凝电切的设定和局部黏膜下的注射(图 8-2);助手阶段熟悉内镜和各种配件准备;动物实验阶段反复操练,掌握 ESD 全部过程(图 8-3、8-4);正式操作阶段前 30 例 ESD 必须在上级医师指导下操作,完成 30 例后方可独立操作。

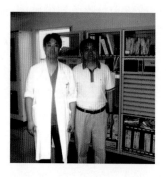

图 8-2　笔者(周平红)在日本
静冈癌症中心观摩学习

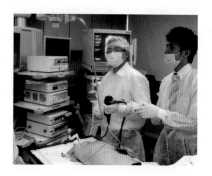

图 8-3　笔者(周平红)进行 ESD 动物实验

　　ESD 手术在日本开展已有 10 多年,其治疗消化道早期癌的疗效和优越性已得到普遍认

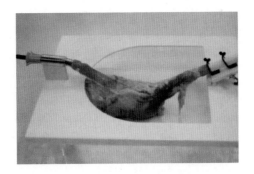

图8-4　日本用于 ESD 培训模型

可,目前能否进行 ESD 手术已成为衡量一家医院内镜水平高低的标志。国内学者对 ESD 新技术非常重视和感兴趣,笔者所在单位自 2006 年 8 月开始消化道 ESD 治疗,至 2008 年 12 月已完成 600 余例,取得了较好的疗效。

(张轶群　周平红)

## 参 考 文 献

1. Gotoda T, Kondo H, Ono H, et al. A new endoscop icmucosal resection ( EMR ) procedure using a insulation tipped diathermic (IT) knife for rectal flat lesions: report of two cases. Gastrointest Endosc, 1999, 50:560~563

2. Asge Technology Committee, Kantsevoy SV, Adler DG. Endoscopic mucosal resection and endoscopic submucosal dissection. Gastrointest Endosc, 2008 ,68(1):11~18

3. Inoue H, Takeshita K, Hori H, et al. Endoscopic mucosal resection with a cap-fitted pan endoscope for esophagus, stomach, and colon mucosal lesions. Gastrointest Endosc, 1993, 39 (1): 58~62

4. Tada M, Shimada M, Murakami F, et al. Development of strip-off biopsy Gastroenterol Endosc, 1984, 26: 833~839

5. Higuchi K, Tanabe S, Koizumi W, et al. Expansion of the indications for endoscopic mucosal resection in patients with superficial esophageal carcinoma. Endoscopy, 2007 ,39(1):36~40

6. Ishihara R, Iishi H, Uedo N, et al. Comparison of EMR and endoscopic submucosal dissection for en bloc resection of early esophageal cancers in Japan. Gastrointest Endosc, 2008,68(6): 1066~1072

7. Fujishiro M, Yahagi N, Kakushima N, et al. Endoscopic submucosal dissection of esophageal squamous cell neoplasms. Clin Gastroenterol Hepatol, 2006,4(6):688~694

8. Min BH, Lee JH, Kim JJ, et al. Clinical outcomes of endoscopic submucosal dissection ( ESD)

for treating early gastric cancer: Comparison with endoscopic mucosal resection after circumferential precutting (EMR-P). Dig Liver Dis, 2008, 19

9. Kato M. Endoscopic submucosal dissection (ESD) is being accepted as a new procedure of endoscopic treatment of early gastric cancer. Intern Med, 2005, 44(2):85 ~ 86

10. Gotoda T. A large endoscopic resection by endoscopic submucosal dissection procedure for early gastric cancer. Clin Gastroenterol Hepatol, 2005,3(Suppl 1):S71 ~ S73

11. Yokoi C, Gotoda T, Hamanaka H, et al. Endoscopic submucosal dissection allows curative resection of locally recurrent early gastric cancer after prior endoscopic mucosal resection. Gastrointest Endosc, 2006,64(2):212 ~ 218

12. Fujishiro M, Yahagi N, Nakamura M, et al. Endoscopic submucosal dissection for rectal epithelial neoplasia. Endoscopy, 2006,38(5):493 ~ 497

13. Kakushima N, Fujishiro M, Kodashima S, et al. A learning curve for endoscopic submucosal dissection of gastric epithelial neoplasms. Endoscopy, 2006, 38:991 ~ 995

# 第九章　内镜黏膜下剥离术相关器械与黏膜下注射液

## 第一节　高频切开刀

### 一、IT刀

IT刀(insulated knife)代表"带绝缘头的高频切开刀"(图9-1)。为最早、最常使用的切开刀,针状刀先端为陶瓷绝缘部。有效长度1 650 mm,刀丝长度4 mm。

IT刀最大的优点在于:①纵向切开较方便;②由于刀体切开部分可以进行全方位、较长距离的切开或剥离,技术熟练的医师可进行快速切开,大大节约内镜黏膜下剥离术(ESD)操作时间;③即使无法看到切入点,绝缘头也可以防止穿孔;④一旦习惯使用IT刀后,可以采用1把IT刀进行黏膜切开和黏膜下剥离;⑤虽然有时穿孔不可避免,但由于前端装有绝缘陶瓷,沿垂直方向切开时不会太深造成穿孔,与其他切开刀相比要安全得多。

IT刀也存在一定缺点:①横向切开有一定难度,需要熟练的内镜配合;②有时不能在直视下进行剥离,存在盲区;③采用IT刀进行黏膜下剥离前,使用针状刀实施预切开,可能造成消化道穿孔。

剥离过程中按黏膜的切线方向比较容易(图9-2),但在水平方向切开黏膜时需有一定的技巧操控内镜。应用IT刀沿纵向进行剥离有时看上去比较简单,但必须施加向下的力量于内镜头端,推动IT刀紧贴切开的黏膜。操作中通过旋镜或前后拉动内镜使IT刀沿黏膜下层切开。

对于贲门、胃体上部小弯、胃体上部后壁、胃体中部小弯、胃体下部小弯、胃体下部后壁、胃窦大弯、胃窦前壁和后壁部位病变采用IT刀进行ESD较为容易,而对于胃穹窿部、胃体上部大弯、胃体中部大弯和幽门环病变,采用IT刀进行ESD比较困难。对于ESD初学者,推荐从胃窦前壁、后壁或大弯侧小的病变开始使用IT刀;完成20~30例,对整个ESD步骤较为熟悉后再应用IT刀进行较大、较困难部位(如胃角)的ESD治疗。

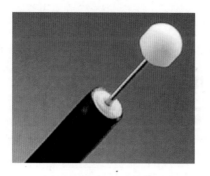

图 9-1 IT 刀

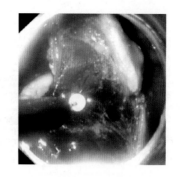

图 9-2 前后拉动 IT 刀
沿黏膜下层进行剥离

最新推出的 IT2 刀(KD-611L)是在 IT 刀的基础上作适当改进,绝缘陶瓷底部设计有 3 个电极(图 9-3),可轻松实施横向切开(图 9-4)。在大幅度提高切开和剥离性能的同时,绝缘刀头可避免进入黏膜过深,减轻对深层组织不必要的切开,降低穿孔危险性。笔者使用 IT 刀2 的体会是,与原 IT 刀相比,剥离效率大为提高,但穿孔发生率有所增加。

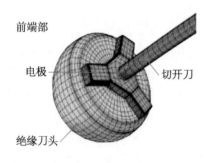

前端部
电极
切开刀
绝缘刀头

图 9-3 IT2 刀示意图

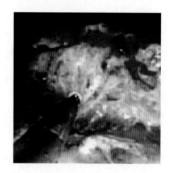

图 9-4 IT2 刀可以轻松
实施横向切开

## 二、Hook 刀

Hook 刀前端为"L"形先端(图 9-5),有效长度 1 650 mm,刀丝长度 4.5 mm,钩形刀头长度 1.3 mm。复旦大学附属中山医院初期开展 ESD 时将针形切开刀(KD-1L-1)头端屈曲 1 mm,类似于 Hook 刀开展 ESD(图 9-6)。用 Hook 刀前端钩住组织纤维并提起黏膜,可以实现黏膜的安全切开和黏膜下剥离(图 9-7)。它的前端可以 360°旋转,易于定位并可从理想角度进行切开。

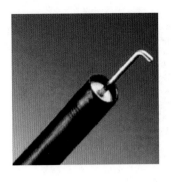

图 9-5 Hook 刀

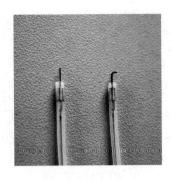

图 9-6 针形切开刀

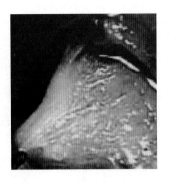

图 9-7 切开前将黏膜提起

Hook 刀优点：①旋转功能易于对切开部位进行准确定位,并进行横向或纵向切开、剥离；②切开前将黏膜提起,能将穿孔危险降到最低,比针形切开刀要安全得多；③刀背部分可以直接进行电凝标记切除范围,降低穿孔的发生率；④直视下剥离时对可见黏膜下层小血管进行电凝(图 9-8),因而可以保证视野的清晰,降低出血量；⑤熟练者可以应用 Hook 刀进行病变四周的黏膜切开(图 9-9)；⑥将黏膜下层肿瘤从黏膜下完整挖除(图 9-10)。

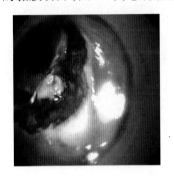

图 9-8 电凝黏膜下层小血管

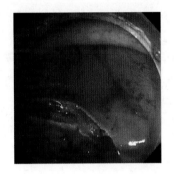

图 9-9 进行黏膜切开

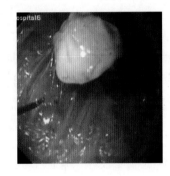

图 9-10 将黏膜下层肿瘤完整挖除

Hook 刀也存在一些缺点：①将弯曲刀头旋转到理想方向,对助手技术要求高；②Hook 刀远端长度仅为 1.3 mm,因为要钩住黏膜下层纤维并一点一点切开,所以虽然安全但耗时；③剥离过程中弯曲刀头不能指向肌层,操作中如麻醉不稳定、患者咳嗽等,刀头可能刺向肌层引起穿孔,尤其在食管和胃底部位。

Hook 刀头方向的旋转(图 9-11)：①推进滑动把手,将刀头伸出。②缓慢拉回滑动把手,将刀头收回一点。刀头完全伸出时将被锁定,所以只有收回滑动把手,才能旋转刀头。③握住手柄附近的外鞘末端,缓慢旋转整个手柄。当刀头到达理想方位时,向前推动滑动把手以固定刀头位置。④需要旋转时,重复②、③步骤。

对于胃体上部前、后壁,胃体中部小弯、前壁、后壁,胃体下部小弯、前壁、后壁,胃窦前壁和后壁部位病变采用 Hook 刀进行 ESD 较为容易,而对于贲门、胃穹窿部、胃体上部大弯、胃体下部大弯和幽门环病变,采用 Hook 刀进行 ESD 比较困难。对于 ESD 初学者,应在上级医师的监控下使用 Hook 刀,并从 2 cm 或更小、没有溃疡的病变开始。

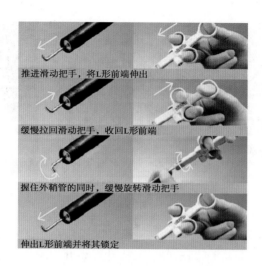

推进滑动把手,将L形前端伸出

缓慢拉回滑动把手,收回L形前端

握住外鞘管的同时,缓慢旋转滑动把手

伸出L形前端并将其锁定

**图9-11 Hook 刀头方向的旋转**

### 三、Flex 刀

Flex 刀(图9-12)的刀丝和外鞘均采用柔软材质,头端为环状,操作安全而简单。它可以从任意角度切开黏膜,并可控制刀头伸出长度,用于多种操作,从标记、切开四周黏膜到黏膜下剥离均可。它的环状先端与针状刀相比,由于与黏膜接触面积更大,因此切割能力更好。外鞘先端的"折叠设计"有效防止刀头意外伸出,进入黏膜过深而导致穿孔。有效长度1 650 mm,刀丝长度可调节,刀丝宽度0.8 mm。

Flex 刀优点:① 容易操控;② 通过摆动刀身和外鞘,可以从各个方位(水平、垂直或斜向)切割黏膜和黏膜下剥离(图9-13);③ 可以相对较快切割;④ 可调节的刀丝伸出长度及外鞘先端的"折叠设计",保证了切开的安全性。

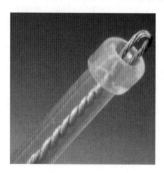

**图9-12 Flex 刀**

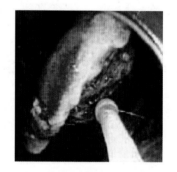

**图9-13 应用 Flex 刀进行黏膜下剥离**

Flex 刀缺点:① 对初学者,精确的调节刀头长度可能比较困难;② 需要靠近病变,才能将力度顺软质外鞘传输至刀头;③ 当病变已切开一大部分而悬垂于体腔内时,很难将余下的连接部分完全切开;④ 需要随时把控好刀头的伸出长度,以防止穿孔。

在操作过程中,Flex 刀的外鞘应该只伸出内镜一点,在内镜视野下调整刀头的伸出长度。较短的伸出长度用于在病变周围作标记,较长的伸出长度用于病变全周切开和黏膜下层的剥离。

对于胃体中部小弯,胃窦大弯、前壁和后壁部位病变采用 Flex 刀进行 ESD 较为容易。采用 Flex 刀进行胃 ESD 比较困难的部位是贲门,胃穹窿部,胃体上部大弯、前壁和后壁,胃体中部大弯、前壁和幽门环。

### 四、TT 刀

TT 刀(triangle tip knife)(图 9-14)是一种头端为三角形金属的切割刀,有效长度 1 650 mm,刀丝长度 4.5 mm,三角头的宽度约为 1.8 mm,厚度约为 0.4 mm,与被切割的黏膜平行。主要特点是能在切割过程中,无须旋转切开刀改变切割方向,也可从理想方向切割黏膜。用于多种操作,从标记到剥离等(图 9-15)。

TT 刀优点:① 无须旋转附件;② 像 Hook 刀那样在切开前将黏膜拉起,将穿孔的危险性降到最低;③ 切开刀适应于 ESD 任一步骤,包括标记、预切开、切开、剥离、止血等过程。

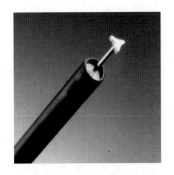

图 9-14　TT 刀

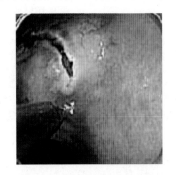

图 9-15　应用 TT 刀进行黏膜切开

TT 刀缺点:①相比其他类型的切开刀,TT 刀的刀头会造成更大的灼伤效果;②同 Hook 刀使用一样,因为一点一点切开,所以花费时间较长;③将其作为 IT 刀使用时应更加注意,防止穿孔和意外灼伤;④如果黏膜下层有严重的纤维化,最好使用 Hook 刀,因为 Hook 刀的头端比 TT 刀要薄。

对于初学者使用 TT 刀,操作最困难的部位在胃穹窿部和胃体上部后壁。

### 五、海博刀

海博刀(Hybrid 刀)为德国爱尔博(ERBE)公司新近研发出的一种专用于 ESD 的刀,隶属于海博刀系统。海博刀系统(图 9-16)为模块化设计,拥有内镜外科模块、氩气刀模块、精细水束分离模块、内镜冲洗模块等,将精细水束分离技术整合至海博刀系统,应用选择性组织隆起技术(selective tissue elevation by pressure injection, STEP)行黏膜下层无针隆起,不同解剖部位压力设置各异,如结肠、直肠部位 20~30 bar(1 bar = 0.1 MPa)、食管 30~40 bar、胃部 30~50 bar。海博刀手柄将精细水束分离技术与电外科技术有机融合,集染色、标记、黏膜下注射、黏膜切开、切圆、黏膜下剥离、冲洗、止血八大功能于一身,专用于 ESD。

海博刀手柄目前分以下两型。

I 形海博刀(图 9-17):直径 2.3 mm,前端部为 I 形设计,针刀直径 1 mm,电极长度可在 0~

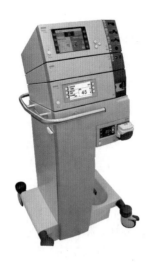

**图 9-16 VIO 消化内镜海博刀系统**

5 mm 自由调控,可行 STEP 和水束分离;常用于胃与食管手术。

T 形海博刀(图 9-18):直径 2.3 mm,前端部为 T 形设计,T 形端头直径 1.6 mm,电极长度可在 0~5 mm 自由调控,可行 STEP 和水束分离,常用于直肠与结肠手术。

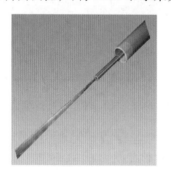

**图 9-17 I 形海博刀**

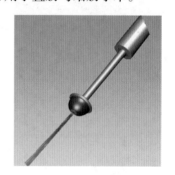

**图 9-18 T 形海博刀**

海博刀将水束分离技术和内镜下电切电凝技术有机整合。复旦大学附属中山医院进行的动物实验表明,集八大功能(染色、标记、黏膜下注射、黏膜切开、切圆、黏膜下剥离、冲洗和止血)于一身的海博刀,ESD 操作中无须频繁更换配件,术中可随时行黏膜下层隆起,大大缩减手术时间,提高手术安全性(图 9-19、9-20)。目前海博刀系统已上市,在欧洲已临床应用并取得相当经验。

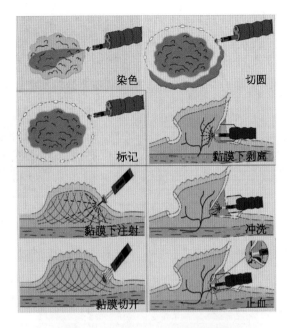

**图 9-19　海博刀八大功能示意图**

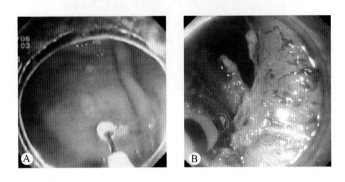

**图 9-20　海博刀在 ESD 中的应用**

A. 标记；B. 黏膜下剥离

# 第二节　内镜黏膜下剥离术其他附件

## 一、前端帽

　　ESD 治疗过程中，内镜头端常常附加透明前端帽（图 9-21）。目前市场上有专用 ESD 透明帽（图 9-22）。笔者开展 ESD 初期将原应用于食管和胃 EMR 治疗的透明帽裁去前端 3/4，因为 EMR 治疗透明帽前端太长，内镜剥离器械和辅助器械常常不能伸出内镜活检孔道（图 9-23）。内镜头端透明前端帽在 ESD 中所起作用：①充分显露黏膜下层，提供剥离空间；

②保持 ESD 过程中良好的剥离视野；③对于食管胃结合部、横跨胃角或结直肠皱襞的病变，ESD 剥离较为困难，前端帽可以展平病变；④食管黏膜下层较为疏松，ESD 过程中可应用前端帽推开黏膜下层，从而部分代替剥离操作。

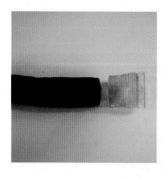

图 9-21　内镜头端附加透明帽

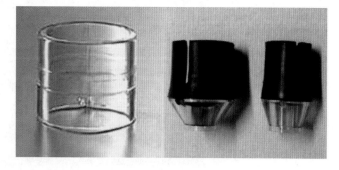

图 9-22　ESD 专用透明帽

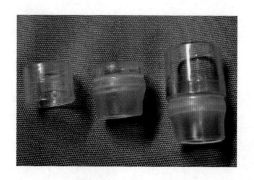

图 9-23　笔者开展内镜治疗常用的透明帽

## 二、一次性高频治疗钳

1. Coagrasper　是一款带有旋转功能的止血钳，钳杯具有防滑功能，能够精确抓住出血点，实施快速、高效的止血。钳杯中央的凹槽设计使电流集中在钳杯外延部，实施有效止血（图 9-24）。

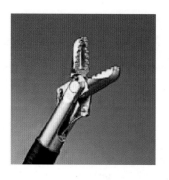
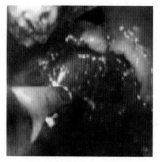

图 9-24　Coagrasper 钳夹出血点

2. Hotclaw　前端的爪形钳能够稳固抓住黏膜组织，前端可以旋转，向各个方向实施切开操作(图9-25)。由于在实施操作前,黏膜表层组织被拉起,大大减少了对深层组织不必要的切开。

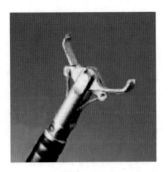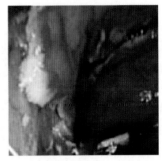

**图9-25 Hotclaw 切开病变边缘黏膜**

3. Hotbite 操作方式类似活检钳,适合实施预切开,使 IT 刀的前端能够顺利进入黏膜进行全周切开(图9-26)。与针形切开刀相比,可以有效避免穿孔的发生。

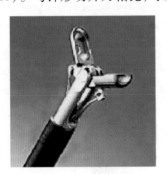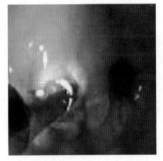

**图9-26 Hotbite 切开病变边缘黏膜**

### 三、冲洗设备

1. Olympus UWS-1 型注水设备(图9-27) 优质、良好的冲洗设备可以保证 ESD 术中视野的清晰,尤其是术中出血的止血治疗。术前将机器中无菌水加满,脚踩踏脚板能出水顺畅后将水管与内镜连接。

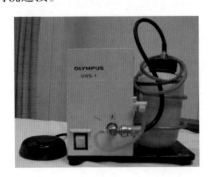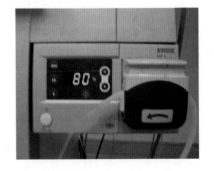

**图9-27 Olympus UWS-1 型注水设备**　　　**图9-28 ERBE JET2 注水设备**

2. 精细水束分离设备（ERBE JET2）　为新产品，主要用于黏膜下注射（图9-28）。与专用的连接导管或海博刀相连，可以轻松实现黏膜下的无针注射；亦可用于创面的冲洗。

### 四、其他内镜

内镜治疗中良好的视野可以保证操作顺利进行，避免穿孔等严重并发症的发生。术中出血是常见的内镜治疗并发症，一旦发生则严重影响内镜视野，出血量较大时往往不得不终止内镜操作，而进行外科手术止血。

以往出血发生时往往采用经活检孔注射器注射冲洗的方法，当冲洗明确出血点后止血器械进入消化道腔内时，视野往往因出血再次模糊，不能进行及时、有效的止血。内镜治疗配件中最好带有注水装置，对出血创面进行有效冲洗、明确出血的同时，可进行及时、有效的止血，止血效率大为提高。

Olympus公司开发的GIF-260J电子胃镜即带有副送水功能（water jet）（图9-29）。通常诊断时，副送水功能能有效冲洗黏膜表层黏液，有利于微小病变的发现，避免漏诊。发生出血时，副送水功能能及时发现出血点进行迅速止血（图9-30）。GIF-260J拥有3.2mm的大钳道，是一款从常规诊断到治疗的多用途内镜。内镜诊断和治疗中插入附件的同时，能进行有效吸引。

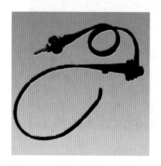
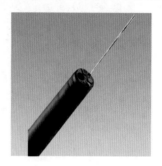

图9-29　GIF-260J电子胃镜　　　　　图9-30　带有副送水功能

对于胃底、穹窿部、胃体上部等部位病变进行诊断和治疗时，有时观察较为困难，内镜也不能有效到达病变部位进行相应治疗。Olympus公司开发的GIF-2TQ260M电子胃镜（图9-31），内镜头端能进行多功能弯曲（multi-bending），同时拥有副送水功能和3.2mm的双钳道。多弯曲功能有利于观察和治疗胃内各部位的病变（图9-32）。副送水功能也能有效冲洗黏膜表层的黏液，及时冲洗出血点进行迅速止血。3.2mm的双钳道设计提高了内镜的可操作性，附件占用一个钳道时，另一钳道可同时进行吸引（图9-33）。笔者开展ESD至今，使用的仍然是单钳道内镜，普通胃镜基本能够满足胃内各个部位病变的内镜治疗。

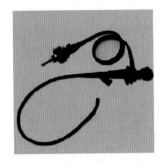

图 9-31　GIF-2TQ260M 电子胃镜

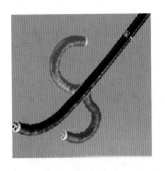

图 9-32　胃镜头端多功能弯曲

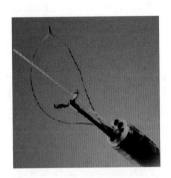

图 9-33　胃镜双钳道设计

## 第三节　黏膜下注射液

黏膜下注射液对于 ESD 的顺利实施是非常重要的。消化道黏膜层发生自内胚层,而固有肌层发生自中胚层,中间以疏松结缔组织相连构成黏膜下层。在病灶下方(黏膜下层)及周围注射注射液,可以将病灶抬起与肌层分离,有利于 ESD 完整地切除病灶,而不损伤固有肌层,减少穿孔和出血等并发症的发生。行黏膜下注射还可观察病灶的抬举征,无抬举征或抬举不良的病灶不适合行 ESD 治疗。

根据美国消化内镜学会(ASGE)的建议,理想的黏膜下注射液应包括以下特点:①提供厚的黏膜下液体垫(submucosal fluid cushion,SFC);②在黏膜下可维持足够长的时间保证 ESD 的顺利完成;③保证切除标本的完整性,从而完成正确的病理检测;④价格便宜,容易获得,便于保存;⑤对组织无毒性,无损伤;⑥容易注射。

现在临床上使用的任何一种黏膜下注射液各有优、缺点,很难达到上述理想的标准。如何合理选用黏膜下注射液,要依据各个医院的实际情况而定。

### 一、生理盐水

生理盐水(normal saline solution)价格便宜,非常容易得到,保存条件很简单,可以广泛使用。笔者医院开展 600 余例 ESD 治疗,采用的黏膜下注射液就是用生理盐水配制的溶液。生理盐水中加用少量肾上腺素和靛胭脂,肾上腺素浓度约为 0.000 5%,能使局部血管收缩以止血及减少出血,而加用靛胭脂可使术者更容易分辨剥离范围,时刻监测剥离的深度,减少穿孔并发症的发生。

生理盐水是等渗的,进行黏膜下注射时,很难维持理想高度,生理盐水很快就会被周围组织吸收,维持时间大概只有几分钟,需要反复注射,而且注射剂量比较大。只要 ESD 过程中医护紧密配合,缩短手术时间,生理盐水还是能满足 ESD 治疗需要的。

## 二、高渗盐水或高渗葡萄糖

高渗盐水或高渗葡萄糖(hypertonic solution of sodium chloride or dextrose)价格便宜,比较容易得到,易于保存。由于高渗溶液渗透压高,进行黏膜下注射时,能够维持较为理想的高度,维持时间也远远优于生理盐水,注射的次数及数量也少于生理盐水,是较为理想的黏膜下注射液。但也有学者报道,高渗溶液会对猪的黏膜及组织造成明显损伤,高渗盐水或高渗葡萄糖的安全性还有待观察,但是到目前为止,还没有任何病理学家有关继发于高渗溶液黏膜下注射损伤的报道。

## 三、甘油果糖

甘油果糖(glycerol)也是一种高渗性的溶液,临床上静脉点滴用于治疗脑水肿等疾病。甘油果糖使用安全,对组织没有损伤性,价格相对便宜,容易得到,保存条件简单,可以广泛使用。和高渗盐水或葡萄糖一样,进行黏膜下注射时,黏膜下液体垫能够维持理想的高度,维持时间也较长,注射次数及注射量也少于生理盐水,是一种理想的黏膜下注射液。但是,甘油果糖是否也像其他高渗溶液一样损伤黏膜及周围组织,从而影响切除标本的病理判断,甚至造成 ESD 术后较为严重的并发症,至今还没有相关文献报道。

## 四、透明质酸钠

透明质酸钠(sodium hyaluronic)在日本使用较为广泛。最初在结缔组织中发现,是一种稠厚的高黏性物质,对人类没有免疫原性,也没有毒性,而且它和细胞外液体是等渗的,对组织没有损伤性。临床上关节内注射后无毒、无抗原反应,安全性较高。透明质酸钠具有高黏性和保水性,局部注射后使黏膜下层厚度 >10 mm,能长时间维持黏膜下层隆起,隆起的持续时间明显高于高渗溶液;与肾上腺素混合液注射后,局部滞留时间延长,有利控制 ESD 过程中的切开或黏膜下剥离时出血。临床实践表明,透明质酸钠可以较好保证病变完整切除。

但是它也有几个缺点:①价格昂贵;②需要特殊的保存条件,不能广泛使用;③部分动物实验提示,透明质酸钠有可能促进残留肿瘤细胞的生长。这些不利条件限制了透明质酸钠在临床上的广泛使用。

## 五、纤维蛋白原

纤维蛋白原(fibrinogen)是发现最早的一种凝血因子,呈伸长的椭球体,是由 3 对多肽链(一对 α 链、一对 β 链和一对 γ 链)以二硫键连接而成的二聚物,分子量约为 340 000。在肝脏中合成后进入血浆,以溶解形式存在。每100 ml人血浆中含量约0.3 g。血管损伤后,纤维蛋白原迅速转化为纤维蛋白,它是血凝块中最主要的成分,可以起到止血作用。用于ESD治疗的纤维蛋白原混合液的特点是黏性高,维持时间长,黏膜切除后,注射液也不会从黏膜下渗出,这一点和透明质酸钠很相似,对微血管有止血作用,视野更为清晰,切除边界更为清楚,视野的清晰保证了ESD顺利完成。ESD注重肿瘤切除的完整性以及安全性,纤维蛋白原混合液的使用保证了ESD安全、完整切除病变。和透明质酸钠相比,纤维蛋白原混合液的价格更为便宜,更适合在临床上使用。但是它是否会对周围组织产生损伤,目前还没有相关的报道,需要进一步的研究资料证实。

## 第四节　高频电切装置的原理、特点及设定

内镜治疗的发展离不开高频发生器装置的研发和完善,而现代高频发生器装置的功能越来越多样化,必须将各种模式区分使用,充分了解高频发生器装置的特性和设定,才能将其更好、更合理应用于内镜治疗技术。

### 一、高频发生器装置的基本原理

高频发生器装置是利用焦耳定律(电流流经部位产生的热量等于电流大小的平方乘以电阻大小,即$W = RI^2$)的发热现象来实现生物组织切割和凝固的装置。单位体积的热量根据电流密度不同各异,使用电流密度大而细的电极则产生较大热量;反之,使用电流密度小而粗的电极,产热效应就比较柔缓。如仅仅需电流发热就无须使用高频电流,正因300 kHz以下的低频电流会对神经产生刺激,故须使用300 kHz以上的高频发生器装置应用于生物体。

高频发生器装置有两种技术,即单极技术和双极技术。单极技术是指电极的电流通过贴在患者体表的回路板来回流的方式(图9-34)。双极技术是指电极存在两极,电流仅在这两极之间流动的方式(图9-35)。双极方式因仅在电流流经的两极产热,因而理论上安全性更高。

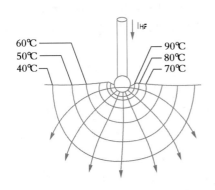

图9-34　高频发生器装置的原理(单极技术)

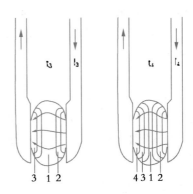

图9-35　高频发生器装置的原理(双极技术)

## 二、电切、电凝原理

电极和组织之间电压超过 200 V，将产生电火花。电火花在一定部位集中，并保持高电流密度，就能使组织温度急剧上升。组织温度如急速上升超过 100 ℃，细胞内液将会瞬间气化，细胞破裂，就产生电切效应。当温度在 70 ℃以上时缓慢上升，细胞逐渐失水干燥萎缩，组织将呈现电凝效应。

既往内镜高频发生器装置 PSD10～PSD30 被应用于 EMR 和内镜乳头括约肌切开（endoscopic sphincterotomy，EST）等，但这些高频发生器装置并非以 ESD 为目的而研发，因为这些装置输出功率固定，无法对手术电极尖端切割时产生的不稳定电阻进行调整，故无法保持稳定电压，很难保证电切均匀，不推荐应用于 ESD。

目前国内实际应用于临床的 ESD 用高频发生器装置主要是德国爱尔博（ERBE）公司的 ICC200、VIO200S、VIO200D。

## 三、应用于 ESD 的高频发生器装置的设定

（一）电切模式

1. 自动电切（AUTO CUT）模式　ICC 系列、VIO200S、VIO200D 中配置有 AUTO CUT 模式，内置自动控制回路可对变化的条件瞬间作出及时反馈，使在设定的输出功率范围内，电火花的强度和电压保持稳定，从而使稳定电切成为可能。

2. 内镜电切（ENDO CUT）模式　ESD 操作对手术电极的细微动作有较高要求，特别是对电切控制相当困难。对此，ENDO CUT 模式由于能控制电切速度，使安全处理成为可能。这种模式设定，无论何种状态，初始电切时通过功率峰值系统（PPS）给出高功率混凝波形，初始阶段即能顺利切开组织，并使组织获得一定阻抗。切割控制系统检测阻抗变化，自动调节功率，使得后续切割顺利，收放自如，4 档效果调节。根据息肉大小、乳头水肿情况，选择电凝效果，1～4 档效果逐步增强，电切、电凝交替输出同步完成，良好处理切割速度和止血的关系，保障切面凝血效果时更小的热损伤。VIO200S、VIO200D 针对不同电极，提供专用程序（ENDO CUT IQ），ENDO CUT I 程序适用于十二指肠乳头切开或预切开术，ENDO CUT Q 适用于 EMR、ESD，电切期和电凝期交替进行，直至分次电切完成。ENDO CUT IQ 无须调节功率输出，自动根据组织电阻自动输出功率，还可根据术者要求调整电切宽度和电切速度，从而适合不同术者切割习惯。

3. 无血电切（DRY CUT）模式　VIO200D 配置强效止血功能的无血电切模式。无血电切波形同混合电切同样为间歇波，但无血电切模式可自动把电压控制在适合切割和止血的值，因而能使切割变得顺畅而干燥。

（二）电凝模式

1. 强力电凝（FORCED COAG）模式　基本电凝模式，通过 200 V 以上的高频电压来产生电火花，使手术电极尖端周围组织电凝。强力电凝输出波形为间歇波，避免了类似电切模式的急剧温度上升。一般而言，70 ℃以上组织可电凝，100 ℃以上组织脱水的同时，葡萄糖变得黏稠，200 ℃以上组织会发生炭化。强力电凝会发生部分黏着和炭化现象，需充分注意。

2. 柔和电凝（SOFT COAG）模式　200 V 以下的电压稳定控制电流，不会产生电火花。柔

和电凝过程中,组织和电极间形成绝缘性的蒸气层。柔和电凝的电压被限制在200 V以下,完成电凝的同时电流较难通过。因此,柔和电凝防止炭化和组织黏着的同时起到了止血作用。

3. 快速电凝(SWIFT COAG)模式　VIO200D配置了同时具备电切能力的电凝装置,波形同DRY CUT一样是间歇波,虽然切割能力不如DRY CUT,但比DRY CUT设定了更高的电压,止血能力更出色。

(三)功率峰值系统

开始切割组织,组织电阻通常较小,需要电切启动时更高的电压输出。功率峰值系统(power peak system, PPS)感知切割启动时低组织电阻,在瞬间将电切增强至所需的输出功率,从而消除了电切起始时的顾虑和时间差(图9-36)。通过脚踏电切开关的反复间歇性开/关来实现电切能力提高。所有ERBE高频发生器装置都配置有功率峰值系统。

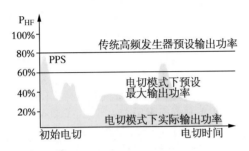

图9-36　功率峰值系统(PPS)

(四)效果设定

调节效果改变电切和电凝的电压,从而改变电火花强度,进而调节电凝的深度。一般而言,提高效果值,设定电压会随之升高,电凝程度加深。ICC系列电切模式有效果调节,VIO200S、VIO200D除多种电切模式和电凝模式外,也可效果设定。

各种电切器推荐数值见表9-1。

表9-1　各种电切器推荐数值

| | ICC200EA + APC300 | VIO200S + APC2 | VIO200D + APC2 | 海博刀系统 |
|---|---|---|---|---|
| 内镜电切 | ENDO CUT | ENDO CUT IQ | ENDO CUT IQ | ENDO CUT IQ |
| 氩气刀模式 | 强力APC | 强力APC | 强力、脉冲、精细APC | 强力、脉冲、精细APC |
| 内镜冲洗模块 | — | √ | √ | √ |
| 程序存储 | 1个 | 10个 | 99组 | 99组 |
| STEP | — | — | — | √ |
| 海博刀 | — | — | — | √ |

续表

| ESD 手术常用设定值※ | | | | |
|---|---|---|---|---|
| 标记 | 强力电凝：<br>30 W 或 APC：<br>1.5 L/min,40 W | 强力电凝：<br>效果 3、30 W<br>或 强力 APC：<br>1.5 L/min,30 W | 强力电凝：<br>效果 3、30 W<br>或 强力 APC：<br>1.5 L/min,30 W | 强力电凝：<br>效果 3、30 W<br>或 强力 APC：<br>1.5 L/min,30 W |
| 水束黏膜下隆起 | — | — | — | 压力设置：<br>食管 30～40 bar<br>胃部 30～50 bar<br>结/直肠 20～30 bar |
| 黏膜切开/黏膜下剥离 | ENDO CUT,<br>80 W,效果 3 | ENDO CUT Q,<br>效果 2～3 | ENDO CUT Q,<br>效果 2～3 | ENDO CUT Q,<br>效果 2～3 |
| 止血 | (1) 柔和电凝：50 W;<br>强力电凝：30 W;<br>(2) 热活检钳:柔和电凝 80 W | (1) 强力电凝：30 W<br>效果 2～3;<br>(2) 热活检钳:<br>柔和电凝 50～60 W,<br>效果 3～4 | (1) 强力电凝:30 W<br>效果 2～3;<br>(2) 热活检钳:<br>柔和电凝 50～60 W,<br>效果 3～4 | (1) 强力电凝:30 W<br>效果 2～3;<br>(2) 热活检钳:<br>柔和电凝 50～60 W,<br>效果 3～4 |
| 术后创面处理 | APC：<br>1.5 L/min,40 W | 强力 APC：<br>1.5 L/min,30 W<br>精细 APC：<br>效果 2～3 | 强力 APC：<br>1.5 L/min,30 W<br>精细 APC：<br>效果 2～3 | 强力 APC：<br>1.5 L/min,30 W<br>精细 APC：<br>效果 2～3 |
| 适用医院 | 县级医院 | 市级医院 | 大型医院 | 大型内镜中心 |

※:ESD 手术常用设定值为建议值,具体设置可视术者习惯及病变情况而定。

（张轶群　周平红）

## 参考文献

1. Miyamoto S, Muto M, Hamamoto Y, et al. A new technique for endoscopic mucosal resection with an insulated — tip electrosurgical knife improves the completeness of resection of intramucosal gastric neoplasms. Gastrointest Endosc, 2002,55(4):576～581

2. Kodashima S, Fujishiro M, Yahagi N, et al. Endoscopic submucosal dissection for gastric neoplasia: experience with the Flex-knife, Acta Gastroenterol Belg,2006,69(2):224～229

3. Fujishiro M, Yahagi N, Nakamura M, et al. Successful outcomes of a novel endoscopic treatment for GI tumors: endoscopic submucosal dissection with a mixture of high-molecular-weight hyaluronic acid, glycerin, and sugar. Gastrointest Endosc, 2006, 63 (2): 243～249

4. Yamamoto H, Kawata H, Sunada K, et al. Successful en-bloc resection of large superficial tumors in the stomach and colon using sodium hyaluronate and small-caliber-tip transparent hood. Endoscopy, 2003, 35(8): 690～694

5. Yamamoto H, Sekine Y, Higashizawa T, et al. Successful en bloc resection of a large superficial gastric cancer by using sodium hyaluronate and electrocautery incision forceps. Gastrointest

Endosc, 2001, 54(5):629~632

6. Yamamoto H, Yahagi N, Oyama T, et al. Usefulness and safety of 0.4% sodium hyaluronate solution as a submucosal fluid "cushion" in endoscopic resection for gastric neoplasms: a prospective multicenter trial. Gastrointest Endosc, 2008, 67: 830~839

7. Yeh RW, Triadafilopoulos G. Submucosal injection: safety cushion at what cost? Gastrointest Endosc, 2005, 62(6): 943~945

8. Norton ID, Wang L, Levine SA, et al. Efficacy of colonic submucosal saline solution injection for the reduction of iatrogenic thermal injury. Gastrointest Endosc, 2002, 56(1): 95~99

9. Katsinelos P, Kountouras J, Paroutoglou G, et al. A comparative study of 50% dextrose and normal saline solution on their ability to create submucosal fluid cushions for endoscopic resection of sessile rectosigmoid polyps. Gastrointest Endosc, 2008, 68(4): 692~698

10. Fujishiro M, Yahagi N, Kashimura K, et al. Tissue damage of different submucosal injection solutions for EMR. Gastrointest Endosc, 2005, 62: 933~942

11. Fujishiro M, Yahagi N, Kashimura K, et al. Comparison of various submucosal injection solutions for maintaining mucosal elevation during endoscopic mucosal resection. Endoscopy, 2004, 36: 579~583

12. Conio M, Rajan E, Sorbi D, et al. Comparative performance in the porcine esophagus of different solutions used for submucosal injection. Gastrointest Endosc, 2002, 56: 513~516

13. Uraoka T, Fujii T, Saito Y, et al. Effectiveness of glycerol as a submucosal injection for EMR. Gastrointest Endosc, 2005, 61(6): 736~740

14. Fujishiro M, Yahagi N, Kashimura K, et al. Different mixtures of sodium hyaluronate and their ability to create submucosal fluid cushions for endoscopic mucosal resection. Endoscopy, 2004, 36: 584~589

15. Matsui Y, Inomata M, Izumi K, et al. Hyaluronic acid stimulates tumor cell proliferation at wound sites. Gastrointest Endosc, 2004, 60: 539~543

16. Feitoza AB, Gostout CJ, Burgart LJ, et al. Hydroxypropyl methylcellulose: A better submucosal fluid cushion for endoscopic mucosal resection. Gastrointest Endosc, 2003, 57(1):41~47

17. Lee SH, Cho WY, Kim HJ, et al. A new method of EMR: submucosal injection of a fibrinogen mixture. Gastrointest Endosc, 2004, 59(2):220~224

18. Lee SH, Park JH, Park do H, et al. Clinical efficacy of EMR with submucosal injection of a fibrinogen mixture: a prospective randomized trial. Gastrointest Endosc, 2006, 64(5):691~696

# 内镜黏膜下剥离术的基本操作要点

## 第一节　标　　记

内镜黏膜下剥离术(ESD)操作的基本要求是实现病变整块、完整切除。切除病变的第一步是确定切除范围。对于边界较为清晰的扁平病变(尤其是结直肠病变)和黏膜下肿瘤,可以应用 APC、Hook 刀、Flex 刀、TT 刀或针形切开刀直接进行电凝标记(图 10-1);对于边界欠清晰病变,先使用靛胭脂对肿瘤进行染色(图 10-2),或在窄带成像(NBI)观察下确定肿瘤的范围(图 10-3)后,于病灶外缘 2～5 mm 处进行电凝标记,每个标记点间隔约 2 mm。由于食管和结直肠黏膜较薄,电凝功率宜小,如果功率过大可能发生出血或穿孔。

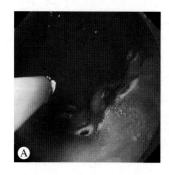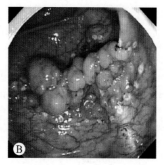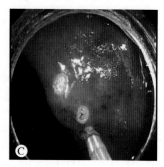

**图 10-1　直接电凝标记**

A. 胃窦大弯病变;B. 结肠肝曲病变;C. 直肠黏膜下肿瘤

对于黏膜下肿瘤,肿瘤较大、较浅时,可不标记直接进行切除;当肿瘤较小或较深(起源于固有肌层)时,建议在肿瘤表面或四周进行电凝标记(图 10-4),以免黏膜下注射后找不到肿瘤。

对于 EMR 或外科手术后复发或残留病变,标记范围应适当扩大,于病灶外缘 5～10 mm 处进行电凝标记(图 10-5),以免病变再次复发。

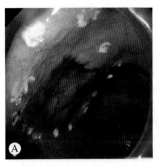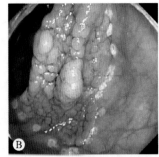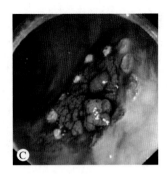

**图 10-2　染色确定病变范围后电凝标记**

A. 胃窦小弯溃疡性病变；B. 结肠肝曲巨大扁平息肉（LST）；C. 降结肠扁平息肉

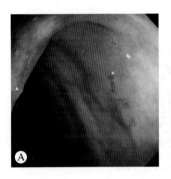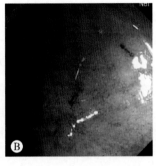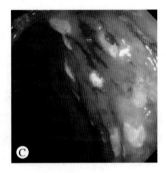

**图 10-3　NBI 观察下标记切除范围**

A. 降结肠扁平息肉，边界不清；B. NBI 观察下进行标记；C. 标记后

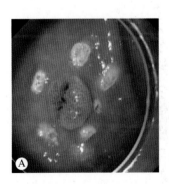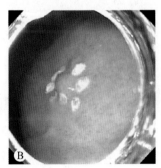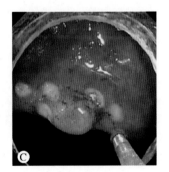

**图 10-4　黏膜下肿瘤的电凝标记**

A. 胃窦类癌；B. 胃底间质瘤；C. 直肠类癌

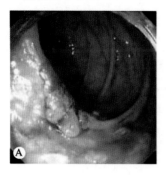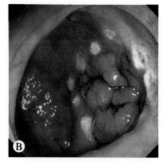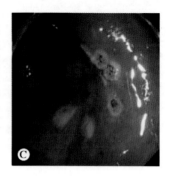

图 10-5　复发或残留病变的电凝标记

A. 结肠肝曲息肉 EMR 术后复发；B. 直肠息肉外科手术后复发；C. 直肠类癌 EMR 术后残留

## 第二节　黏膜下注射

应用注射针将黏膜下注射液，于病灶边缘标记点外侧进行多点黏膜下注射。每次注入的液体量约 2 ml，将病灶抬起，与肌层分离，有利于 ESD 完整地切除病灶，而不容易损伤固有肌层，减少穿孔和出血等并发症的发生(图 10-6)。注射顺序：上消化道自肛侧向口侧，下消化道自口侧向肛侧。有时病变横跨消化道皱襞，视野受限，内镜治疗较为困难，应用内镜前端的透明帽展平皱襞后可顺利进行 ESD。

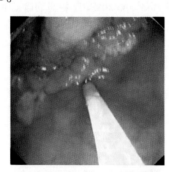

图 10-6　黏膜下注射

注射过程中注射针位置在黏膜下层，有时针刺入肌层造成注射困难和病变抬举不良，此时轻轻拔出注射针可发现注射阻力立即减小，黏膜下层明显隆起。进行黏膜下注射，无抬举征的病灶不适合行 ESD 治疗(图 10-7)。

德国爱尔博(ERBE)公司最近推出新的无针注射技术(needleless injection)，注射导管紧贴黏膜，不刺入黏膜下层，利用其高压注射水柱进行黏膜下注射，可以避免注射针眼引起出血，而且注射效率很高(图 10-8)。笔者使用颇感方便。

不同的医院采用的黏膜下注射液并不相同，笔者医院推荐如下配方：3 ~ 5 ml 靛胭脂、1 ml 肾上腺素和 100 ml 生理盐水混合配成溶液。生理盐水的优点在于价格便宜，获得容易，保存条

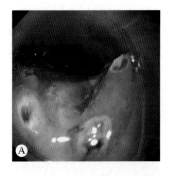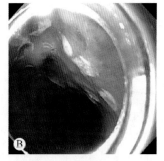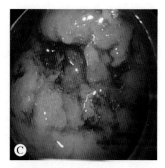

**图 10-7　黏膜下注射观察抬举征**

A. 食管中段糜烂,抬举征(阳性);B. 食管中段浅溃疡,抬举征(阳性);C. 胃角溃疡,抬举征(阳性)

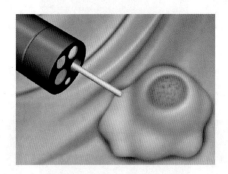

**图 10-8　无针注射技术**

件简单,对于周围组织无损伤,比较符合人的生理条件;但是有其明显缺点,即黏膜下注射后,很难维持理想高度,而且生理盐水很快就会被周围组织吸收,维持时间大概只有几分钟(胃滞留时间较长),需要反复注射,而且注射剂量比较大。在日本应用较多的注射液是透明质酸钠,优点是维持较长时间的黏膜隆起,可以提高病变完整切除的成功率,缺点是价格昂贵,不容易获得。还有一些其他黏膜下注射液,包括高渗葡萄糖、甘油果糖以及纤维蛋白原等。笔者主张注射液中均需加用少量肾上腺素和靛胭脂,肾上腺素浓度约为 0.000 5%,能使局部血管收缩以止血及减少出血;加用靛胭脂可使术者更容易分辨剥离范围、时刻监测剥离的深度,减少穿孔并发症的发生。

## 第三节　边缘切开

顺利预切开病变周围黏膜是 ESD 治疗成功的关键步骤(图 10-9)。黏膜下注射、病变充分抬举后,沿标记点或标记点外侧缘应用针形切开刀或 Hook 刀切开病变周围部分黏膜,再用 IT 刀深入切开处黏膜下层切开周围全部黏膜。首先切开的部位一般为病变的远侧端,如切除困难可使用翻转内镜的方法。亦可直接采用 Flex 刀、TT 刀、Hook 刀直接切开病变周围正常黏膜。

笔者常规使用 Hook 刀顺时针或逆时针方向沿黏膜下层切开黏膜,口侧或肛侧端刀尖左右方向,两侧刀尖向上,以免损伤肌层造成穿孔(图 10-10、10-11)。

切开过程中一旦发生出血,冲洗创面明确出血点后应用 IT 刀或 Hook 刀直接电凝出血点,或应用热活检钳钳夹出血点电凝止血。穿孔的发生多与黏膜下注射不充分和切开刀放置过深有关(图 10-12)。

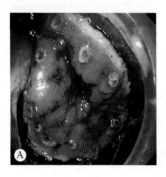 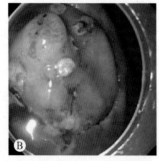 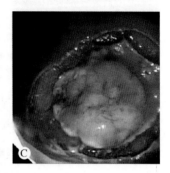

**图 10-9  病变周围一圈黏膜预切开**

A. 胃角溃疡;B. 胃窦类癌;C. 乙状结肠 LST

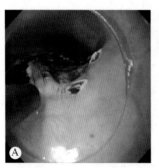 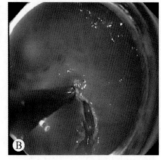 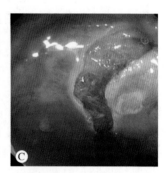

**图 10-10  使用 Hook 刀逆时针方向进行病变边缘黏膜切开**

A. 食管中段病变;B. 胃底病变;C. 直肠病变

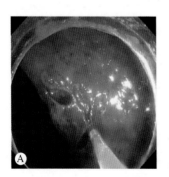 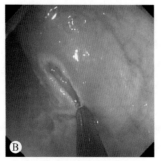 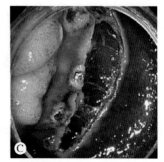

**图 10-11  使用针形切开刀顺时针方向进行病变边缘黏膜切开**

A. 直肠类癌;B. 直肠 EMR 术后残留类癌;C. 横结肠早期癌

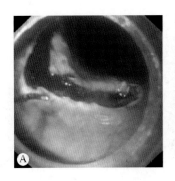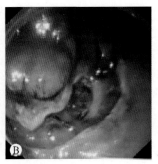

**图 10-12 黏膜切开中出现出血和穿孔**

A. 食管糜烂黏膜切开后出血;B. 乙状结肠息肉黏膜切开中出现肌层裂口

## 第四节 剥　　离

ESD 最主要的过程在剥离。当肿瘤四周被充分切开后,如果肿瘤小,有时可使用圈套器剥离切除病灶(图 10-13、10-14);但如果肿瘤较大、肿瘤部位伴有溃疡形成、肿瘤形态不规则或胃角等部位难以圈套切除时,则必须用切开刀于病灶下方对黏膜下层进行剥离(图 10-15、10-16)。黏膜下剥离的难易程度主要与病变大小、部位,是否合并溃疡、瘢痕形成等有关。例如,当肿瘤位于胃底部、中上部胃体大弯侧、幽门或下部胃体小弯侧,有时可能较难以操作;而病灶位于胃窦、胃体中部小弯、胃体下部后壁时操作则相对较为容易。

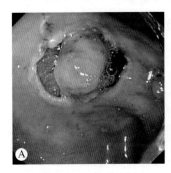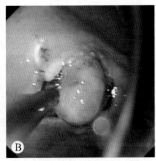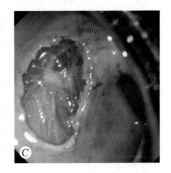

**图 10-13 胃窦息肉的"改良"ESD 切除**

A. 预切开病变周围黏膜;B. 圈套电切病变;C. 切除后创面

在进行下一步剥离前,要判断病灶的抬举情况。随着时间的延长,黏膜下注射的液体会逐渐吸收,必要时要反复进行黏膜下注射。术中反复黏膜下注射可以维持病灶的充分抬举,按照病灶具体情况选择合适的治疗内镜及附件。如果在剥离过程中,肿瘤暴露始终很困难,视野不清,可以利用透明帽推开黏膜下层结缔组织,以便更好显露剥离视野(图 10-17)。

根据病变不同部位和术者操作习惯,选择应用 IT 刀、Flex 刀或 Hook 刀等剥离器械沿黏膜下层剥离病变,有时联合使用几种剥离器械可以提高剥离效率;剥离中反复黏膜下注射,始

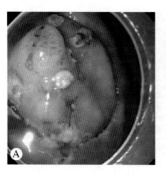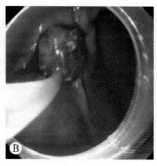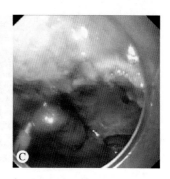

**图 10-14　胃窦类癌的"改良"ESD 切除**
A. 预切开病变周围黏膜；B. 圈套电切病变；C. 切除后创面

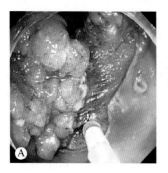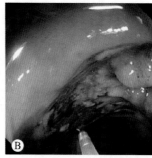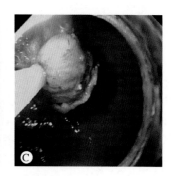

**图 10-15　开展 ESD 初期应用头端屈曲的针形切开刀进行黏膜下剥离**
A. 结肠肝曲巨大 LST；B. 升结肠扁平息肉；C. 胃底平滑肌瘤

终保持剥离层次在黏膜下层；剥离中通过拉镜或旋镜沿病变基底切线方向进行剥离。对于胃底病变，往往需要倒镜、拉镜进行剥离。

术中出血可使用各种切开刀、热活检钳或止血夹等治疗，切割过程中对发现裸露血管进行预防性止血，预防出血比止血更关键。对于较小黏膜下层血管，应用 Hook 刀或氩离子血浆凝固术（APC）直接电凝；而对于较粗的血管，用热活检钳钳夹后电凝血管。黏膜剥离过程中一旦发生出血，应用冰生理盐水（含去甲肾上腺素）冲洗创面，明确出血点后应用 APC 或热活检钳钳夹出血点电凝止血，但 APC 对动脉性出血往往无效。上述止血方法如不能成功止血，可采用金属止血夹夹闭出血点，但往往影响后续的黏膜下剥离操作。笔者最近进行 1 例低位直肠巨大息肉 ESD 过程中，创面发生动脉活动性出血。由于动脉回缩金属夹夹闭出血点后出血未能停止，注射硬化剂亦未奏效，最后应用尼龙绳于金属夹根部结扎后出血才停止。

术中一旦发生穿孔，应用金属止血夹自穿孔两侧向中央缝合裂口后继续剥离病变，也可先行病变剥离再缝合裂口（图 10-18）。由于 ESD 操作时间较长，消化道内积聚大量气体，压力较高，有时较小的肌层裂伤也会造成穿孔，因此 ESD 过程中必须时刻注意抽吸消化道腔内气体。

有关剥离过程中各种切开刀的使用、出现的出血和穿孔并发症的预防和处理详见其他有关章节。

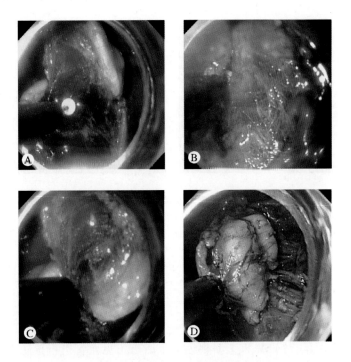

**图 10-16　各种切开刀进行黏膜下剥离**

A. IT 刀；B. IT 2 刀；C. Hook 刀；D. TT 刀

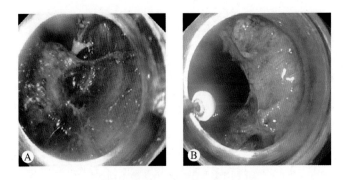

**图 10-17　ESD 过程中透明帽的应用**

A. 显露待剥离的食管黏膜下层；B. 显露待剥离的胃体黏膜下层

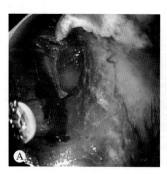
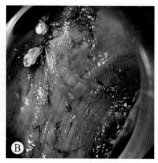

**图 10-18 IT 2 刀进行胃角 ESD 过程中出现的穿孔及修补**
A. IT 2 刀切开肌层,可见网膜组织;B. 金属夹夹闭裂口

# 第五节 创 面 处 理

当肿瘤完整切除后,应对 ESD 人工溃疡创面上所有可见血管进行预防性止血处理,可能发生渗血部位以止血钳、APC 等治疗(图 10-19);较大裸露血管应以止血夹夹闭,最后喷洒黏膜保护溶剂如硫糖铝胶(舒可捷)保护胃创面,预防出血(图 10-20),肛塞复方角菜酸酯栓(太宁栓剂)2 枚保护直肠创面。对于局部剥离较深、肌层有裂隙者,金属夹缝合裂隙是必要的(图 10-21)。

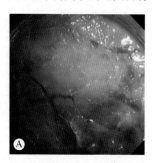
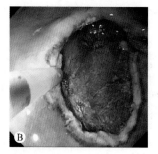

**图 10-19 APC 电灼创面小血管**

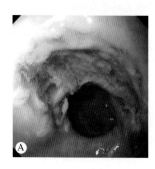
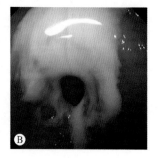

**图 10-20 喷洒硫糖铝胶保护胃创面**

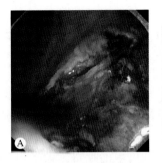 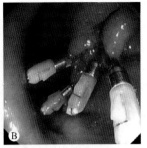

**图 10-21　多枚金属夹夹闭创面可见肌层缺失区**

术毕常规应用金属夹缝合大部分创面,尽可能对缝创面(图 10-22),可以大大缩短住院时间,减少术后出血的发生,部分患者甚至治疗结束后当天就可回家。

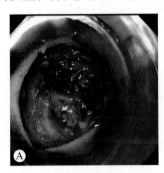 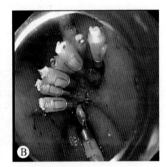

**图 10-22　ESD 术后多枚金属夹对缝胃窦创面**

A. ESD 后创面;B. 创面血管夹关闭

（张轶群　周平红）

# 参 考 文 献

1. 小山恒男. 食道・胃 ESD の基本手技: 手技のコツとピットフォール、適応の決め手. メジカルビュー社,2007

2. 豊永高史. ESD アトラス——処置具の選択と部位別攻略法. 金原出版株式会社,2008

3. 田中信治. 大腸 EMR・ESD の基本手技——コツとピットフォール、適応の決め手. メジカルビュー社,2006

4. 斉藤大三、田尻久雄. ESD の周術期管理. 日本メディカルセンター,2007

5. 山本博徳、矢作直久. ESD 実践マニュアル——フレックスナイフとニードルナイフを中心に,南江堂, 2007

6. 周平红,徐美东,陈巍峰,等. 内镜黏膜下剥离术治疗直肠病变. 中华消化内镜杂志,

2007,24(1):4~7

7. 姚礼庆,周平红. 内镜黏膜下剥离术治疗结直肠病变. 中华胃肠外科杂志,2007,10(4):316~318

8. 周平红,姚礼庆,徐美东,等. 内镜黏膜下剥离术治疗直肠类癌. 中华胃肠外科杂志,2007,10(4):319~322

9. 周平红,姚礼庆,徐美东,等. 内镜黏膜下剥离术治疗大肠巨大平坦息肉18例分析. 中国实用外科杂志,2007,27(8):633~636

10. 周平红,姚礼庆,陈巍峰,等. 内镜黏膜下剥离术治疗胃巨大平坦病变. 中华消化杂志,2007,27(9):604~607

11. 周平红,姚礼庆,徐美东,等. 内镜黏膜下剥离术治疗消化道固有肌层肿瘤. 中华消化内镜杂志,2008,25(1):22~25

12. 周平红,姚礼庆,陈巍峰,等. 内镜黏膜下剥离术在治疗胃肠道黏膜切除术后残留和复发病灶中的应用. 中华消化内镜杂志,2008,25(6):281~285

13. 周平红,姚礼庆. 内镜黏膜切除及黏膜下剥离术操作方法和技巧. 中华消化内镜杂志,2008,25(11):564~567

14. 周平红,姚礼庆,马丽黎,等. 内镜黏膜下剥离术治疗食管早癌及癌前病变. 中华消化内镜杂志,2008,25(11):570~573

# 第十一章　氩离子血浆凝固术和金属止血夹在内镜黏膜下剥离术中的应用

## 第一节　氩离子血浆凝固术在内镜黏膜下剥离术中的应用

### 一、基本原理

氩离子血浆凝固术(argon plasma coagulation，APC)是一种热能凝固术,但不是通过治疗器具与组织接触而起作用,是通过气体将热能转化致组织凝固起作用,因而具有特殊性。APC于 20 世纪 90 年代初由德国学者 Grund 首先应用于临床内镜治疗。APC 作用特点是,治疗表浅,对周围组织损伤小。

APC 设备包括一台高频电发生器、一个氩气源、一条可以通过内镜活检管道的氩气喷射管、电极板和脚踏开关(图 11-1)。

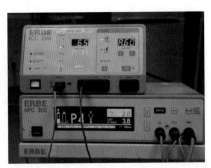

图 11-1　APC 高频电发生器(ERBE APC300)

高频电发生器是电能的转换源,即接入 220 V + 2 250 Hz 的电源,输出功率 0 ~ 300 W。氩气源实际上是一个氩气储气罐。

氩气喷射管是该设备的关键装置之一。管身是特氟隆(Teflon)材料,内径约 1.5 mm,外径约 2.2 mm。管身远端装有一个陶瓷管,内有钨丝电极。氩气通过喷射管喷出,经过喷射管远端电极与组织产生的电场时,氩气被离子化形成氩离子束,氩离子束将钨丝电极产生的高频电能量传到组织而起到凝固作用。电场的强度在不低于 5 000 V/m$^2$ 时,氩气才能离子化。高频电热能通过氩离子束传导致组织凝固,因此不需喷射管接触组织。氩离子束可以形成纵轴向与侧向的电流,所以喷射管不需与组织垂直。高频电输出的功率及使用时间决定氩离子对病灶凝固的深度,即输出的功率和时间均与凝固的深度呈正比。氩气输出量与凝固的深度无关。通常氩离子对组织凝固的深度在 4 mm 以内,在控制好高频电输出功率及每次作用的时间下,凝固深度则会更浅。

APC 不直接接触肿物或创面,避免了接触治疗引起的导管头粘连堵塞及治疗后结痂随导管脱离后引起创面的再次出血;它利用特殊装置通过氩气的离子化将能量导向靶组织表面,产生高温凝固,起到止血和治疗组织作用,能在短时间内有效地制止大面积出血;连续性凝固,高频电流随氩离子束自动流向尚未凝固或未完全凝固的创面,避免了过度的电凝;它能有效控制凝固深度,一般达 0.5 ~ 3.0 mm(为高频电刀的 1/3),最深处仅达黏膜下层,不易发生消化道穿孔;氩气为保护性惰性气体,对机体无毒、无害;因氩气流的自动导向性,APC 有止血快、无氧化和焦痂等优点,利于伤口愈合;无汽化现象,减低了消化道穿孔的危险性;术中产生的烟雾少,手术野清晰。

## 二、APC 的使用方法

1. 术前常规检查设备,同时设定好各项参数。

(1)检查氩气瓶是否有充足的气体,打开阀门并观察流量表,调整氩气流量为 2.0 L/min。

(2)检查高频电发生器各种外接线是否连接好,设定输出功率和电凝指数。

(3)连接电极板。电极板在与患者连接前,先在体外试验,观察工作是否正常。

2. 使用方法 APC 治疗操作简单,耗时短,临床应用较为方便。

(1)在内镜观察清楚病灶,并确定使用 APC 时,将喷射管沿着内镜的活检管道插入。因喷射管较长,插入时要注意勿弯折喷射管,否则影响喷射管寿命。

(2)内镜直视下将喷射管前端伸出内镜先端部约 1.0 cm,距病灶 0.2 ~ 0.5 cm。通常伸出喷射管后先接触病灶,再退回喷射管,保持其先端距病灶 0.2 ~ 0.5 cm。主要靠移动内镜来调整喷射管先端病灶的距离。

(3)在调整好位置后,抓住时机及时踩踏脚闸开关,应用氩离子凝固治疗,一般 1 ~ 3 s/次。

(4)氩离子凝固治疗后,病灶组织表面呈现白色,有时呈焦黄色。每个病灶治疗的次数,要视病灶的大小、性质而定。

## 三、APC 在 ESD 中的应用

(一)标记

在病灶周围标记切除范围是 ESD 手术过程中必不可少的一个步骤。内镜医师一般先于病灶部位进行染色或窄带成像(NBI)观察,明确病灶边界后使用针形切开刀或 Hook 刀在距病灶边缘 0.5 cm 处进行标记。对于消化道管壁较薄的部位如结直肠,直接使用上述器械进行标记,不易控制电灼的深度,有时可能灼伤管壁全层,有迟发性穿孔的风险。

笔者常规使用 APC 进行标记,因为它可有效控制凝固深度,标记时凝固深度控制于黏膜层内,对于消化道管壁较薄的部位,如结肠、食管、胃底等,不易发生消化道穿孔,较为安全(图 11-2)。

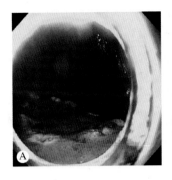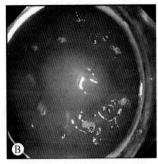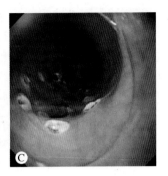

**图 11-2　APC 电凝标记切除范围**

A. 结肠肝曲扁平息肉;B. 胃窦黏膜下肿瘤;C. 食管糜烂

(二) 止血

APC 在 ESD 术中最重要的一个用途是止血。

出血是 ESD 最常见的并发症,出血按时间不同分为术中出血和术后迟发性出血。术中出血常为电切时切断小血管引起,血液覆盖手术视野,往往影响手术操作,须及时止血;术后出血往往是手术创面的再出血,可能为血凝块脱落,或是炎症累及黏膜下血管而引起。术后出血一般发生较迟,严重者可引起失血性休克,危及患者生命,需及时行内镜下止血。

APC 是 ESD 止血的一个重要方法。在止血时,一般设置氩气流量为 2 L/min,功率设为混合切割 5 W,纯切割 30 W。内镜观察确定出血部位,在出血部位先用蒸馏水冲洗,使病灶清晰可辨,然后经内镜钳道插入氩离子凝固器治疗探头,在距离病灶约 3 mm 处,以每次 1～3 s 施以 APC,直至病灶完全凝固呈焦黑色,原出血灶处形成表层凝固层并可见出血停止(图 11-3)。

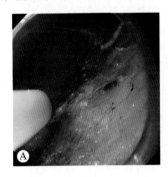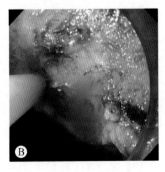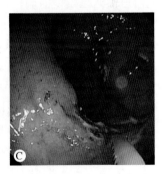

**图 11-3　APC 处理 ESD 创面小血管和出血点**

A. 胃体 ESD 术后创面;B. 贲门 ESD 术后创面;C. 直肠 ESD 术后创面

ESD 治疗中应用 APC 应注意以下几点。

(1) 因氩离子束可能只对出血点表面流出的血液进行表面凝固,而对出血的创面并没有凝固作用,因而不能达到凝固止血的效果。当创面出血量较大,出血速度较快尤其是动脉活动性出血时,应用 APC 治疗可能不如普通电极如热活检钳等的高频电凝治疗有效,因为热活检钳等普通电极的高频电凝直接作用于创面组织。

（2）治疗时应使目标部位距离导管开口最近，以免氩离子束误伤其他部位。

（3）ESD 剥离病灶后，局部消化道壁较薄，进行 APC 时应小心，在组织菲薄的区域进行治疗时不宜持续时间过长，防止造成组织烫伤而引起穿孔。

（4）注意勿将导管插入组织中进行电凝，以减少穿孔的发生及避免氩气引起黏膜下气肿。

（5）APC 处理后的创面焦痂脱落后仍有可能再次发生出血，因此如有可能，APC 成功止血后应用金属夹夹闭创面。

尽管 APC 具有许多普通高频电凝固无法比拟的优越性，但受治疗部位的暴露困难、出血的速度较快、患者无法很好地配合等诸多因素的影响，其优越性往往不能得到充分的发挥。另外，不恰当的治疗操作同样易于引发穿孔等并发症，尤其应引起注意。

## 第二节　金属止血夹在内镜黏膜下剥离术中的应用

金属止血夹是现代内镜治疗中不可或缺的一个重要工具。内镜下金属夹止血是较为广泛应用的止血手段之一，对恰当病例进行熟练的金属夹操作，可以有效止血和预防再出血，减少不良反应。金属夹还可用于治疗消化道小穿孔治疗，通过金属夹将破口组织钳夹，将破口封闭，避免消化道内容物进入腹腔，配合保守治疗，一般均能治疗成功。另外，金属夹在 X 线下可见，还有定位指示作用。

### 一、金属止血夹设备、种类及型号

所有金属夹均由两部分组成：一是金属置放操作器，金属夹安装在置放操作器的头部，通过内镜钳道推送至内镜前端；二是置放操作器手柄部，它用于控制金属夹的张开、夹闭和释放。金属夹按其功能不同，分为止血用和结扎组织用，主要是金属夹臂长和前端角度的不同。

Olympus 公司最新开发的 EZ-CLIP 可旋转金属止血夹装置器，仅为单层外鞘，无按钮，安装较为容易，只要滑动手柄就能方便地安装和释放金属夹，操作较原 HX-5/6 更为简便（图 11-4）。止血夹装置器长度有 3 种：HX-110LR（1 650 mm）、HX-110QR（1 950 mm）和 HX-110UR（2 300 mm），旋转黄色手柄可调节夹子方向。

Olympus 公司开发的各种型号金属夹预装于不同颜色的塑料套内。张开角度分别为 90°和 135°。90°的有 HX-610-090 标准型（黄色）、HX-610-90L 标准型（蓝色）、HX-610-90S（白色）。张开角度为 135°的有 HX-610-135 标准型（粉色）、HX-610-135S（绿色）。每种止血夹有不同的臂长和最大张开长度（图 11-5）。

Boston 公司最新推出的止血夹 Resolution™（图 11-6），止血夹已预装于推送装置中，一体化的设计使得止血操作更为迅速和快捷；止血夹张口直径宽达 11 mm，能够有效抓取更多组织，止血效果高效、持久和确切；在释放前可反复打开和闭合 5 次，便于止血夹重新定位；操控手柄类似于活检钳，"掌开则开，掌合则合"，使用较为方便。目前主要应用于溃疡性出血和小动脉出血的止血治疗；修补直径 <3 cm 黏膜和黏膜下缺损，闭合胃肠壁直径 <2 cm 穿孔；固定空肠营养管于小肠壁上；内镜治疗中标记部位等。

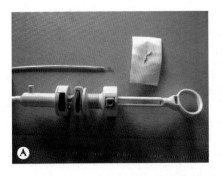
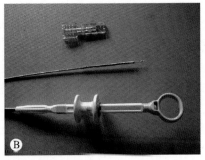

**图 11-4　金属止血夹装置器（Olympus）**

A. HX-5/6；B. EZ-CLIP

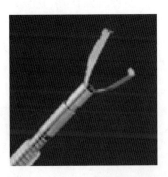

**图 11-5　安装好的金属止血夹**

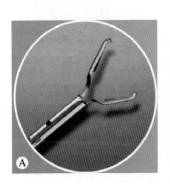
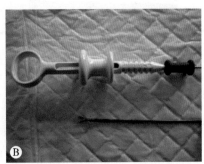

**图 11-6　Resolution™ 止血夹（Boston）**

A. 止血夹；B. 手柄

## 二、金属止血夹在 ESD 中的应用

（一）止血

随着内镜新技术的运用和不断革新，内镜直视下应用金属夹夹闭止血点，大大提高了消化道出血内镜治疗的安全性和治愈率。对于 ESD 术中或术后出血，金属夹也是一种十分有效的

止血方法。

金属止血夹发挥止血作用的主要机制与外科血管结扎或缝合相同,为一种物理机械方法,利用止血夹闭合时产生的机械力,将其周围组织及出血血管一并结扎,从而闭合出血的血管,以阻断血流达到止血目的。要使其有效发挥止血作用,应用中要求准确钳夹住出血血管残端或阻断出血的来源。经内镜止血夹治疗消化道出血安全、有效,适用于非静脉曲张性活动性出血及可见血管残端病变的止血治疗。

消化道黏膜下血管较为丰富,在进行 ESD 治疗过程中,常因切断黏膜下血管而引起出血,血液覆盖创面影响内镜视野和操作;ESD 术后常因局部血凝块脱落或是局部炎症反应,侵蚀局部小血管而引起术后迟发性出血。对于小动脉喷射性出血、管径较粗的小静脉搏动性出血,或是手术创面组织菲薄,如用电凝止血易引起迟发性穿孔的部位出血,可首选金属夹止血。

在止血前,先用生理盐水冲净创面,找到出血部位。金属夹手柄前端安装好金属夹,内镜下发现出血灶后经钳道送入已安装好的置放操作器,送到内镜前端,推出金属夹,使金属夹开放至最大角度,调整夹子方向。将金属夹对准出血部位,顶上出血灶两侧黏膜并加压后收紧止血夹。当听到"咔嗒"一声后,说明夹子已完全合拢,退出置放操作器,完成一个夹子的置放。根据出血情况及止血效果,决定放置夹子的数目(图 11-7)。夹闭出血点后夹子呈直立位或不能活动表示钳夹牢固。

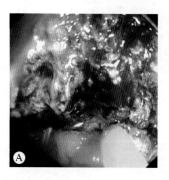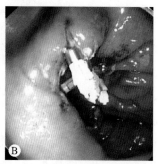

图 11-7　金属止血夹止血

A. ESD 术后创面活动性出血;B. 多枚金属夹夹闭出血点

需要注意的是:① 并不是所有 ESD 出血均适合使用金属夹止血,特别是术中出血、病灶尚未切除时,如过多使用金属夹往往影响 ESD 操作空间,为 ESD 后续剥离带来困难。② 夹子位置要准确,尽量调整好钛夹与出血灶接触的角度,钛夹与病灶最佳角度为 90°,因为垂直施压最为牢固,夹闭前应将夹子两脚顶紧出血灶两侧的黏膜,然后夹闭病灶连同附近组织以阻断血流,所夹住组织比较牢固。③ 活动性出血,有时视野非常模糊,应在冲洗和吸引后对可疑出血部位放置数枚夹子。如冲洗吸引后视野转清,说明部分或全部夹住血管,需做进一步补放,以达到完全止血。④ 在应用金属止血夹时,最初放置的夹子最为重要,应尽量做到止血满意。一旦最初的几个止血夹止血效果不佳时,占据了空间,后续放置止血夹就十分困难。⑤ 金属夹钳夹出血点后,金属夹脚间会出现渗血,有时不会自行停止,可在脚间注射硬化剂予以止血。⑥ 止血夹止血满意后,有止血夹脱落再出血的可能。

（二）结扎组织

ESD 的另一个常见并发症是消化道穿孔。消化内镜治疗中,消化道穿孔的发生是严重并发症。一旦发生穿孔,必须立即行外科手术修补,特别是下消化道,如果肠道准备不充分或穿孔时间过长,可行结肠造瘘术。因此,在某种意义上说消化道穿孔并发症的发生限制了内镜手术特别是 ESD 在国内的广泛开展。

由于消化道管壁较薄,特别是结肠的肌层组织菲薄,在 ESD 操作过程中,为了完整剥除病灶,电刀极易穿破肌层甚至浆膜层,引起小穿孔。此时合理应用金属夹可以夹闭穿孔,防止消化道内容物漏至腹腔。术后结合禁食、运用抗菌药物、输液等措施,可避免腹膜炎发生,从而避免外科手术。对于肌层已穿破,而浆膜层未破,局部组织菲薄,为了防止迟发性穿孔的可能,也可使用金属夹,将肌层裂处夹闭。手术创面处,对于部分区域过度使用电凝或 APC,术后可能会因局部烫伤,坏死组织脱落引起穿孔的,也可使用金属夹,将可疑部位夹闭,预防穿孔发生(图 11-8)。

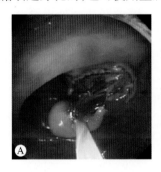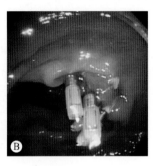

**图 11-8　ESD 术后创面缝合**

A. 剥离结肠黏膜下层脂肪瘤;B. 金属夹对缝创面

在使用金属夹结扎组织时,一定要有较完整的组织支撑,不能在穿孔部位或组织菲薄处直接进行钳夹,否则会加大或引起穿孔,增加操作难度;在放置金属夹时,应将止血夹张开的双臂与穿孔部位的长轴垂直。如穿孔较大,大于钛夹双臂张开的距离,则从穿孔的边缘部位开始夹起,逐步缩小穿孔,最终夹闭穿孔(图 11-9)。术后应严密观察病情变化,监测腹部体征,随访腹部平片。如果出现发热、腹痛加重、腹部体征加剧、膈下游离气体增多,则可认为金属夹夹闭治疗失败,应立即实施外科剖腹探查手术,以免延误病情。

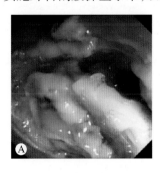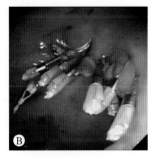

**图 11-9　金属夹夹闭 ESD 创面裂口**

A. ESD 术中穿孔;B. 金属夹成功缝合创面裂口

（三）标记

金属夹在 X 线透视下可见,故金属夹亦可作为 X 线下的标记物。在 ESD 中,金属夹的标记作用较为有限。一般用于 ESD 无法完整切除病灶,需进一步外科手术时,在病灶部位放置 1～2枚,为腹腔镜或开腹手术探查提供指示作用。

（陈巍峰　周平红）

## 参 考 文 献

1. 吴云林, 钟捷, 袁耀宗, 等. 经内镜金属钛夹治疗消化道急性出血. 中华消化杂志, 1998, 18(3): 251～252

2. 吴寒, 吴毓麟, 邹晓平. 内镜下止血夹在消化道出血治疗中的应用. 中华消化内镜杂志, 2008, 25(8): 428～429

3. 李雯, 徐肇敏, 童玉琴, 等. 不同型号的金属夹在消化内镜治疗中的应用体会. 中华消化内镜杂志, 2008, 25(11): 607

# 第 三 篇

## 消化道各部位内镜黏膜下剥离术的操作方法

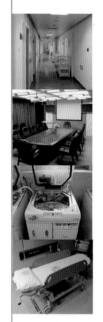

<br>

# 第十二章 食管病变的内镜黏膜下剥离术治疗

食管的黏膜层较薄,黏膜下层的血供丰富,无浆膜层,充分扩张后管壁较薄,且操作空间狭小,在上消化道的内镜黏膜下剥离术(ESD)治疗中难度较高。高位食管病变,ESD 操作尤为困难,需谨慎进行。常见的食管 ESD 术后并发症有出血、穿孔、皮下及纵隔气肿、瘢痕和狭窄等。

## 第一节 食管病变内镜黏膜下剥离术适应证

对于食管病变,局限于黏膜层$_1$、黏膜层$_2$、黏膜层$_3$ 或黏膜下层$_1$病变表面直径 < 2.5 cm 者、无淋巴管侵犯且黏膜固有层浸润深度 < 2.5 cm 者可考虑内镜下切除治疗;特别是直径 < 0.5 cm 且圈套器无法直接圈套的病灶;溃疡型病灶;病变范围较大,直径 > 2.0 cm 的病灶等均可通过 ESD 完整切除。具体指征如下。

1. Barrett 食管 伴有不典型增生和癌变,ESD 可完整大块切除病灶。

2. 早期食管癌 结合染色内镜、窄带成像(NBI)和超声内镜(EUS)等检查,确定食管癌的浸润范围和深度,局限于黏膜层和没有淋巴结转移的黏膜下层早期食管癌。

3. 食管癌前病变 如食管糜烂,直径 < 2 cm 的病灶采用内镜黏膜切除术(EMR)切除,直径 > 2 cm 的病灶推荐 ESD 治疗,一次完整切除病灶。

4. 食管良性肿瘤 包括食管息肉、食管平滑肌瘤、食管乳头状瘤、食管囊肿、增生明显的食管白斑等。来源于固有肌层的食管平滑肌瘤在治疗过程中较易造成穿孔,但来源于浅肌层的病灶可完整挖除。

5. 姑息性治疗 对于侵犯至黏膜下层的高龄食管癌患者,突于食管腔内的巨大癌肉瘤,ESD 可以起到姑息治疗效果。

由于食管腔内的操作空间有限,对于直径 < 1.0 cm 的小病灶,有时直接高频电切或 EMR 无法将病灶直接圈套,根部注射生理盐水后将边缘预切开后也可将病灶完整切除。

## 第二节　食管病变内镜黏膜下剥离术操作方法

　　食管具有以下特征,增加了管腔内的操作难度:① 食管壁的固有肌层外没有浆膜层,比胃壁薄;② 脊椎、气管及主动脉的外压性生理性改变;③ 心脏的跳动及呼吸运动。

　　食管黏膜病变在 ESD 治疗前,先予卢戈液染色以确定病变范围及边界,术中应尽量吸净多余试剂,避免引起患者误吸,或 NBI 观察下明确病变范围后直接电凝标记。由于食管黏膜层较薄,电凝标记功率宜小。在食管的 ESD 操作过程中,仍遵循标记—黏膜下注射—黏膜预切开—黏膜下剥离—创面处理的顺序(图 12-1),相关内容参见有关章节。由于食管的特殊性,注射针头不宜过长,以免注射液体至腔外,造成纵隔炎症;黏膜预切开要深至黏膜下层,否则操作过程中较易造成出血(图 12-2);边剥离边止血在食管内显得特别重要,电凝止血时尤应警惕电灼穿孔。术中一旦出现穿孔,发生皮下气肿,必须吸尽胃腔和食管腔内的气体和液体,术后禁食并行胃肠减压,静脉使用抗生素预防纵隔感染。X 线检查了解纵隔气肿及气胸情况,必要时于第 4、5 肋间腋中线置管引流。切除病变后的食管创面和黏膜标本,再予卢戈液染色,以观察切除是否完整。

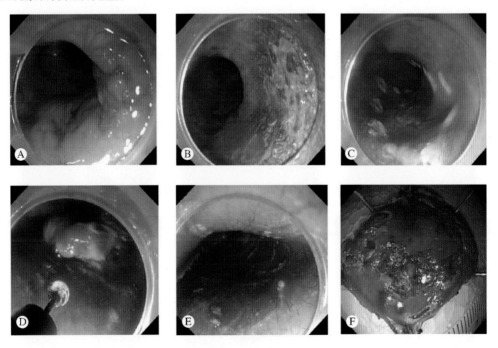

**图 12-1　食管下段糜烂 ESD 过程(IT 刀)**

A. 食管糜烂灶;B. 卢戈液染色后;C. 标记切除范围;D. IT 刀沿黏膜下层剥离病变;E. 术后创面;F. 剥离病变标本

　　对于食管来源于黏膜肌层的平滑肌瘤,采用 ESD 方法使用 Hook 刀可将肿瘤完整切除(图 12-3)。

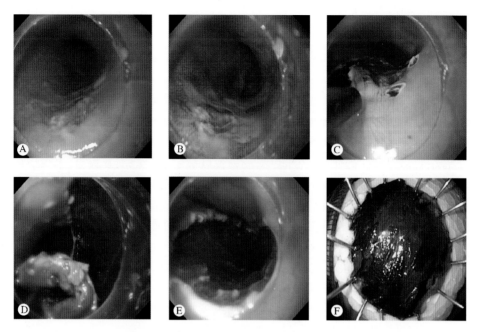

**图 12-2　食管中段糜烂 ESD 过程（Hook 刀）**

A. 食管糜烂灶；B. 卢戈液染色后；C. 标记切除范围后，Hook 刀沿标记点外缘切开黏膜至黏膜下层；

D. Hook 刀沿黏膜下层剥离病变；E. 术后创面；F. 剥离病变标本

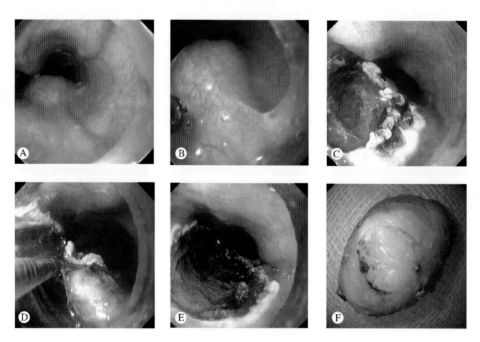

**图 12-3　食管平滑肌瘤 ESD 过程（Hook 刀）**

A. 食管黏膜下平滑肌瘤；B. 黏膜下注射生理盐水（含靛胭脂）；C. 切开瘤体周围黏膜显露黏膜下层；

D. Hook 刀沿黏膜下层剥离病变；E. 术后创面；F. 剥离病变标本

对环食管半周以上的病变,ESD 术后易出现狭窄,有时单纯扩张治疗效果不甚理想,生物降解型支架留置术可能是更好的扩张方法,放置半年后可使食管腔保持长期通畅。

## 第三节　贲门部内镜黏膜下剥离术操作方法

胃-食管结合部即贲门部肌层明显增厚,不易穿孔;但是蠕动快、管腔窄,直视下内镜视野小,电切圈套困难;贲门部黏膜下血管丰富,操作不慎易造成小动脉出血(图 12-4);对老年患者,由于贲门部离心脏较近,要时刻留意心脏并发症,术中必须要进行心电监护。

操作过程中,根据需要可选择在贲门口的正反两面分别进行;运用倒镜的惯性力,合理使用切割刀;为预防迟发性出血,处理创面尤为重要,一般以创面不见血管为宜(图 12-5);一旦发生穿孔不仅是腹腔,纵隔腔亦会受到影响,因而患者全身状态可能短时间内急剧恶化。

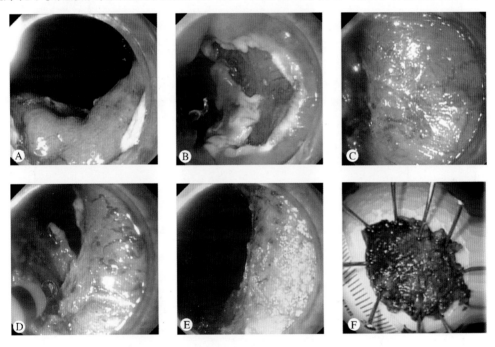

**图 12-4　贲门部病变的 ESD 过程(Hook 刀和海博刀)**

A. 贲门口后壁隆起病灶;B. APC 标记病灶后 Hook 刀预切开边缘;C. 黏膜下层血管丰富;

D. 海博刀剥离病灶;E. ESD 术后创面(经 APC 处理);F. 切除病变标本

位于贲门部的黏膜下肿瘤,一般深至固有肌层(图 12-6)。如无法切除,可考虑 ESD 暴露病灶后予尼龙绳结扎,或圈套电切大部分病变送病理检查,不必追求病变的完整切除。

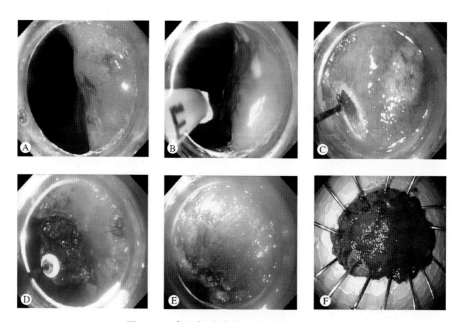

**图 12-5 贲门部病变的 ESD 过程（IT 刀）**

A. 贲门口后壁隆起病灶；B. APC 标记病灶；C. Hook 刀预切开边缘；

D. IT 刀剥离病灶；E. ESD 术后创面；F. 切除病变标本

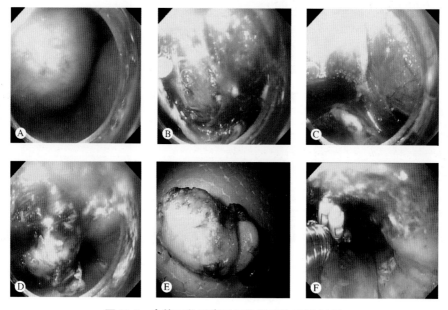

**图 12-6 食管下段近贲门平滑肌瘤的 ESD 过程**

A. 食管下段近贲门巨大平滑肌瘤；B. Hook 刀预切开肿瘤边缘黏膜；C. 沿黏膜下层分离肿瘤；

D. 近贲门处发现肿瘤起源于固有肌层；E. 分块圈套电切肿瘤；F. 金属夹闭固有肌层裂口

（马丽黎 陈世耀 周平红）

# 参 考 文 献

1. 小山恒男. 食道・胃 ESDの基本手技：手技のコツとピットフォール、適応の決め手. メジカルビュー社,2007

2. 山本博徳,矢作直久. ESD 実践マニュアル——ノレックスナイフとニードルナイフを中心に. 南江堂,2007

3. Higuchi K, Tanabe S, Koizumi W, et al. Expansion of the indications for endoscopic mucosal resection in patients with superficial esophageal carcinoma. Endoscopy, 2007,39(1):36~40

4. 周平红,徐美东,陈巍峰,等. 内镜黏膜下剥离术治疗食管病变. 中国消化内镜,2007,9:14~17

5. Saito Y, Tanaka T, Andoh A, et al. Novel biodegradable stents for benign esophageal strictures following endoscopic submucosal dissection, Dig Dis Sci, 2008,53(2):330~333

6. Fujishiro M, Yahagi N, Kakushima N, et al. Endoscopic submucosal dissection of esophageal squamous cell neoplasms. Clin Gastroenterol Hepatol, 2006,4:688~694

7. Oyama T, Tomori A, Hotta K, et al. Endoscopic submucosal dissection of early esophageal cancer. Clin Gastroenterol Hepatol, 2005, 3: S67~S70

8. Conio M, Raian E, Sorbi D, et al. Comparative performance in the porcine esophagus of different solutions used for submucosal injection. Gastrointest Endosc, 2002, 56: 513~516

9. Gotoda T, Friedland S, Hamanaka H, et al. A learning curve for advanced endoscopic resection. Gastrointest Endosc, 2005, 62: 866~867

10. 马丽黎,陈世耀.内镜黏膜下剥离术治疗上消化道病变. 胃肠病学,2008,13:495~498

11. 马丽黎,陈世耀,周平红,等.内镜黏膜下剥离术治疗上消化道病灶的初步评价.中华消化内镜杂志,2008,25:529~534

12. 周平红, 姚礼庆, 马丽黎, 等. 内镜黏膜下剥离术治疗食管早期癌及癌前病变. 中华消化内镜杂志, 2008, 25(11): 570~573

13. Rosch T, Sarbia M,Schumacher B, et al. Attempted endoscopic en bloc resection of mucosal and submucosal tumors using insulated-tip knives：pilot series. Endoscopy, 2004, 36: 788~801

14. Kakushima N,Yahagi N, Fujishiro M, et al. Efficacy and safely of endoscopic submucosal dissection for tumors of the esophagogastric junction. Endoscopy, 2006, 38(2): 170~174

第
十
三
章

# 胃病变的内镜黏膜下剥离术治疗

与普遍开展的内镜黏膜切除术(EMR)相比,内镜黏膜下剥离术(ESD)的优势在于:①能够控制切除范围的大小和形状;②对于较大的肿瘤能够整块切除;③溃疡型肿瘤也能切除。ESD 作为一种微创治疗方法,为上消化道黏膜层病灶尤其是早期肿瘤以及黏膜下肿瘤的治疗开辟了新的途径。

ESD 术前应了解病变的大小、形态,确定病变的浸润深度,排除肿瘤淋巴结转移。通常治疗前予内镜超声检查,并对病灶进行染色观察。在明确病灶范围之后,进行 ESD 操作,具体步骤详见相关章节。其难易程度主要与病变大小、部位、是否合并溃疡、瘢痕形成等有关,如肿瘤位于胃底部、中上部胃体后壁、幽门或下部胃体小弯侧有时可能较难操作,而病灶位于胃窦、胃体中部前壁大弯、胃体下部后壁操作则相对容易。

## 第一节　胃病变内镜黏膜下剥离术适应证

根据复旦大学附属中山医院 153 例上消化道病变 ESD 的治疗体会,ESD 用于上消化道病灶的治疗适应证包括如下。

1. 巨大平坦息肉　直径 <2 cm 的息肉一般采用 EMR 切除;直径 2 cm 或 >2 cm 的平坦息肉建议 ESD 治疗,一次性完整、大块的切除病灶,降低病变的复发率。

2. 早期上消化道肿瘤　日本东京大学附属医院的 ESD 临床指征包括食管重度增生、原位癌、黏膜内癌;胃腺瘤伴有重度不典型增生,各种分化类型的黏膜内癌,伴有溃疡病灶的黏膜内癌溃疡直径 <3.0 cm;十二指肠腺瘤伴有重度不典型增生,不同分化类型的黏膜内癌。

3. 黏膜下肿瘤　超声内镜检查确定来源于黏膜肌层或位于黏膜下层的肿瘤,通过 ESD 治疗可以完整剥离病灶;来源于固有肌层的肿瘤,ESD 切除病灶的同时往往伴有消化道穿孔,不主张勉强剥离,但是通过内镜下修补术可以成功缝合创面,同样可使患者免于开腹手术。

4. EMR 术后复发及其他　由于肿瘤的位置、形态、大小或者消化性溃疡经过治疗形成黏膜下纤维化等原因,采用传统的 EMR 或经圈套切除方法整块切除肿瘤较为困难。ESD 的特点在于可以自病灶下方的黏膜下层剥离病灶,从而做到完整、大块切除肿瘤,包括术后瘢痕、残留及溃疡等病灶,避免分块 EMR 带来的病变残留和复发。

## 第二节 胃窦病变内镜黏膜下剥离术操作方法

胃壁在胃窦部较厚,且这个部位视野好,操作范围大,可操纵性较好;相对而言,胃窦部的后壁较前壁、小弯侧较大弯侧的操作难度大。胃窦部黏膜下血管分布较密,于术操作过程中较易出血,故宜边操作边止血,及时处理显露血管(图 13-1)。

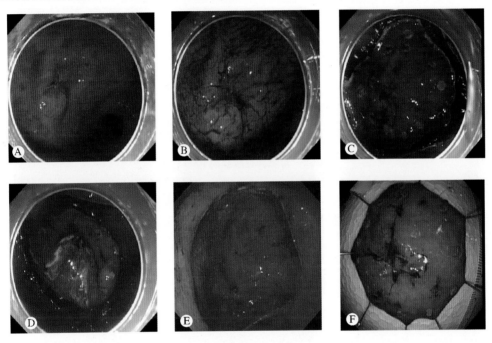

**图 13-1 胃窦病灶的 ESD 过程**

A. 胃窦前壁不规则糜烂灶;B. 亚甲蓝染色后可见边界;C. 标记切除范围后沿标记点外侧缘预切开周围黏膜;

D. 沿黏膜下层剥离病变;E. 剥离后创面;F. 固定剥离标本

异位胰腺是在胃窦部较为常见的黏膜下肿瘤,来源于黏膜下层,质地较韧,常与固有肌层紧密粘连;在行 ESD 过程中不易剥离,容易造成出血而很难完成手术(图 13-2)。累及幽门管的病变,在幽门口进行预切开时较难控制,容易发生穿孔(图 13-3)。

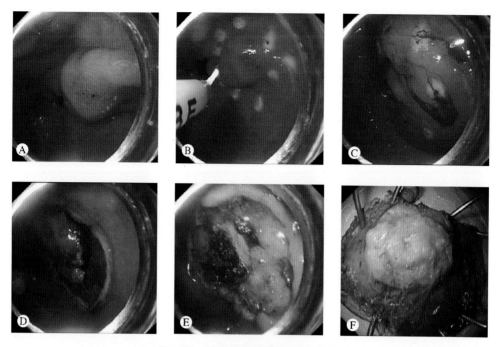

**图 13-2　胃窦异位胰腺的 ESD 过程**

A. 胃窦黏膜下肿瘤；B. APC 电凝标记切除范围；C. 黏膜下注射；

D. 病灶边缘预切开；E. 剥离病变后创面；F. 剥离病变标本,术后病理诊断为异位胰腺

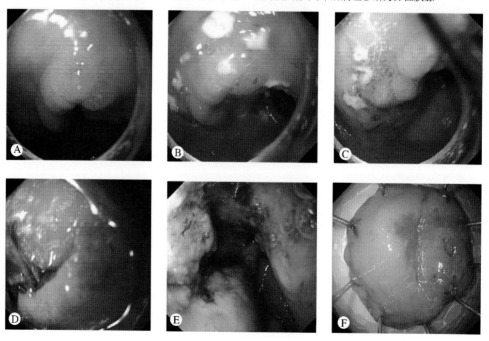

**图 13-3　胃窦小弯近幽门管病变的 ESD 过程**

A. 胃窦小弯近幽门管不规则隆起病变；B. 标记切除范围；C. 黏膜下注射病变抬举良好；

D. 透明帽压住胃窦,显露幽门切缘；E. 剥离病变后创面；F. 剥离病变标本

## 第三节　胃角病变内镜黏膜下剥离术操作方法

胃小弯和胃角是胃癌的好发部位,故早期癌在此部位较多见,而黏膜下肿瘤少见。

胃壁在胃角处较薄,且在胃镜检查时需将胃腔充气满意后才能展现完整的胃角;由于胃角切迹两边分别为窦侧和体侧,特别是切迹顶端,注意切割刀的方向,否则较易发生穿孔(图13-4)。

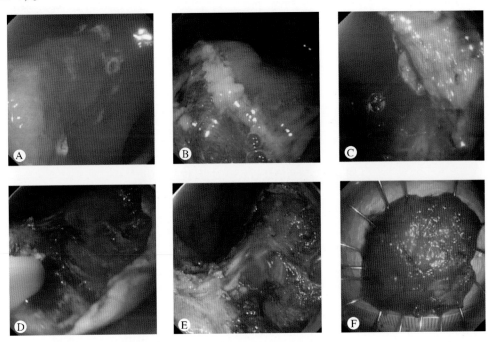

**图13-4　胃角病变的 ESD 过程(体侧倒镜)**

A. 胃角不规则糜烂,标记切除范围;B. 黏膜下注射后预切开周围黏膜;C. 倒镜进行体侧病变的黏膜下剥离;

D. APC 电灼创面出血点;E. 剥离病变后创面;F. 剥离病变标本

在个别情况下,拉直内镜对胃角病灶,即胃体的前壁小弯部位,直接进行 ESD(图13-5)。

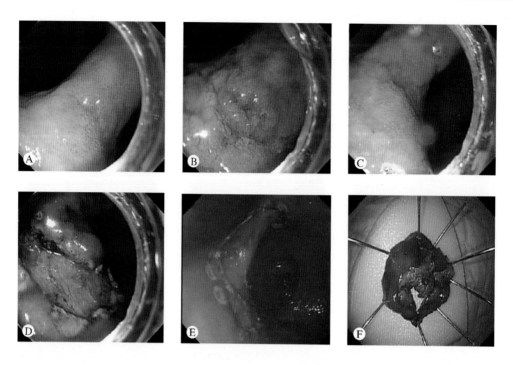

**图 13-5　胃角病灶的 ESD 过程 ( 拉直镜身 )**

A. 胃角病灶；B. 亚甲蓝染色后；C. 病灶边缘预切开；D. 直视下剥离病变；
E. 剥离病变后创面；F. 剥离病变标本

## 第四节　胃体病变内镜黏膜下剥离术操作方法

　　胃体病灶在小弯侧比大弯侧、近端比远端难剥离；由于胃体的操作空间较大，且内镜拉直或倒转都可以进行操作，使这个部位的 ESD 从整体来看，相对简单且并发症少。操作原则仍是充分的黏膜下注射和边剥离边止血 ( 图 13-6、13-7 )。

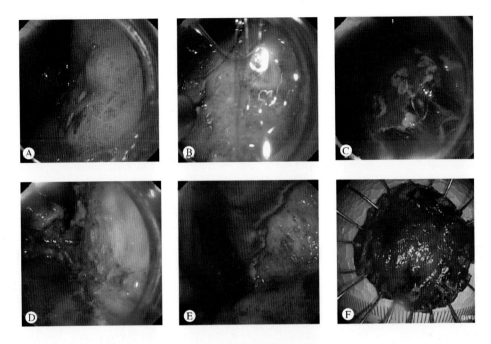

**图 13-6　胃体 ESD 过程(倒镜)**

A. 胃体大弯侧不规则黏膜糜烂;B. 黏膜下注射后边缘预切开;C. 黏膜下层血管丰富;
D. 倒转内镜剥离病变;E. 剥离的黏膜突向腔内;F. 剥离病变标本

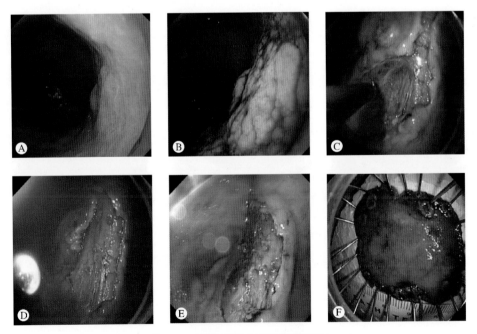

**图 13-7　胃体 ESD 过程(拉直镜身)**

A. 胃体大弯侧不规则黏膜糜烂;B. 染色后边界清晰;C. 黏膜下注射后应用 Hook 刀边缘预切开;
D. 直视下应用 IT 刀进行黏膜下剥离;E. 剥离病变后创面;F. 剥离病变标本

## 第五节 胃底病变内镜黏膜下剥离术操作方法

　　胃底是整个胃壁最薄的部位,操作时需要在内镜翻转状态下进行,无法控制切割方向和深度(图 13-8),故操作难度大,穿孔概率较高。有时黏膜切开过程中就有可能发生穿孔(图 13-9)。充分的黏膜下注射、避免长时间的高频电凝、多方向调整切割平面,都是防止穿孔的有效方法。出现穿孔应及时切除病灶,采用金属夹缝合创面;对于位于固有肌层的黏膜下占位,可在充分暴露瘤体后,选择尼龙绳结扎其根部,即 ESD 与尼龙绳结扎相结合,也不失为一种比较好的治疗方法。

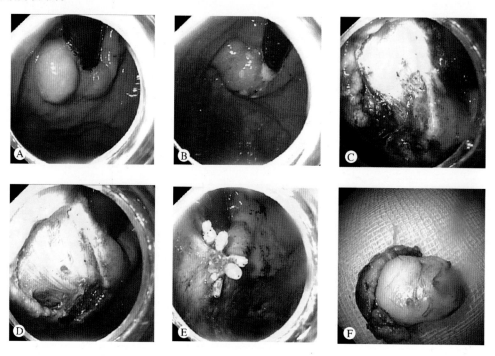

**图 13-8 胃底平滑肌瘤的 ESD 过程**

A. 胃底近贲门部黏膜下隆起;B. APC 标记后黏膜下注射;C. 圈套电切隆起病变表面黏膜;

D. 沿瘤体周围剥离病变;E. 金属夹夹闭创面;F. 剥离病变标本

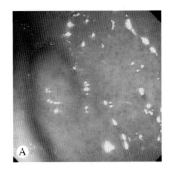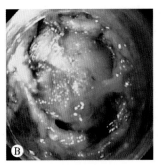

**图 13-9　胃底间质瘤的 ESD 过程中发生的穿孔**

A. 胃底黏膜下隆起；B. 黏膜切开过程中发生穿孔

（马丽黎　陈世耀　周平红）

# 参 考 文 献

1. 小山恒男. 食道・胃 ESD の基本手技：手技のコツとピットフォール、適応の決め手. メジカルビュー社, 2007

2. 豊永高史. ESD アトラス——処置具の選択と部位別攻略法. 金原出版株式会社, 2008

3. 周平红, 姚礼庆, 陈巍峰, 等. 内镜黏膜下剥离术治疗胃巨大平坦病变. 中华消化杂志, 2007, 27(9)：604～607

4. 马丽黎, 陈世耀. 内镜黏膜下剥离术治疗上消化道病变. 胃肠病学, 2008, 13(8)：495～498

5. 马丽黎, 陈世耀, 周平红, 等. 内镜黏膜下剥离术治疗上消化道病灶的初步评价. 中华消化内镜杂志, 2008, 25(10)：529～534

6. 周平红, 姚礼庆, 徐美东, 等. 消化道黏膜下肿瘤的内镜黏膜下挖除术治疗. 中国医疗器械信息, 2008, 14(10)：6～9

7. 周平红, 姚礼庆. 内镜黏膜切除及黏膜下剥离术操作方法和技巧. 中华消化内镜杂志, 2008, 25(11)：564～567

8. 令狐恩强. 癌前病变与早癌内镜下切除术的演变与发展. 中华消化内镜杂志, 2008, 25 (11)：562～564

9. 张月明, 王贵齐. 内镜黏膜切除及黏膜下剥离术的并发症处理及预防. 中华消化内镜杂志, 2008, 25(11)：567～569

10. 施新岗, 李兆申, 徐丹凤, 等. 内镜黏膜下剥离术治疗早期胃癌. 中华消化内镜杂志, 2008, 25(11)：574～577

11. Ono H, Kondo H, Gotoda T, et al. Endoscopic mucosal resection for treatment of early gastric cancer. Gut, 2001, 48：225～229

12. Tamura S, Nakajo K, Yokoyama Y, et al. Evaluation of endoscopic mucosal resection for laterally spreading rectal tumors. Endoscopy, 2004, 36: 306~312

13. Kojima T, Parra-Blanco A, Takahashi H, et al. Outcome of endoscopic mucosal resection for early gastric cancer: review of Japanese literature. Gastrointest Endosc, 1998, 48: 550~555

14. Soetikno R, Gotoda T, Nakanishi Y, et al. Endoscopic mucosal resection. Gastrointest Endosc, 2003, 57: 567~579

15. Fujisaki J, Matsuda K, Tajiri, H. Endoscopic mucosal resection for early gastric cancer: aiming at safety, speed, and reliability. Dig Endosc, 2003, 15: S8~S11

16. Zhou PH, Yao LQ, Xu MD, et al. Endoscopic ultrasonography and submucosal resection in the diagnosis and treatment of rectal carcinoid tumors. Chin Med J, 2007, 120: 1938~1939

17. Yokoi C, Gotoda T, Hamanaka H, et al. Endoscopic submucosal dissection allows curative resection of locally recurrent early gastric cancer after prior endoscopic mucosal resection. Gastrointest Endosc, 2006, 64: 212~218

18. Oka S, Tanaka S, Kaneko I, et al. Endoscopic submucosal dissection for residual/local recurrence of early gastric cancer after endoscopic mucosal resection. Endoscopy, 2006, 38: 996~1000

19. Takagi K, Iwakiri K, Matsuoka S, et al. EMR performed four times for residual Ⅱa cancer of the gastric angle: report of a case. Stomach Intestine, 1998, 33: 1749~1754

20. Misumi A, Murakami A, Honmyo U, et al. Treatment of remnants and recurrence after EMR on the basis of analysis of gastrectomy cases. Stomach Intestine, 2001, 37: 1201~1209

21. Murakami S, Tanabe S, Koizumi W, et al. Endoscopic mucosal resection (EMR) for the management of poorly differentiated adenocarcinoma of the stomach: a patient who had recurrence and died 4 years after EMR. Gastric Cancer, 2003, 6: 113~116

22. Gotoda T, Kondo H, Ono H, et al. A new endoscopic mucosal resection procedure using an insulation-tipped electrosurgical knife for rectal flat lesions: report of two cases. Gastrointest Endosc, 1999, 50: 560~563

23. Oyama T, Kikuchi Y. Aggressive endoscopic mucosal resection in the upper GI tract: Hook knife EMR method. Minim Invasive Ther Allied Technol, 2002, 11: 291~295

24. Rosch T, Sarbia M, Schumacher B, et al. Attempted endoscopic en bloc resection of mucosal and submucosal tumors using insulated-tip knives: a pilot series. Endoscopy, 2004, 36: 788~801

25. Oka S, Tanaka S, Kaneko I, et al. Advantage of endoscopic submucosal dissection compared with EMR for early gastric cancer. Gastrointest Endosc, 2006, 64: 877~883

26. Fujishiro M, Yahagi N, Kakushima N, et al. Successful nonsurgical management of perforation complicating endoscopic submucosal dissection of gastrointestinal epithelial neoplasms. Endoscopy, 2006, 38: 1001~1006

27. Fujishiro M, Yahagi N, Kakushima N, et al. Comparison of various submucosal injection solutions for maintaining mucosal elevation during endoscopic mucosal resection. Endoscopy, 2004,

36：579～583

28. Yahagi N, Fujishiro M, Kakushima N, et al. Endoscopic submucosal dissection for early gastric cancer using the tip of an electrosurgical snare(thin type). Dig Endosc, 2004, 16：34～38

29. Naomi Kakushima, Mitsuhiro Fujishiro. Endoscopic submucosal dissection for gastrointestinal neoplasms. World J Gastroenterol, 2008, 14(19):2962～2967

30. Oyama T, Hotta K, Hirasawa D. Endoscopic submucosal dissectio n using a Hook knief. Gastroenterol Endosc, 2003, 45：1525

31. Gotoda T. A large endoscopic resection by endoscopic submucosal dissection procedure for early gastric cancer. Clin Gastroenterol Hepatol ,2005, 3：S71～S73

32. Nasu J, Doi T, Endo H, et al. Characteristics of metachornous mulitple early gastric cancers after endoscopic mucosal resection. Endoscopy, 2005, 37(10)：990～993

33. Oda I, Gotoda T, Hamanaka H, et al. Endoscopic submucosal dissection for early gastric cancer: technical feasibility, operation time and complications from a large consecutive operation time and coplications from a large consecutive series. Dig Endosc, 2005, 17：54～58

# 第十四章　大肠病变的内镜黏膜下剥离术治疗

## 第一节　大肠病变的内镜黏膜下剥离术现状和注意点

### 一、大肠病变内镜黏膜下剥离术的现状

大肠癌是常见的恶性肿瘤,在欧美国家的恶性肿瘤相关死亡谱中大肠癌为第 2 位,我国大肠癌的发病率近年来明显升高,目前已升至恶性肿瘤相关死亡谱中的第 3 位。早发现、早诊断和早治疗是成功治疗大肠癌的关键所在。由于绝大多数大肠癌是由腺瘤性息肉癌变而致,因而对癌前病变或早期癌变进行早期诊断和治疗可以预防大肠癌的发生,显著提高治疗效果。对于大肠巨大的腺瘤性息肉和早期癌变,传统的治疗方法是外科手术切除肠段,疗效确切,但手术创伤大,患者恢复慢,住院时间长,治疗费用高,手术后生活质量也大为降低。近年来,随着内镜治疗器械的不断开发和新技术的逐步开展,结肠镜发现的绝大部分大肠息肉和早期癌变可以实现肠镜下切除,不再需要外科手术治疗。

内镜下大肠息肉按形态可以简单分成有蒂和广基,后者根据生长方式又可分为向肠腔内垂直生长的隆起型和沿肠壁表面生长的扁平型,而大的(直径 >1 cm)扁平型息肉又称为侧向发育型肿瘤(LST)。广基息肉绝大多数为肿瘤性息肉,癌变率明显比有蒂息肉高,特别是 LST 与结直肠癌的关系密切,已有研究表明 LST 病变可以在 3 年内发展为进展期结直肠癌。对于有蒂息肉,采用内镜下息肉切除术均可达到满意的治疗效果。对于广基扁平病变,采用传统的息肉切除术比较困难,完整切除率低,且危险性高。而采用内镜黏膜切除术(EMR),可以使绝大部分的大肠广基息肉得到完整切除。但是,对于直径 >2 cm 的扁平病变,EMR 只能通过分块切除的方法进行,容易导致病变遗漏,肿瘤很快复发。由于切除下来的病变破碎,不能进行准确的病理检验。切除肿瘤的完整性非常重要,因为某些类型的早期结直肠癌会多处向深部生长。如果圈套切除的边缘恰好在深部生长的部位,切除下来的病变破碎,就无法准确判断肿瘤是否有深部浸润,肿瘤是否完整切除,是否有残留,是否应该追加外科手术。

为了达到大块、完整切除肿瘤的目的,内镜黏膜下剥离术(ESD)应运而生。近年来,ESD 作为一项新的、效果优异的内镜微创治疗手段备受关注,其最大的魅力是能够一次性、确切地

完整切除目标范围内的病变组织,通过一次性、完整的切除可以得到准确的病理诊断,同时也大大降低了内镜治疗后的局部复发率。ESD 在日本开展已有 10 年左右,其治疗消化道早期癌的优越性已得到普遍认可。目前,应用于早期胃癌的 ESD 已得到了广泛认知,而应用于大肠病变的 ESD 目前仍有一定争议。相比胃壁,大肠壁较薄而柔软,肠管走向变异度大,位置不固定,有伸缩性,易在腹腔内弯曲,不同的部位需要采用不同的体位和手法,这会对大肠 ESD 治疗造成一定的困难,因而需要具备高度精湛的技术。正是由于这些因素,使得大肠 ESD 的并发症特别是穿孔风险比胃 ESD 要高,技术难度也更高。

复旦大学附属中山医院内镜中心对结肠镜检查发现的结直肠息肉,常规在发现的同时一并切除,取得了较好的效果(图 14-1)。近年来开展的大肠腺瘤性息肉和早期癌 ESD 治疗,穿孔并发症的发生已由开展初期的 10% 下降到目前的 4%,积累了一定经验。

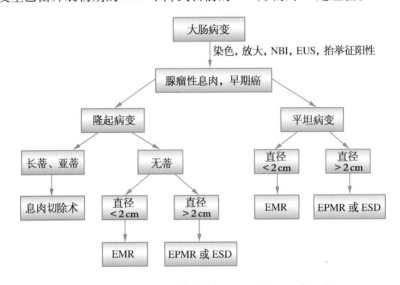

**图 14-1 大肠腺瘤性息肉和早期癌的内镜治疗方式**

## 二、大肠病变 ESD 的注意点

（一）大肠 ESD 与胃 ESD 的区别

虽然 ESD 是治疗大肠癌前病变和早期癌的有效手段,具有创伤小、并发症少、恢复快、住院时间短、治疗费用低等优点,但由于大肠肠壁非常薄,肠管走向变异度大,位置不固定,并且存在弯曲、结肠袋、蠕动及逆向蠕动等特点,使大肠病变 ESD 的操作难度高。同时,由于大肠内的细菌量和毒力比胃部的多而强,一旦发生穿孔,容易导致严重的腹膜炎,往往只能采取开腹手术进行修补,甚至是进行造口,也就是说发生并发症后的后果比较严重。但是,正是由于大肠黏膜相比其他脏器黏膜较薄,容易切开,其黏膜下层也比较疏松,容易进行剥除,因此只要具备良好的内镜定位操作经验,学习大肠 ESD 的操作也并不十分困难。

相比较胃部的 ESD,大肠 ESD 也具备如下优势。

（1）大肠治疗对咽喉部及呼吸道刺激及影响较小,只需使用小剂量镇静药即可。

（2）麻醉时因上消化道分泌物较少,可行静脉麻醉。

（3）可以变换体位,利用重力来改善操作条件。

（4）相比胃部，黏膜下层血管较少，易于控制出血。

（5）黏膜较薄易于切开，黏膜下层疏松易于剥除。

但是为了确保操作顺利进行，内镜医师必须进行严格培训和学习，掌握操作技巧，努力克服大肠操作的不利因素，充分发挥有利因素，就能安全、有效地实施大肠 ESD。

（二）开展大肠 ESD 的必备条件

（1）内镜室人员的配备必须充足。

（2）操作者必须熟练进行肠镜单人或双人操作，使用双管道治疗内镜完成 EMR 200 例以上，熟练掌握 EMR 和内镜下止血及缝合技术，同时接受过有关 ESD 的全面教育。

（3）医院内、外科配合良好，能共同处理术后并发症。

（三）医师培训

ESD 培训一般要经过观摩、助手、动物实验和正式操作 4 个阶段。

（1）观摩阶段　学习各种切开刀的使用方法、高频电凝、电切的设定和局部黏膜下的注射技术。

（2）助手阶段　熟悉内镜和各种配件的准备；了解整个 ESD 的操作过程。

（3）动物实验阶段　反复操练，掌握整个 ESD 全部过程。

（4）正式操作阶段　前 30 例 ESD 必须在上级医师指导下操作，并先由胃部 ESD 治疗开始，完成 30 例后方可独立操作；完成胃部 ESD 治疗 50 例后再逐步开始大肠 ESD 治疗。

大肠 ESD 与胃和食管手术方法有很多不同之处，即使初学者在切开和剥离结直肠病变时的感觉与食管有相似部分，但其操作难度及要求更高。因此，没有经过逐级培训的医师如果直接实施较大结直肠病变的 ESD，风险极大且是不负责任的。临床医师应在充分积累了胃及食管的 ESD 治疗经验后，先进行操作难度较低的直肠小病变 ESD 治疗。即使没能完全剥离，切开后只要达到圈套尺寸，可先将可剥离的部分剥离，而后采用圈套进行切除，这并不影响手术的根治性。

此外，由于下消化道内镜手术是在技术上有特殊要求的一种操作，即使是精通一般结直肠内镜处理的内镜医师，也不可能一开始就能顺利地实施 ESD。一般来讲，均需要由容易操作的部分，采用常规的内镜手法在简单病变处进行练习，循序渐进，充分掌握切开和剥离的感觉后，渐渐升级手术难度。

笔者认为，完善的客观医疗条件与全面的专科医师培训机制是保证安全实施结直肠 ESD 的必要条件。

## 第二节　大肠病变的内镜黏膜下剥离术操作方法

### 一、手术器械

采用 Olympus CF Q240、CF Q260 电子肠镜、KD-10Q-1 针形切开刀、KD-610L 或 KD-611L IT 刀、KD-620LR Hook 刀、KD-630L Flex 刀、KD-640L Triangle Tip 刀、NM-4L-1 注射针、FD-1U-1

热活检钳、HX-610-90 及 HX-600-135 止血夹等。ERBE ICC-200 高频电切装置和 APC 300 氩离子凝固器。内镜前端附加特制透明帽。

## 二、剥离刀具的选择

大肠 ESD 和其他消化道病变的 ESD 基本操作一样,需要借助于一些特殊器械,如尖端绝缘刀、螺旋伸缩刀、钩刀、三角顶刀和一般的针形切开刀。具体操作中,可根据操作个人的习惯、对剥离刀熟悉和喜好,以及病变所处的部位和手术时具体情况选择不同的内镜手术刀。

头端绝缘刀(IT knife,IT 刀)安全,能够一次剥离较多的组织,因此手术速度较快,还可以通过高频电凝起到止血作用,是大肠 ESD 手术最常用的内镜手术刀。但也应注意由于大肠壁薄而软,位置不固定,有伸缩性,蠕动及逆向蠕动容易折叠缠绕,使用硬质的尖端绝缘刀切割容易穿孔,因而在大肠 ESD 操作中使用 IT 刀要注意必须保证视野清晰,使病变充分显露,避免过度牵拉导致结肠壁成角折叠,以免误切穿孔,确保手术安全。

螺旋伸缩刀(Flex-knife, Flex 刀)的最大特点在于可以根据病变和具体的手术情况,改变和选择手术刀的长度,并由于其柔软、操作性能较好,比较适于肠壁较薄的大肠 ESD。为了确保手术安全,使用时每次从钳道伸出手术刀时都必须对准镜头确认刀头长度。由于大肠黏膜薄且黏膜下组织柔软容易切开,所以刀头长度 1～2 mm 已经足够。也就是说,只要刀鞘尖端能看见一点金属刀头就足以用于切开。在具体操作中,确认刀头长度时要注意避免将刀鞘伸出钳道过长,这样反而不易看见刀头。

钩刀(Hook-knife, Hook 刀)头端呈钩形,切割方向可以任意改变,能够从不同角度钩提、分离黏膜下层,能够保持良好的操作视野,避免对剥离面深层损伤,从而最大限度地预防穿孔。一般在大肠 ESD 操作不顺利,剥离面无法充分暴露时使用,小心进行钩提剥离。

三角顶刀(triangle tip-knife, TT 刀),是一种头端为三角形金属的切割刀,其三角头的宽度大约为 1.8 mm,厚度约为 0.6 mm,可以与被切割黏膜平行。TT 刀的主要特点是,切割过程中无须改变切割方向,可从不同角度钩住黏膜进行剥离,且可通过高频电凝起到止血作用。但是不当的操作,其三个角很容易造成术中穿孔。一般用于低位直肠病变的 ESD。

针形切开刀(needle-knife)一般情况下只用来进行病灶范围的标记,不用于大肠病变的黏膜下剥离。

不同剥离刀具有各自的特点,在大肠病变的 ESD 操作过程中,可以根据具体情况选择,如用 IT 刀或 Flex 刀对病灶周围的一圈黏膜进行预切开,TT 刀和 Hook 刀进行黏膜下剥离等,使整个剥离过程完成得更快、更好,降低出血和穿孔等并发症的发生率(参见第九章)。

## 三、大肠 ESD 操作步骤与技巧

### (一)确定病变范围、性质和浸润深度

治疗开始前必须用水清洗肠腔,尽可能吸引肠腔内残留的液体和残渣,以利于观察和治疗病变。接着先进行常规肠镜检查,了解病灶部位、大小、形态,确定病灶范围、性质和浸润深度。对于已经怀疑恶变的肿瘤,要明确是黏膜内癌还是黏膜下癌,如果是黏膜下癌则需改行外科手术。通常采用内镜下黏膜染色技术加放大内镜观察腺管开口类型,有条件的医院可以采用窄带成像(NBI)加放大内镜的方法,初步判断是否为肿瘤上皮以及肿瘤的浸润深度(图14-2)。如

表面的腺管结构完整,腺管开口类型清楚可见,无凹陷、无糜烂溃疡,则提示未发生黏膜下浸润。内镜下进一步判断肿瘤浸润深度的方法有:① 空气诱导变形法。使用结肠镜对准病灶,先向肠腔内充气使病变完全展开,然后吸气。如果病变及其周围的黏膜形态出现明显突起和凹陷样改变,则可以初步判断肿瘤没有浸润至黏膜下全层。如果无论如何吸气,病变形态始终无改变,则肿瘤可能已浸润达黏膜下层或更深层,病变应是外科手术的适应证。② 抬举征(lifting sign)阳性。黏膜下注射靛胭脂-肾上腺素-生理盐水,如果病变黏膜可以完全与固有肌层分离,明显隆起,则为抬举征阳性,可以进行 ESD 治疗;如果病变不能与固有肌层分离,则抬举征阴性,表明肿瘤组织已经浸润至黏膜下层甚至固有肌层,不能采用 ESD 切除病变。③ 超声内镜检查判断肿瘤浸润深度。

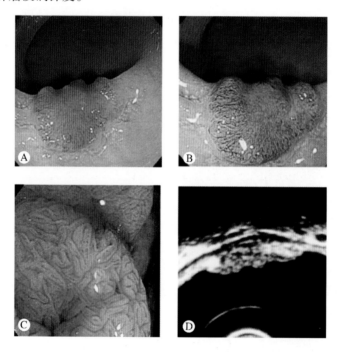

图 14-2　结直肠病变 ESD 治疗前范围、性质和浸润深度评估
A. 结直肠扁平病变;B. 窄带成像(NBI);C. 染色放大内镜;D. 超声内镜

(二) 标记

在明确了病变范围、性质和浸润深度,确定可以进行 ESD 治疗时,由于大肠病变一般边界较为清晰,可直接应用针形切开刀距病灶边缘约 0.5 cm 处进行一圈的电凝标记,必要时在 NBI 或者普通靛胭脂染色技术的辅助指引下,明确标记范围(图 14-3)。大肠黏膜层较薄,电凝功率宜小,以免损伤肌层。对于直肠中上段以上的病变,为防止标记时导致损伤,可采用 APC 进行标记。在标记时要注意顺序,可顺时针标记,亦可逆时针标记。

(三) 黏膜下注射

由于大肠壁比胃壁薄而柔软,因此,ESD 穿孔风险较高,不易安全实施 ESD 剥离,但可通过局部注射抬举病变在一定程度上降低风险。目前临床可供黏膜下注射的液体有生理盐水、甘油果糖、透明质酸钠等。与生理盐水相比,甘油果糖和透明质酸钠等吸收较慢,局部潴留时

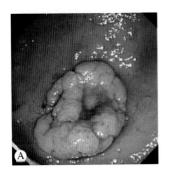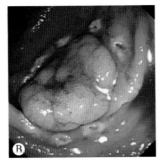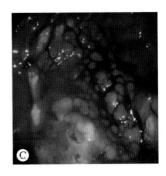

**图 14-3　标记切除范围**

A. 染色观察扁平病变;B. 针刀电凝标记;C. APC 电凝标记

间较长,可以减少治疗中的反复注射次数;在黏膜下注射抬举病变的同时,还能一定程度上增硬黏膜并使之变得厚实,是比较理想的注射液。注射液中加入少量靛胭脂和肾上腺素可以显著提高注射效果及作用,其中靛胭脂可使黏膜下注射的区域更清晰,使黏膜下层和肌层很好地分离;而肾上腺素可以收缩小血管,减少术中出血。目前常用 3～5 ml 靛胭脂、1 ml 肾上腺素和100 ml 生理盐水混合配置的注射液,优点为配置简单、成本较低,但缺点是这种注射液在黏膜下层弥散渗透快,ESD 过程中需要多次补充注射。

大肠 ESD 黏膜下注射关键在于,通过局部注射液体使黏膜下层始终保持一定厚度和适当硬度,可在直视状态下进行剥离。注射顺序应由口侧向肛侧,如先注射肛侧将影响口侧病灶的观察和注射(图 14-4)。有时病变横跨皱襞,视野受限,内镜治疗较为困难,可以应用内镜前端的透明帽展开皱襞,以助操作顺利进行。

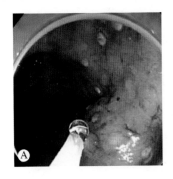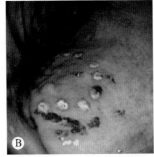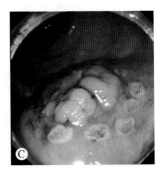

**图 14-4　黏膜下注射**

A. 自口侧向肛侧进行注射;B、C. 黏膜下注射后病变明显抬举

(四)切开病变周围黏膜

顺利预切开病变周围黏膜是 ESD 治疗成功的关键步骤。在大肠病变时,由于正常黏膜与病变黏膜厚度不同,进行局部黏膜下注射后,病变与正常黏膜的分界更加清晰。充分完成局部注射后,准备切开前再次确认所选择的切开线是否有利于下一步的内镜操作。一般切开线选择由口侧开始,顺时针方向沿标记点外侧缘使用 Hook 刀或设定 Flex 刀尖端 1～2 mm,完全接触黏膜状态下切开。使用 ICC200 时,用 Endocut 60 W(Effect 2)。在使用 Endocut 时,应间歇踩踏足部开关,主动控制切开速度。切开中应注意保证看见切开刀尖端处于安全状态下进行

操作。可以一次切开周围全部黏膜。但应当注意,如果完全切开病变组织周围黏膜整圈后,黏膜下注射液很快流失,隆起将会很快消失,而此后的剥离也变得十分困难。通常状况下,一般不对黏膜作整圈切开,而是切开至可以一气呵成的剥离范围,完成这一范围病变的剥离后再逐次切开黏膜进行剥离。特别是治疗时间较长的大型病变和伴有瘢痕病变时,如一周切开后即使追加黏膜下局部注射,注射液仍会自切开的创口漏出,无法形成隆起,不能确保手术安全。因此,第1阶段不可做一周切开(图14-5)。

切开过程一旦发生出血,冲洗创面明确出血点后,用切开刀直接电凝出血点,或应用热活检钳钳夹出血点电凝止血。

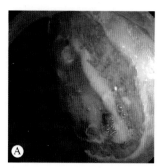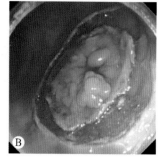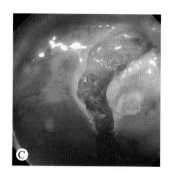

**图14-5　切开病变周围黏膜**

A、B. 预切开病变周围一圈黏膜;C. 预切开病变周围部分黏膜

(五) 剥离

部分切开后立即进行黏膜下层剥离。此时可以根据病变不同部位和术者操作习惯,选择应用 Hook 刀、Flex 刀或 IT 刀等刀具沿黏膜下层剥离病变。有时联合使用几种剥离器械可以提高剥离效率(图14-6)。使用 ICC200 时,Forced 凝固用 40 W,操作时应间歇踩踏足部开关,主动控制速度。开始剥离时,应把剥离刀贴于切开边缘内侧(肿瘤侧),反复小幅度地进行剥

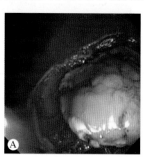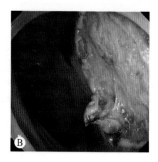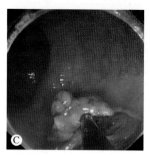

**图14-6　沿黏膜下层剥离病变**

A. IT 刀剥离黏膜下层;B、C. Hook 刀剥离黏膜下层

离。完成一定范围的剥离后,再逐次切开黏膜进行剥离。进一步进行剥离时,内镜先端透明帽可以整个伸入黏膜下层形成的空间,这样不仅可以保证黏膜下层良好的视野,同时还能适度牵动、推拉黏膜下层的纤维,使之易于剥离。这一操作是使用透明帽的重点所在。当开始黏膜切开和黏膜剥离时,局部注射液会从切开处直接漏出。随着时间的推移,黏膜下层的隆起也渐渐

缩小。因此,自黏膜切开至黏膜剥离的过程中要求内镜操作敏捷、迅速,医护配合良好。对于治疗时间较长的病变,剥离过程中需反复黏膜下注射,始终保持剥离层次在黏膜下层。在完成一定程度剥离时,可通过变换体位来利用重力剥离并卷起肿瘤,以便于进一步剥离。剥离中可以通过拉镜或旋镜沿病变基底切线方向进行剥离。对于皱襞及弯曲部的病变及大型病变,可以利用透明帽和体位变换进行剥离。对于低位直肠病变,往往需要采用胃镜或肠镜倒镜进行剥离。

剥离过程中必须有意识地预防出血。对于较小的黏膜下血管,应用切开刀或 APC 直接电凝止血;而对于较粗的血管,用热活检钳钳夹后电凝血管。黏膜剥离过程中一旦发生出血,应用生理盐水(含去甲肾上腺素)冲洗创面。明确出血点后应用 APC 或热活检钳钳夹出血点电凝止血,但 APC 对动脉性出血往往无效。上述方法如不能成功止血,可以采用金属止血夹夹闭出血点,但往往影响后续的黏膜下剥离操作。

术中一旦发生穿孔,应用金属止血夹自穿孔两侧向中央缝合裂口后继续剥离病变,也可先将病变剥离再缝合裂口。由于 ESD 操作时间较长,消化道内积聚大量气体,气压较高,有时较小的肌层裂伤也会造成穿孔。因此,ESD 过程中必须时刻注意抽吸消化道内气体。

（六）创面处理

病变剥离后创面及创缘经常可见裸露的小血管或在剥离过程中未能彻底处理的出血点,可应用切开刀、热活检钳或 APC 进行电凝,预防术后出血。必要时应用止血夹夹闭血管,预防迟发性出血(图 14-7)。对于局部剥离较深、肌层有裂隙者,金属夹缝合裂隙当属必要(图 14-8)。在剥离直肠病变后,可以应用复方角菜酸酯栓(太宁栓剂)2 枚肛塞保护直肠创面。

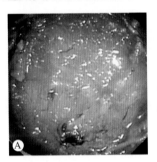
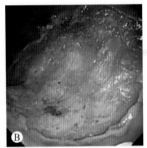

**图 14-7　剥离后创面处理（一）**
A. 剥离后创面小血管;B. APC 处理小血管后创面

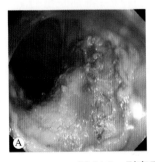
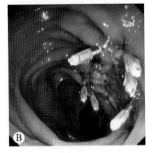

**图 14-8　剥离后创面处理（二）**
A. 剥离后创面见局部剥离较深;B 金属夹缝合部分创面

（七）ESD 切除标本的组织学处理

大肠腺瘤或早期癌 ESD 术后通常很少需再追加切除,因为切开前注明的标记点已完全包括在整块切除的标本之内。为提高病理学诊断的准确性,在将标本浸泡于4%甲醛液前须展平,并用细针固定标本的四周(黏膜的下层面紧贴于固定板上),测量病变大小(图14-9)。以2 mm间隔连续平行切片,然后对完整切除的标本进行详尽的病理学检查,确定其浸润深度,病变基底和切缘有无肿瘤累及,有否淋巴管、血管浸润等,根据病理诊断结果判断是否需追加外科手术。整块切除大的肿瘤组织不仅可以避免局部复发,且能使病理组织学分期更加精确。切除标本的病理学报告须描述肿瘤的大体形态、部位、大小、组织学类型和浸润深度,若有溃疡或淋巴管和血管累及者,应详细报告切除标本的边缘情况以便判断治愈的可能性(参见第五章)。

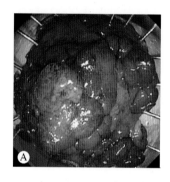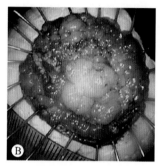

**图 14-9　ESD 剥离标本的处理**

A. 细针固定标本四周于平板上;B. 测量病变大小

# 第三节　低位直肠病变的内镜黏膜下剥离术操作方法

## 一、概述

直肠位于盆腔内,解剖与生理上已失去结肠的特点,特别是低位直肠。从解剖上看,已位于腹膜外,与肛管相连,被众多的肌肉、韧带和筋膜所包裹。其肠壁相对较厚,而且位置固定,没有结肠袋和伸缩性,基本没有弯曲和蠕动。另一方面,正是由于这种特殊的解剖位置,由于外科手术牵涉"保肛"和"造瘘"的问题,所以对低位直肠病变的处理才越显重要,才会引起广大外科和内镜医师重视及研究。对于直径 > 2 cm 直肠腺瘤性病变及其他良性病变,包括大的LST,或者是病变没有浸润至黏膜下层的低位直肠早期癌,传统的外科手术方式包括 Mile 术(经腹会阴直肠联合切除)、Dixon 术(经腹直肠前切除)、Bacon 术(下拉式直肠切除)以及骶前直肠切除等。这类手术创伤大,一般不易保留直肠肛门的生理储便、排便功能和术后性功能,而且术后并发症发生率高,术后恢复慢,生活质量相对较低。近年来随着内镜诊断和治疗技术的发展,特别是 EMR 与 ESD 的发展,绝大部分这类直肠病变可以实现肠镜下的切除,而不再需要外科手术治疗。

## 二、低位直肠病变 ESD 操作步骤与技巧

低位直肠病变 ESD 操作的步骤和方法与结肠病变的 ESD 基本相同（图 14-10）。但是，考虑到低位直肠特殊的解剖生理特点——腹膜外、位置固定、没有弯曲和伸缩性、肠壁相对较厚等，低位直肠病变的 ESD 操作相对容易，出血也易于控制，手术中剥离至肌层也不会出现穿孔所致的严重后果——腹膜炎。但是要注意，直肠周围间隙是与整个后腹膜间隙相通相连的，一旦 ESD 中剥离至肌层，甚至是切断部分肌层，肠腔内高压力的气体就可能进入后腹膜间隙，临床可出现后腹膜气肿、纵隔气肿、气胸、阴囊气肿和皮下气肿。

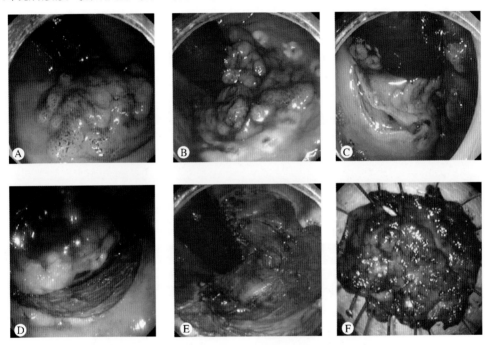

**图 14-10　低位直肠巨大绒毛状腺瘤的 ESD 治疗（倒镜）**
A. 直肠紧贴齿状线巨大息肉；B. 染色后标记切除范围；C. 切开病变外侧缘黏膜；
D. 剥离病变；E. 剥离病变后创面；F. 切除病变标本

（一）观察病变和拟定治疗方案

方法与结肠 ESD 相同，但是要注意治疗前必须确认治疗使用内镜的操作性能良好，能够做反转倒镜动作。通常倒镜操作能够使钳道口接近病变部位口侧进行治疗。推荐使用胃镜进行低位直肠病变的 ESD 治疗。

（二）标记

由于低位直肠肠壁相对较厚，可以直接应用针形切开刀进行电凝标记，不会因电凝标记损伤肠壁，导致气腹。

（三）黏膜下注射

方法同结肠 ESD。

（四）切开

切开时,病变的范围均在内镜直视下,可以选择由口侧开始。顺时针方向使用 Hook 刀或 Flex 刀切开一定范围的黏膜,剥离后再逐次切开黏膜。如果内镜观察整个病灶视野困难时,特别是病灶的口侧,可以采用反转倒镜,从口侧进行切开黏膜。如果反转困难或视野不佳时,可由肛门侧黏膜进行切开,充分利用透明帽显露切开区域。

（五）剥离

由于低位直肠的血供十分丰富,黏膜下血管较多,剥离过程中容易出血。考虑到低位直肠特殊解剖位置,不会因凝固过度导致迟发穿孔引起腹膜炎,剥离时可将电凝功率调大,ICC200 时 Forced 凝固用 60～80 W。黏膜剥离过程中一旦发生出血,应用生理盐水(含去甲肾上腺素)冲洗创面,明确出血点后可以直接用热活检钳钳夹后电凝。对于速度较快的出血,包括金属止血夹在内的各种止血方法如不能成功止血,须马上退出内镜,以手指持小的纱布或棉球直接对创面按压止血,10 min 左右出血往往明显改善,此时可以再进行内镜下止血。在完成一定程度的剥离时,反转倒镜变换剥离的方向,并卷起肿瘤,便于进一步剥离。剥离中可以通过拉镜或旋镜沿病变基底切线方向进行剥离。术中一旦发生肌层裂伤,应用金属止血夹尽可能地带着周围的直肠黏膜将裂伤封闭;同时注意抽吸肠道内气体,以免气体进入后腹膜间隙发生后腹膜气肿、纵隔气肿、阴囊气肿和皮下气肿。

（六）创面处理

低位直肠病变剥离后,创面及创缘裸露的小血管较多,需用热活检钳或 APC 逐一进行电凝,预防术后出血。对于局部剥离较深、肌层有裂隙者,可用金属夹缝合裂隙(图 14-11)。术后可以应用复方角菜酸酯栓(太宁栓剂)2 枚肛塞保护直肠创面。

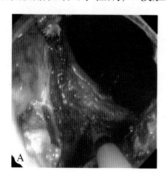 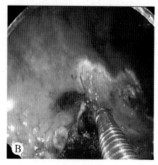

**图 14-11　低位直肠病变 ESD 术后创面处理**
A. APC 电灼创面小血管;B. 金属夹夹闭部分肌层裂隙

# 第四节　体位变换在大肠内镜黏膜下剥离术中的应用

根据大肠的解剖学特点,肠管走向变异度大,位置不固定,特别是乙状结肠和横结肠系膜游离,有很大的活动度和伸缩性,易在腹腔内弯曲成角,所以进行结肠镜检查和治疗时,不同的部位需要采用不同的体位和手法,这对 ESD 治疗造成很大的困难。

进行肠镜检查和 ESD 治疗时,根据不同需要而改变体位,就是利用重力作用来改变肠管的走行和状态。特别是利用重力影响,使病变组织受到自重牵引垂挂,改善 ESD 的操作视野,便于切开及剥离。在多数情况下,进行切开剥离过程中,选择切开线应位于重力上方,体位变换可使病变组织位于重力上方。此时剥离的黏膜因重力而呈垂挂状,有助于拉开切开的创口;同时可使手术视野清晰,易于实施剥离手术。此外,利用重力作用还可将病灶和操作视野与肠腔内的粪水、血液等物体分离,避免因浸于粪水和血液中而导致操作困难,风险增大。

在大多数情况下,未插入内镜进行检查至盲肠,很难了解和判断肠管的结襻和屈曲程度,也无法预知体位变化时病变组织相对位置变化。笔者认为,当对大肠病变进行 ESD 时,术前应常规进行全结肠镜检查,一方面可以对整个结肠病变状况有全面的了解,同时可以确认 ESD 病变两侧的结肠走行和状态,这样就可在内镜插入状态下设计 ESD 切开和剥离的初步方案。制订手术方案时,可以参照结肠镜检查时体位及其变换时病变组织的位置改变,重力与病变的位置关系可以参考粪水或染色色素的沉积方向来判断。结直肠 ESD 术中可能的体位变化为左侧卧体位、仰卧体位和右侧卧体位。变换体位,不仅可以改变病变组织和结肠镜的相对位置,还可选择从病变口侧、肛侧以及侧方等各个方向寻找进行 ESD 的最为理想体位。所以,制订方案时,应对各种体位进行判定,综合考虑重力与病变组织、结肠腔的走行和状态以及结肠镜位置是否利于电切刀进行切开和剥离等多种因素,选择一种适合 ESD 不同操作过程的最理想体位。

具体介绍 1 例乙状结肠 LST 进行 ESD 治疗前如何选择合适体位。

45 岁,男性,术前确认在乙状结肠内有直径 4 cm 的粗大结节混合型 LST。在插入结肠镜后进行右侧卧体位、仰卧体位和左侧卧体位三方向体位变换,了解体位改变时重力方向、积水程度和病变组织的位置状态,充分讨论后制订 ESD 治疗体位。图 14-12 为右侧卧体位、仰卧体位和左侧卧体位观察到的病变和重力方向。该病变如图 14-13 所示,主要以右侧卧体位进行治疗。当进行肿瘤肛门侧切开剥离时变换体位至左侧卧体位,一次性完整切除病变(图 14-14)。

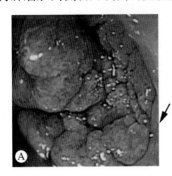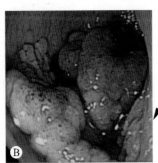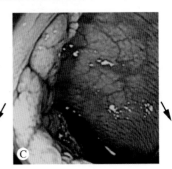

**图 14-12　体位变换时的内镜影像(箭头为重力方向)**
A. 右侧卧体位;B. 仰卧体位;C. 左侧卧体位

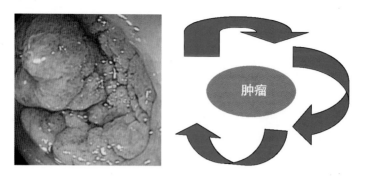

图 14-13　ESD 治疗中体位的确定

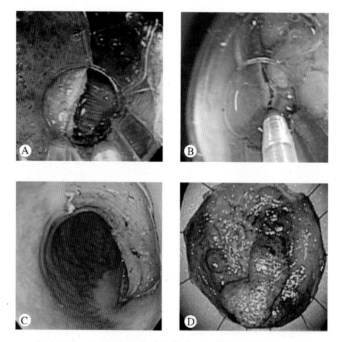

图 14-14　ESD 治疗中改变体位，一次性完整切除病变

A. 以右侧卧体位对大部分进行切除；B. 以左侧卧体位切除肿瘤的肛门侧；

C. ESD 治疗后创面；D. ESD 剥离病变大小为 45 mm × 40 mm

（徐美东　周平红）

## 参考文献

1. 周平红，姚礼庆，陈巍峰，等. 窄带成像系统在结肠镜检查中的应用. 中华消化内镜杂志，2007，24：438～439

2. 周平红，姚礼庆，何国杰，等. 微超声探头对结直肠癌术前分期的诊断价值. 中国超声医学杂志，2002，18：142～145

3. 苏凯华，冯伟勋，刘坤平，等. 巨大息肉83例的临床病理特征及内镜治疗分析. 实用医学杂志，2006，22：1545～1546

4. 周平红，徐美东，陈巍峰，等. 内镜黏膜下剥离术治疗直肠病变. 中华消化内镜杂志，2007，24：4～7

5. 姚礼庆，周平红. 内镜黏膜下剥离术治疗结直肠病变. 中华胃肠外科杂志，2007，10：316～318

6. 周平红，姚礼庆，陈巍峰，等. 结直肠腺瘤性息肉和早期癌的内镜治疗. 中华外科杂志，2008，46(18)：1386～1389

7. 周平红，姚礼庆，徐美东，等. 内镜黏膜下剥离术治疗大肠巨大平坦息肉18例分析. 中国实用外科杂志，2007，27：633～636

8. 周平红，姚礼庆. 内镜黏膜切除及黏膜下剥离术操作方法和技巧. 中华消化内镜杂志，2008，25(11)：564～567

9. 砂田圭二郎，山本博德，宮田知彦. 大腸ESDに對する工夫と進步──ダブルバルーン内視鏡. 胃と腸，2007，42：1108～1114

10. 田中信知. 外科治療 内視鏡切除──ポリペクトミー，EMR，ESD. 消化器外科，2005，28：826～833

11. Kikuchi R, Takano M, Takagi K, et al. Management of early invasive colorectal cancer. Risk of recurrence and clinical guidelines. Dis Colon Rectum, 1995, 38: 1286～1295

12. Rembacken BJ. Endoscopic therapy of lower gastrointestinal cancer. Best Pract Res Clin Gastroenterol, 2005, 19: 979～992

13. Kato H, HagaS, EndoS, et al. Lifting of lesions during endoscopic mucosal resection (EMR) of early colorectal cancer: implications for the assessment of respectability. Endoscopy, 2001, 33: 568～573

14. Ishiguro A, Uno Y, Ishiguro Y, et al. Correlation of lifting versus non-lifting and microscopic depth of invasion in early colorectal cancer. Gastrointest Endosc, 1999, 50: 329～333

15. Gotoda T, Kondo H, Ono H, et al. A new endoscopic mucosal resection (EMR) procedure using a insulation-tipped diathermic (IT) knife for rectal flat lesions: report of two cases. Gastrointest Endosc, 1999, 50: 560～563

16. Fujishiro M, Yahagi N, Kakushima N, et al. Management of bleeding concerning endoscopic submucosal dissection with the Flex knife for stomach neoplasm. Dig Endosc, 2006, 18 (Suppl 1): S119～S122

17. Yahagi N, Fujishiro M, Imagawa A, et al. Endoscopic submucosal dissection for the reliable en bloc resection of colorectal mucosal tumors. Dig Endosc, 2004, 16: S89～S92

18. Yamamoto H, Yahagi N, Oyama T. Mucosectomy in the colon with endoscopic submucosal dissection. Endoscopy, 2005, 37: 764～768

19. Yahagi N, Fujishiro M, Omata M. Endoscopic submucosal dissection for colorectal lesions using Flex knife. Acta Endoscopia, 2007,37:665~672

20. Yahamoto H. Successful en bloc resection of large superficial tumors in the stomach and colon using hyaluronate and small-caliber-tip transparent hood. Endoscopy, 2003,35:690~694

内镜黏膜下剥离术

第
十
五
章

# 内镜黏膜切除术术后残留、复发病变的内镜黏膜下剥离术治疗

## 第一节　内镜黏膜切除术术后病变复发和残留

内镜黏膜切除术(EMR)是现在主要的内镜治疗方法,目前广泛应用于胃肠道病变的治疗(图 15-1)。EMR 操作简便,对人员、设备、器械的要求较少,疗效确切;患者损伤小、恢复快、住院时间短,也适合基层医院推广应用。但标准 EMR 只能切除 1.5 cm 以下小的病灶,对于直径 >2 cm 的病变,EMR 难以一次完整圈套切除,只能通过分片切除(EPMR)的方法进行(图 15-2)。EPMR 治疗较 EMR 难度大、操作时间长。由于分片切除病变,切除往往不完整(图 15-3),创面可能残留一些小的岛状隆起,有时肉眼还不能看到。如不经过 APC 等方法处理创面,可能导致病变复发(图 15-4)。文献报道病变经 EMR 切除后残留和复发率高达 3% ~35%(表 15-1)。日本国立癌症中心医院从 1987 年开始至今完成的 2 000 余例内镜切除手术中,采用标准 EMR 治疗的病灶术后复发率为 8.5%(53/620)。

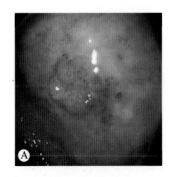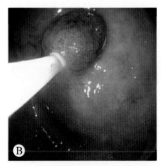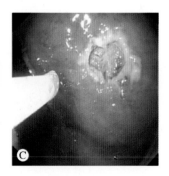

**图 15-1　胃底息肉的 EMR 治疗**
A. 胃底扁平息肉;B. 黏膜下注射生理盐水(含靛胭脂)后圈套电切;C. 术后创面

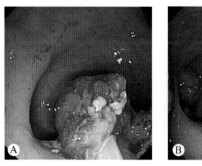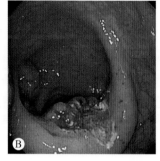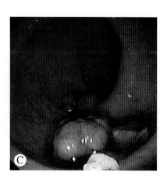

**图 15-2　直肠巨大息肉的 EPMR 治疗**
A. 黏膜下注射后圈套电切；B. 电切从肛侧向口侧进行；C. 切除标本散落于肠腔内

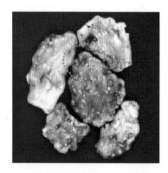

**图 15-3　EPMR 可能产生的病变残留**

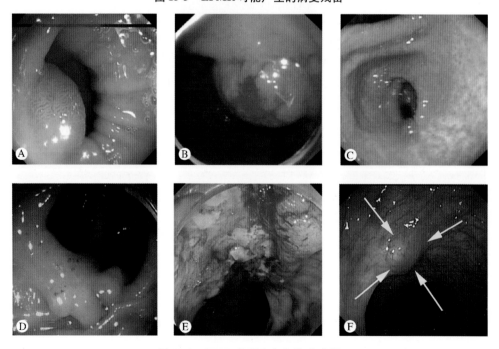

**图 15-4　EMR 术后病变复发或残留**
A、B、C. 胃窦病变 EMR 术后复发；D、E. 肝曲、直肠息肉 EPMR 术后复发；F. 直肠类癌 APC 治疗后残留

内镜黏膜下剥离术

表 15-1　EMR 术后病变复发率

| 作者 | 方法 | 复发率 |
|------|------|--------|
| Tanabe 等 | Strip Biopsy，EAM | 3.5%（15/423） |
| Kawaguchi 等 | Strip Biopsy，EMR-C | 35.3%（97/266） |
| Ida 等 | EMR + Laser | 6.7%（11/165） |
| Chonan 等 | EMR | 10.9%（21/193） |
| Mitsunaga 等 | Strip Biopsy | 18.2%（54/296） |
| 日本国立癌症中心医院（1988　1998） | Strip Biopsy | 8.5%（53/620） |

　　对于黏膜下肿瘤的内镜治疗,单纯应用 APC 治疗无济于事,EMR 可以切除较小、较浅(来源于黏膜下层)病变;但对来源于固有肌层的病变,EMR 往往不能有效圈套病变,容易滑脱,尼龙绳结扎有时也不能奏效。APC 电灼和尼龙绳套扎的结果也往往是病变残留。

　　对于 EMR 术后复发、残留病变的治疗,必须达到完整切除的要求,可供选择的方法有外科手术、再次内镜治疗和严密随访。外科手术可达到完整切除的目的,但残留病灶大多局限于黏膜层,手术创伤大、恢复慢、术后并发症多,生活质量也较差。再次 EMR 切除病灶,由于首次 EMR 治疗后形成的人工溃疡愈合过程中局部瘢痕形成,黏膜下注射生理盐水后病灶很难抬举,圈套器很难套扎病灶进行切除,内镜头端附加透明帽也不能有效负压吸引病灶,因此再次 EMR 切除病灶较为困难,勉强行 EMR 治疗的结果是分片切除、病灶残留和再次复发。由于 EMR 术后创面的瘢痕愈合,很难准确判断复发病灶的侵犯深度。有时复发病灶侵犯至黏膜下层却被误判为仅局限于黏膜层,采用激光、冷冻、微波、APC 等物理方法姑息处理已侵犯至黏膜下层的病灶并不恰当。有时虽然治疗了病灶,但不能获得完整的病理学诊断资料。Murakami 等报道 1 例早期胃癌 EMR 术后 4 年死亡病例,肿瘤复发被误认为仅局限于黏膜内,随访期内采用激光治疗,3 个月后病灶确诊为进展期癌。对于 EMR 术后复发病灶,由于不能提供病理学诊断资料,除年老体衰者不适合外科手术切除或内镜切除外,不主张随访观察和使用激光照射、电灼和 APC 等姑息内镜治疗方法。

## 第二节　内镜黏膜下剥离术治疗内镜黏膜切除术后复发、残留病变

　　近年来,国内外逐渐开展 ESD 治疗胃肠道巨大平坦病灶和早期癌,开发的各种剥离器械如 IT 刀、Hook 刀等逐渐应用于内镜治疗中。随着 ESD 治疗经验的积累和水平的提高,ESD 治疗 EMR 术后复发、残留病变成为可能。

## 一、方法

（一）器械

采用 Olympus GIF-H260 胃镜、CF-Q260 肠镜、KD-10Q-1 针形切开刀、KD-610L IT 刀、KD-620LR Hook 刀、NM-4L-1 注射针、FD-1U-1 热活检钳、HX-610-90、HX-600-135 止血夹等。ERBE ICC200高频电切装置和 APC300 氩离子凝固器。ESD 治疗过程中内镜头端附加透明帽。

（二）方法

在 EMR 术后残留病灶下方注射生理盐水,观察病灶是否抬举,靛胭脂染色明确病灶边界。

1. 标记　应用针形切开刀或 APC 于病灶边缘 1 cm 进行电凝标记(输出功率为 10 ~ 15 W)。标记范围比一般病变 ESD 治疗要大,以免病变再次复发(图 15-5)。

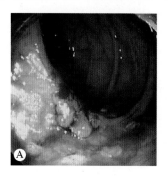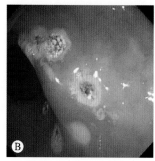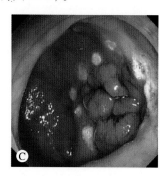

**图 15-5　标记切除范围**

A. 肝曲息肉 EMR 术后复发;B. 直肠类癌 APC 治疗后残留;C. 直肠息肉外科切除术后 2 年复发

2. 黏膜下注射　将 3 ~ 5 ml 靛胭脂、1 ml 肾上腺素和 100 ml 0.9% 氯化钠溶液混合后,于病灶边缘标记点外侧进行多点黏膜下注射,每点注射 2 ~ 3 ml。由于复发病变黏膜下层纤维化所致的瘢痕形成,有时注射阻力较大,比较费力(图 15-6)。

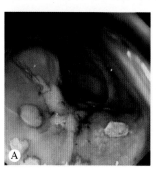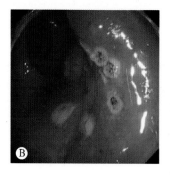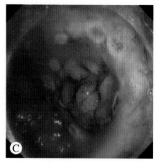

**图 15-6　黏膜下注射**

A. 复发病变黏膜下注射,抬举不良; B. 残留病变黏膜下注射,抬举不良;C. 复发病变黏膜下注射,局部抬举不良

3. 切开病变外侧缘黏膜　应用针形切开刀沿病变边缘标记点外侧切开黏膜,再用 IT 刀或 Hook 刀插入预切开点切开病灶周围一圈黏膜。笔者常规使用 Hook 刀直接切开病变周围黏膜(图 15-7)。考虑到一圈黏膜切开后黏膜下注射液体更容易发生渗漏,可以先切开半圈。

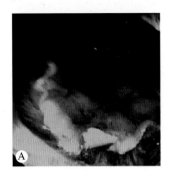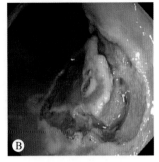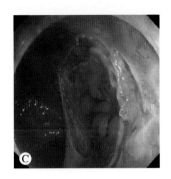

**图 15-7　切开病灶外侧缘黏膜**
A. 黏膜下层严重纤维化；B. 扩大切开范围；C. 黏膜下层纤维化程度较重

4. 剥离病灶　应用 IT 刀或 Hook 刀沿黏膜下层进行剥离（Endocut 模式，effect 3，输出功率为 60~80 W），剥离过程中多次黏膜下注射。剥离过程中，黏膜下注射后病灶与肌层不能分离、瘢痕形成部位，直接应用 Hook 刀沿瘢痕基底切线方向进行切开剥离。当病变剥离创面较小时，可应用圈套器直接完整电切除病变。有时由于肌层粘连，剥离病变时可能需同时切除部分肌层（图 15-8）。

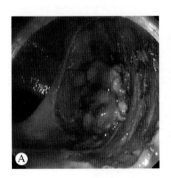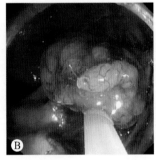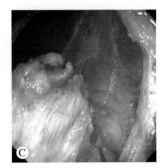

**图 15-8　剥离病变**
A. 应用 IT 刀沿病变四周进行剥离；B. 圈套电切病变；C. 连同部分肌层切除病变

5. 创面处理　应用 APC 处理创面可见的小血管；对于局部剥离较深、肌层分离、可见明显裂孔和腔外脂肪者，应用金属止血夹缝合创面（图 15-9）。喷洒 20 ml 硫糖铝胶（舒可捷）保护胃创面，肛塞复方角菜酸酯栓（太宁栓剂）2 枚保护直肠创面。

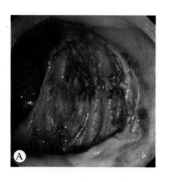
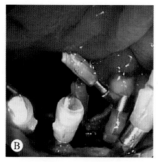
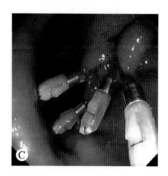

**图 15-9 创面处理**
A. APC 处理创面小血管;B、C. 金属夹夹闭部分创面

## 二、ESD 治疗后处理

术后常规观察有无腹痛、腹胀、呕血和便血,随访腹部体征,常规使用抗生素和止血药物。随访腹部 X 线平片,了解腹腔有无游离气体。术后第 1 天禁食,第 2 天如无出血、腹痛和腹胀,进流质,第 3 天进软食、冷食。

将切除病灶展平后用大头针固定于平板上,中性甲醛液固定送病理检查,确定病灶性质,观察病灶边缘和基底有无病灶累及(图 15-10)。术后 1 个月、2 个月、6 个月、12 个月、24 个月复查内镜,观察创面愈合情况,病灶有无残留和复发。

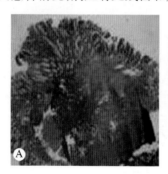
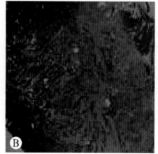

**图 15-10 ESD 术后病理**
A. 结肠绒毛状腺瘤 EMR 术后复发,黏膜下层严重纤维化;B. 残留直肠类癌,病灶边缘和基底未见肿瘤累及

## 三、治疗效果

笔者开展 ESD 治疗 15 例 EMR 术后残留病灶,胃 6 例、结肠肝曲 2 例、乙状结肠 1 例、直肠 6 例。病灶直径 0.8～3.5 cm(平均 2.3 cm)。14 例病灶成功完成 ESD 治疗,1 例剥离困难转为 EPMR 治疗,ESD 成功率为 93.3%(14/15)。ESD 手术时间为 60～155 min(平均 87 min)。

所有病灶抬举征阴性。术后病理检查,管状腺瘤 1 例(胃),管状绒毛状腺瘤 6 例(直肠 3 例、乙状结肠 1 例、结肠肝曲 1 例、胃 1 例),管状腺瘤伴上皮内瘤变(高级别)5 例(胃 3 例、结肠肝曲 1 例、直肠 1 例),间质瘤 1 例(直肠),早期癌侵及黏膜肌层 1 例(分化良好)(胃),类癌1例(直肠)。其中13例剥离病灶切缘和基底未见肿瘤累及;1例术后不能确定切缘有无肿瘤累及,1例EPMR病例术后不能确定基底有无肿瘤累及,2周后内镜下APC处理创面。ESD完整切除率为86.6%(13/15)。ESD术后随访,平均随访期13个月(2~18个月),术后创面3个月基本愈合,无1例出现肿瘤残留和复发。

1例直肠类癌病例EMR术后残留,ESD治疗中见病灶与固有肌层紧密粘连,连同部分肌层一起扩大切除后,腹腔出现少量游离气体,但无腹痛和腹胀,保守治疗3 d后出院。1例结肠肝曲复发息肉治疗中发现局部剥离较深,可见肠壁外脂肪,金属止血夹缝合创面后出现明显腹胀,无腹痛,腹部X线平片见腹腔大量游离气体,20 G穿刺针于上腹部穿刺排气后腹胀缓解。经禁食、胃肠减压、半卧位、使用抗生素等保守治疗1周出院。ESD穿孔发生率为13.3%(2/15)。

结果显示,虽然EMR术后残留病灶局部存在严重的瘢痕组织,直视下沿黏膜下层应用切开刀仍能对瘢痕组织进行成功剥离切除;虽然ESD治疗EMR术后复发、残留病变穿孔发生率较高,但均经止血夹缝合后成功保守治疗,无须外科手术修补(图15-11)。

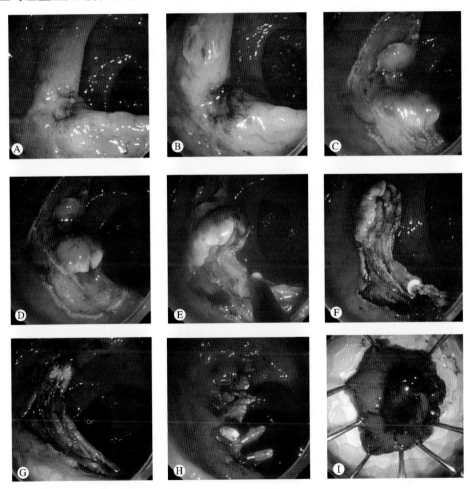

**图15-11　直肠类癌EMR术后残留,ESD扩大切除系列步骤**

A. 直肠类癌EMR术后残留;B. 抬举征阴性;C. 扩大切开病变周围黏膜;D、E、F. 直视下应用IT刀沿黏膜下层剥离病变;G. 剥离病变后创面;H. 金属夹对缝创面;I. 剥离病变标本

### 四、并发症的预防和处理

出血和穿孔依然是 ESD 治疗的主要并发症。

由于 EMR 术后创面纤维化和局部瘢痕形成，术中出血量往往较少；ESD 治疗中创面往往均有少量出血，用冰生理盐水（含去甲肾上腺素）对创面进行冲洗后，应用针形切开刀、热活检钳和 APC 均能成功止血；与内镜治疗相关的术后出血发生率也较低。

EMR 术后局部的瘢痕形成是造成内镜治疗穿孔发生的主要危险因素。EMR 术后创面纤维化通常发生在黏膜下层，注射生理盐水病灶往往不能抬举，直视下将切开刀沿瘢痕底部切线方向逐步切除病灶可避免穿孔的发生。为了减少穿孔的发生，对于难以切除的病灶必须选择合适的切开刀。当治疗中不能固定内镜于一个合适的位置，即病灶和切开刀不能保持一定的距离时，推荐使用 Hook 刀剥离病灶。治疗中一旦发生穿孔，由于穿孔一般较小，应用止血夹往往能夹闭缝合穿孔；如出现气腹，腹腔内较多游离气体影响患者呼吸、血氧饱和度较低时，应用 20 G 穿刺针于上腹部穿刺排气减压。由于内镜治疗前禁食或进行过肠道准备，EMR 术后残留病灶周围也多伴有网膜组织粘连，穿孔所致的腹膜炎体征往往较轻，也较局限；而且术中穿孔能及时发现，应用止血夹也能夹闭缝合穿孔；再结合术后禁食，静脉使用抗生素，保守治疗一般均能成功，可以避免外科修补手术。

（周平红）

## 参 考 文 献

1. 周平红，姚礼庆，陈巍峰，等. 内镜黏膜下剥离术在治疗胃肠道黏膜切除术后残留和复发病灶中的应用. 中华消化内镜杂志，2008，25(6)：281~285

2. 周平红，徐美东，陈巍峰，等. 内镜黏膜下剥离术治疗直肠病灶. 中华消化内镜杂志，2007，24：4~7

3. 姚礼庆，周平红. 内镜黏膜下剥离术治疗结直肠病变. 中华胃肠外科杂志，2007，10：316~318

4. 周平红，姚礼庆，陈巍峰，等. 内镜黏膜下剥离术治疗胃巨大平坦病灶. 中华消化杂志，2007，27：604~607

5. Ono H, Kondo H, Gotoda T, et al. Endoscopic mucosal resection for treatment of early gastric cancer. Gut, 2001, 48：225~229

6. Tamura S, Nakajo K, Yokoyama Y, et al. Evaluation of endoscopic mucosal resection for laterally spreading rectal tumors. Endoscopy, 2004, 36：306~312

7. Kojima T, Parra-Blanco A, Takahashi H, et al. Outcome of endoscopic mucosal resection for early gastric cancer：review of Japanese literature. Gastrointest Endosc, 1998, 48：550~555

8. Soetikno R, Gotoda T, Nakanishi Y, et al. Endoscopic mucosal resection. Gastrointest En-

dosc, 2003, 57: 567~579

9. Fujisaki J, Matsuda K, Tajiri, H. Endoscopic mucosal resection for early gastric cancer: aiming at safety, speed, and reliability. Dig Endosc, 2003, 15: S8~S11

10. Zhou P H, Yao L Q, Xu M D, et al. Endoscopic ultrasonography and submucosal resection in the diagnosis and treatment of rectal carcinoid tumors. Chin Med J, 2007, 120: 1938~1939

11. Yokoi C, Gotoda T, Hamanaka H, et al. Endoscopic submucosal dissection allows curative resection of locally recurrent early gastric cancer after prior endoscopic mucosal resection. Gastrointest Endosc, 2006, 64: 212~218

12. Oka S, Tanaka S, Kaneko I, et al. Endoscopic submucosal dissection for residual/local recurrence of early gastric cancer after endoscopic mucosal resection. Endoscopy, 2006, 38: 996~1000

13. Takagi K, Iwakiri K, Matsuoka S, et al. EMR performed four times for residual II a cancer of the gastric angle: report of a case. Stomach Intestine, 1998, 33: 1749~1754

14. Misumi A, Murakami A, Honmyo U, et al. Treatment of remnants and recurrence after EMR on the basis of analysis of gastrectomy cases. Stomach Intestine, 2001, 37: 1201~1209

15. Murakami S, Tanabe S, Koizumi W, et al. Endoscopic mucosal resection (EMR) for the management of poorly differentiated adenocarcinoma of the stomach: a patient who had recurrence and died 4 years after EMR. Gastric Cancer, 2003, 6: 113~116

16. Gotoda T, Kondo H, Ono H, et al. A new endoscopic mucosal resection procedure using an insulation-tipped electrosurgical knife for rectal flat lesions: report of two cases. Gastrointest Endosc, 1999, 50: 560~563

17. Oyama T, Kikuchi Y. Aggressive endoscopic mucosal resection in the upper GI tract: Hook knife EMR method. Minim Invasive Ther Allied Technol, 2002, 11: 291~295

18. Rosch T, Sarbia M, Schumacher B, et al. Attempted endoscopic en bloc resection of mucosal and submucosal tumors using insulated-tip knives: a pilot series. Endoscopy, 2004, 36: 788~801

19. Oka S, Tanaka S, Kaneko I, et al. Advantage of endoscopic submucosal dissection compared with EMR for early gastric cancer. Gastrointest Endosc, 2006, 64: 877~883

20. Fujishiro M, Yahagi N, Kakushima N, et al. Successful nonsurgical management of perforation complicating endoscopic submucosal dissection of gastrointestinal epithelial neoplasms. Endoscopy, 2006, 38: 1001~1006

21. Fujishiro M, Yahagi N, Kakushima N, et al. Comparison of various submucosal injection solutions for maintaining mucosal elevation during endoscopic mucosal resection. Endoscopy, 2004, 36: 579~583

# 第 四 篇
## 内镜黏膜下剥离术术中并发症预防及处理

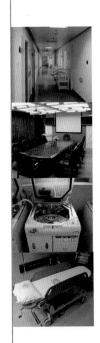

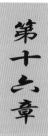

# 第十六章　内镜黏膜下剥离术术中出血

内镜黏膜切除术(EMR)和内镜黏膜下剥离术(ESD)是治疗消化道早期癌及其癌前病变的有效手段,相对于外科手术,EMR 和 ESD 具有方法简便、创伤性小、并发症少、住院时间短、疗效与外科手术相当等优点,充分体现了微创治疗的优越性。与 EMR 相比,ESD 操作风险大,严重并发症发生率高,直接影响 ESD 成功率。早年日本进行的 ESD 手术时间长,出血发生率达 17%,穿孔发生率达 6.7%。近年来,随着 ESD 操作技术的进步,手术时间明显缩短,并发症发生率也有所下降。据 Ono 于 2005 年报道,488 例 ESD 中有 471 例获得成功,达 96%,出血和穿孔发生率均为 5%,均无须外科手术。

日本开展 ESD 已有 10 多年时间,每年召开一次 ESD 全国大会,主要是现场操作演示。韩国、中国台湾和香港地区 ESD 开展也较内地为早,而国内 ESD 只在少数医院刚刚开展,对并发症的担忧,缺乏 ESD 技术的系统、专业培训,影响了 ESD 在我国的普遍开展。复旦大学附属中山医院内镜中心开展 ESD 治疗 2 年半的时间内,完成 ESD 治疗 600 余例,操作时间由最初的 4h 缩短至目前 1h 左右,穿孔并发症的发生率也由初期的 10% 降至目前的 4% 左右。如何尽可能避免并发症的发生,发生并发症后如何正确处理,是 ESD 能否在我国顺利开展并普及的关键所在。

## 第一节　内镜的止血基础

出血是内镜诊疗最常见的并发症,胃 ESD 引起出血的概率高达 7%,结肠 ESD 引起出血的概率为 1.4%~2%。出血分为术中出血和迟发出血,前者是指治疗过程中发生的出血,后者是指治疗结束后至少出现下列 4 个指标中的 2 个:①呕血、黑便或晕厥;②血红蛋白下降 >20 g/L;③血压下降 >20 mmHg 或脉搏增快 >20 次/min;④溃疡分级,Forrest Ⅰ 型或 Ⅱa-Ⅱb 型。患者年龄 <65 岁;病变直径 >15 mm,操作者内镜工作经验少于 5 年为出血发生的高危因素,进行内镜治疗时应警惕出血的发生。

在施行 ESD 的过程中发生出血几乎是无法避免的。可以说,技术的好坏取决于对出血的有效控制程度。若出血控制效果不甚理想,不仅延长 ESD 治疗时间,而且还无法确保良好的视野,无序、盲目操作导致穿孔的危险性也很高。而且,食管和大肠的壁厚比胃壁薄,对食管或者大肠施行 ESD,内镜的操作余地较小,而且不适当地止血处理还会引起更严重的并发症,因此必须掌握出血的应对策略,细心操作。

出血对策应从术前准备开始,包括预防出血的预凝、术中出血的及时止血处理、预防术后出血的内镜处理,以及术后出血时的应对措施。必须根据实际状况分别使用各种器械,施行 ESD 的手术医师必须充分熟悉各种医疗器械的特性,采用适当的使用方法,安全、确切止血。本节以胃 ESD 为中心,对各种医疗器械技术进行说明,并介绍食管、大肠出血对策的要点。

## 一、ESD 术前、术中患者管理

虽然对所有内镜治疗(包括 ESD)出血的处理方法基本相同,但术前仍须询问患者有无口服抗凝药物,是否有出血倾向。国外经验提示,对于上消化道的 ESD 治疗,在治疗前 1 周开始预先服用质子泵抑制剂(PPI)可以减少术中出血发生。这是因为若胃内的 pH 值低,会影响促凝血药物活性,治疗前服用 PPI 这种强力的酸分泌抑制药,对形成易于止血的良好环境是不可或缺的,而此项建议目前尚缺乏循证医学证据。笔者开展 ESD 至今,治疗前并不常规服用 PPI。

对于平时服用降压药的患者,手术当日也应在医师指导下服药,将血压降至可控水平。

手术过程中应持续对患者血压、脉搏、呼吸进行监控。适当的镇静能避免血压大幅度变动,但是当血压已经上升时,则给予盐酸尼卡地平(倍罗地平)1~2 mg 静脉滴注,将收缩压控制在 120~140 mmHg,即能减轻出血风险。

## 二、止血专用器械

1. 止血钳 止血钳是止血专用钳子,顶端的吸杯比较小,打开的角度也较小,故而若能准确把持住出血点,就能在最小限度的凝固范围内实现准确止血(参见第九章第二节)。止血钳可分为双极和单极两种,具有各自特性,应根据各种脏器特征以及患者状况区别使用。对壁薄的食管和大肠施行手术时,一旦凝血的热量过剩传导达肌层,引发迟发性穿孔的风险就很高,所以使用双极止血钳较为安全。

2. 热活检钳 热活检钳的吸杯比止血钳大,常用于出血量多、内镜视野模糊的状况,以及破裂血管断端埋没,无法确定出血点时。不过,若过多夹持组织、过度通电,则会导致迟发性穿孔,非常危险,必须注意。

3. 氩离子血浆凝固术(APC) APC 对切除创面发生的出血速度较慢、量较小、一点点漏出性出血极为有效。对于喷出性出血,尤其是出血量较大的动脉性出血则止血效果差。由于表面的碳化和焦痂形成,不利于之后的继续止血和剥离操作,所以,应用中应避免过度放电凝固。

4. 金属止血夹 当发生粗血管出血,使用止血钳或热活检钳难以止血时,金属止血夹作为最后的止血手段非常有效(参见第十一章第二节)。在剥离过程中发生出血时,为了不影响继续剥离,必须考虑夹子的夹持角度和位置。有时应缓慢剥离,将夹子夹持在远离剥离的部位。对于剥离后显现的粗血管,同样应在周围充分剥离病变后或者病变切除后夹住血管预防出血。

5. 特殊内镜 具有喷水功能的内镜在各种内镜治疗中极为实用(参见第九章第二节)。使用这种具有喷水功能的内镜,刚一出血即能立即清洗手术面,便于确认出血点同时,快速使用止血钳把持血管断端。在通电凝固前用喷水轻轻清洗手术面,有助于确认有无血液流出,所以能瞬时判断是否已确实把持住血管断端,然后通电凝固,大大缩短了处理时间,提高了手术的安全性。

对于距离较远的病变以及位于剥离病变远端的出血,使用普通内镜难以接近,使用内置有多次折弯功能的内镜极为有效(参见第九章第二节)。

另一方面,使用双钳道内镜无须抽出治疗器械即能吸引血液和清洗液,有利于缩短止血时间。应用中可根据实际情况,从对侧钳道口伸入止血器具,用另一手术刀继续进行剥离,从而节省止血器械的交替时间。在对大肠施行 ESD 时,若有可能,可采取反转操作,从病变口侧开始剥离较为有利,尤其是弯曲部位以及皱襞处病变等,使用细管径、容易反转的内镜如上消化道内镜极为有用,剥离和止血较为方便。

笔者开展 ESD 至今,使用的是普通单钳道胃镜和肠镜。开展 ESD 初期术中一旦碰到出血,即自活检孔注水冲洗出血创面再插入止血器械止血,由于没有对出血点的持续冲洗,视野很快变得模糊,影响止血效率。在内镜外附加一注水管(捆绑于镜头和镜身)(图 16-1),临床应用颇感方便和实用。

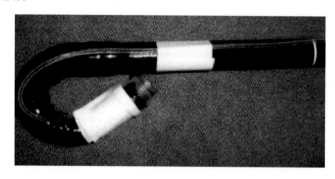

图 16-1　内镜外附加注水管

6. 其他医疗器械　由于 ESD 治疗过程中内镜头端装有透明帽,在从剥离刀抽出换用止血器械的过程中,用透明帽边缘压迫出血点暂时止血,这也是一种实用的小技巧。还有,在难以确认出血点时,可使透明帽贴住消化道管壁进行水洗,在水浸下观察,也能容易地确认出血点。

ESD 过程中使用消化道内镜套管(图 16-2),有助于内镜的进出替换,回收病变时也可使患者咽喉部痛苦降至最低限度。除此之外,还有助于防止手术过程中胃内空气逸出,保持良好的操作视野。而且,大多数 ESD 术中出血止血过程中,胃内的烟状物较多,凝血块黏附于镜头上,操作视野往往受到影响,需要不断吸引烟雾,退出内镜擦清镜头。

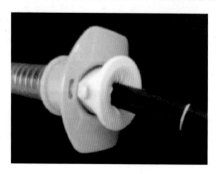

图 16-2　消化内镜套管

各种止血器械和高频发生装置的设定见表 16-1。

表 16-1　各种止血器械和高频发生装置的设定

| 止血器械 | | ICC 200(ERBE) | | VAIO 300D(ERBE) | |
|---|---|---|---|---|---|
| IT 刀<br>出血止血 | 剥离刀<br>热活检钳 | 强力电凝<br>柔和电凝 | 凝固 50 W<br>凝固 80 W | 快速电凝<br>柔和电凝 | 凝固 50 W,效果 4<br>凝固 80 W,效果 5 |
| 预防性止血 | 剥离刀<br>热活检钳 | 强力电凝<br>柔和电凝 | 凝固 50 W<br>凝固 80 W | 快速电凝<br>柔和电凝 | 凝固 50 W,效果 4<br>凝固 80 W,效果 5 |
| Hook 刀<br>出血止血 | 剥离刀<br>热活检钳 | 喷射电凝<br>柔和电凝 | 凝固 60 W<br>凝固 50 W | 喷射电凝<br>柔和电凝 | 凝固 60 W,效果 2<br>凝固 50 W |
| 预防性止血 | 剥离刀<br>热活检钳 | 喷射电凝<br>柔和电凝 | 凝固 60 W<br>凝固 40 W | 喷射电凝<br>柔和电凝 | 凝固 60 W,效果 2<br>凝固 40 W |
| Flex 刀<br>出血止血 | 剥离刀<br>止血钳 | 强力电凝<br>柔和电凝 | 凝固 40 W<br>凝固 50 W | 强力电凝<br>柔和电凝 | 凝固 40 W,效果 4<br>凝固 50 W |
| 预防性止血 | 剥离刀<br>止血钳 | 强力电凝<br>柔和电凝 | 凝固 40 W<br>凝固 50 W | 快速电凝<br>柔和电凝 | 凝固 40 W,效果 4<br>凝固 50 W |

引自日本国立癌症中心中央医院(NCCH)。

# 第二节　内镜黏膜下剥离术术中出血的止血策略

出血和穿孔是 ESD 治疗的主要并发症。穿孔一般较小,术中能及时发现,只要具有良好的内镜治疗基础和经验,应用止血夹往往能夹闭穿孔,而术中出血有时处理较为棘手。出血的预防和处理相当于穿孔故尤为重要。术中一旦发生出血,止血过程要耗费很长时间,而且影响内镜视野;盲目止血也很容易发生穿孔;出血量较大时,有时还不得不中止 ESD。因此,在 ESD 术中必须有意识地预防出血的发生。对于剥离过程中发现较小的黏膜下层血管,可以应用针形切开刀或 Hook 刀头端直接电凝;而对于较粗的黏膜下层血管,用热活检钳钳夹血管后,外拉热活检钳,使活检钳远离胃壁再电凝血管。黏膜剥离过程中一旦发生出血,应用冰生理盐水(含去甲肾上腺素)对创面进行冲洗,明确出血点后应用针形切开刀或 Hook 刀直接电凝出血点,或应用热活检钳钳夹出血点电凝止血。上述止血方法如不能成功止血,可以采用止血夹夹闭出血点,但往往影响后续的黏膜下剥离手术操作。当病变完整切除后,可应用 APC 电凝创面所有小血管,必要时也可应用止血夹夹闭血管。

食管和胃的前后壁黏膜下层血管非常丰富(图 16-3),对该部位施行 ESD 时出血较多,应准确处理一根根血管和出血点,获得充分的止血效果,然后进入下一切除阶段,这样可以大大缩短手术时间,提高手术效率和安全性。

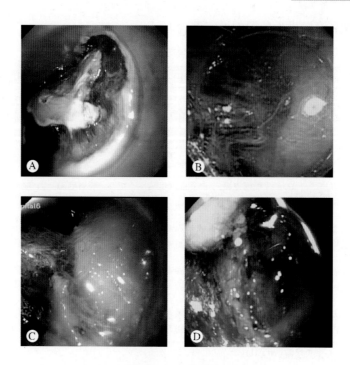

**图 16-3 食管和胃黏膜下层血管丰富**

A. 食管黏膜下层;B、C、D. 胃黏膜下层

以下介绍复旦大学附属中山医院使用 IT 刀和 Hook 刀进行 ESD 过程中针对术中出血进行的止血处理。

## 一、黏膜下注射针眼出血

由于食管和胃黏膜下层血管丰富,有时进行黏膜下注射,注射针刚好刺入黏膜下层血管,造成拔针后针眼出血(图 16-4)。针眼出血量一般较少,也会自行停止,无须特殊处理。如不自行停止,在针眼边缘进行黏膜切开后再进行止血处理。

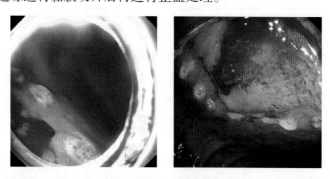

**图 16-4 黏膜下注射针眼出血**

## 二、病变周围黏膜切开时的出血

对于源自小血管的静脉血管出血,应确认出血部位,然后直接用 Hook 刀尖端进行凝固止

血(强力电凝 40 W)。动脉血管出血时,使用止血钳(柔和电凝 50 W)。若内镜带有喷水功能,在止血钳把持住出血点后,用喷水冲洗,根据出血的有无,即能确认是否已把持住出血点。若继续出血,则表明尚未把持住破裂血管,即使直接通电也无法止血,而应该重新把持住出血点,确认出血停止后再通电。因为切口创面小,对于难以确切把持出血点,无法确切止血时,可再将周围部位稍稍切开,确保良好视野,然后再进行止血处理(图 16-5)。

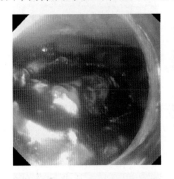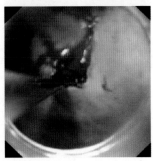

图 16-5　病变周围黏膜切开出血

### 三、剥离黏膜下层时的出血

在施行黏膜下层剥离时,若确定是细小血管,则直接使用强力电凝 40 W 或者喷射凝固(APC 模式)50 W,一边使血管部分慢慢凝固,一边进刀。这样就能实现剥离黏膜下层几乎不出血(图 16-6)。当剥离后创面发生出血时,若是细小血管,则使手术刀的尖端稍稍接触出血点,施以强力电凝 40 W;或者稍稍离开,施以喷射凝固(APC 模式)50 W 凝固,即能容易地止血(图 16-7)。若在剥离过程中发现较粗血管,使用剥离刀尖端凝固方法反而会导致大量出血,所以应使用止血钳子的预凝结(柔和电凝 50 W)。待血管确实凝固变性成白色后,施行切离(图 16-8)。若较粗血管破裂,有可能发生大量出血时,使用止血钳钳夹住出血点,进行电凝止血。在这种情况下,喷水功能仍然非常有用,刚一出血即能冲洗创面,能正确、快速地确认出血点。如前所述,待钳夹住出血点后,用喷水冲洗,确认出血停止后再进行通电凝固。若发现剥离后的溃疡面存在较粗的血管,一旦破裂就会导致大出血。所以,为了不妨碍之后的剥离操作,应将周围组织完全剥离后,或者将病变部分切除后,使用金属夹切断血流(图 16-9、16-10)。

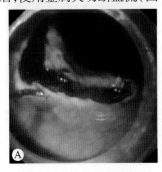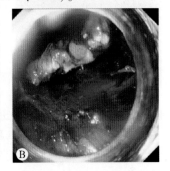

图 16-6　食管 ESD 创面出血,Hook 刀边电凝出血点边剥离病变

A. 食管 ESD 创面出血;B. Hook 刀边电凝出血点边剥离病变

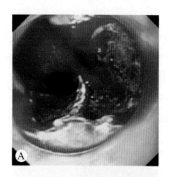
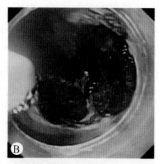

**图 16-7　食管 ESD 术中创面出血，APC 止血**

A. 食管 ESD 术中创面出血；B. APC 止血

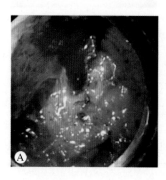
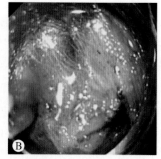

**图 16-8　胃 ESD 术中创面出血，止血钳钳夹止血**

A. 胃 ESD 术中创面出血；B. 止血钳钳夹止血

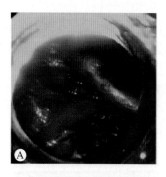
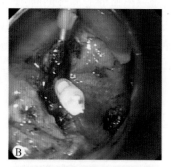

**图 16-9　胃 ESD 创面可见血管出血，剥离病变后金属夹夹闭血管**

A. 胃 ESD 创面可见血管出血；B. 剥离病变后金属夹夹闭血管

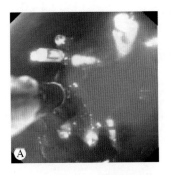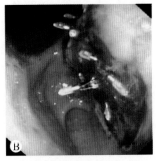

**图 16-10　胃剥离创面出血,多枚金属夹夹闭止血**

A. 胃剥离创面出血; B. 多枚金属夹夹闭止血

## 四、食管、结直肠 ESD 中的出血

食管和大肠的壁较薄,过度通电电凝止血会导致迟发性穿孔,非常危险。因此,使用止血钳(单极)通电凝固时,应在把持住出血点后,将钳子抽至身前,一边考虑如何对肌层的热损伤降低至最小限度,一边通电。若有可能,最好使用对肌层影响极小的双极止血钳,必须注意对剥离面使用金属止血夹,可能引起肌层破裂。笔者认为,由于负压吸引,金属夹夹闭组织往往较多,所以当发生出血,尤其是出血量较多时,使用金属止血夹止血仍然是积极、有效、安全的止血方法(图 16-11)。

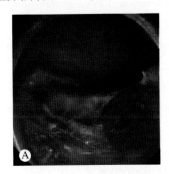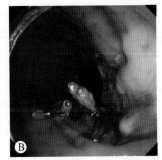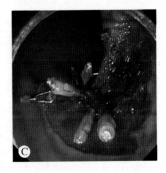

**图 16-11　直肠 ESD 术中发生的创面出血**

A. 直肠 ESD 术中创面活动性出血;B、C. 多枚金属夹夹闭创面出血点止血

（钟芸诗　周平红）

## 参考文献

1. Dehle P,Largiader F,Jenny S,et al. A method for endoscopic lectroresection of sessile colonic polyps. Endoscopy,1973,5(1):38~40

2. Tada M,Shimada M,Murakami F,et al. Development of the strip-off biopsy. Gastroenterol Endosc, 1984, 26(6): 833~839

3. 周平红,徐美东,陈巍峰,等. 内镜黏膜下剥离术治疗直肠病变. 中华消化内镜杂志, 2007, 24(1):4~7

4. 姚礼庆,周平红. 内镜黏膜下剥离术治疗结直肠病变. 中华胃肠外科杂志,2007, 10(4): 316~318

5. 汪建平. 重视早期结直肠癌诊治方法的合理选择. 中华外科杂志,2008, 46(18): 1361~1364

6. 周平红,姚礼庆. 内镜黏膜切除及黏膜下剥离术操作方法和技巧. 中华消化内镜杂志, 2008, 25(11):564~567

7. Nonaka K, Nishimura M, Yoshinaga S, et al. Comparison of endoscopic submucosal dissection using sodium hyaluronate and needle-knife versus endoscopic mucosal resection for colonic laterally spreading tumors. Gastrointest Endosc, 2008,67(5): 135~139

8. Takizawa K, Oda I, Gotoda T, et al. Routine coagulation of visible vessels may prevent delayed bleeding after endoscopic submucosal dissection-an analysis of risk factors. Endoscopy, 2008, 40(2): 179~183

9. Yamamoto H. Technology insight：endoscopic submucosal dissection of gastrointestinal neoplasms. Nat Clin Pract Gastroenterol Hepatol,2007,4(9): 511~520

10. Kakushima N and Fujishiro M. Endoscopic submucosal dissection for gastrointestinal neoplasms. World J Gastroenterol, 2008, 14(19): 2962~2967

11. Fijishiro M, Yahagi N, Kakushima N, et al. Management of bleeding concerning endoscopic submucosal dissection with the Flex knife for stomach neoplasms. Dig Endosc, 2006, 18(Suppl 1): 119~122

12. Choi KD, Jung HY, Lee GH, et al. Application of metal hemoclips for closure of endoscopic mucosal resection-induced ulcers of the stomach to prevent delayed bleeding. Surg Endosc, 2008, 22(12): 1882~1886

13. Gotoda T, Yamamoto H, Soetikno RM. Endoscopic submucosal dissection of early gastric cancer. J Gastroenterol, 2006, 41: 929~942

# 第十七章　内镜黏膜下剥离术术中穿孔

对内镜黏膜下剥离术(ESD)穿孔并发症的担忧限制了 ESD 在临床的普遍开展。术中穿孔一般可以当场发现,必要时及时拍摄胸腹部 X 线平片,可以明确穿孔发生。术中一旦发生穿孔不必惊慌,由于大部分 ESD 穿孔较小,可以应用金属夹夹闭而不必外科手术修补,因此应沉着冷静地妥善处理穿孔并发症。应该强调,ESD 治疗一方面要提高操作水平,降低穿孔的发生率;另一方面更要加强 ESD 术后管理,以降低穿孔的外科手术率为最终目标。

Ikehara 等报道日本国立癌症中心于 1996～2003 年,共行 ESD 治疗早期胃癌及癌前病变 1 629例,其中 90 例(5.5%)发生穿孔、83 例应用止血夹封闭创面获得成功、1 例外科手术、6 例就诊于其他医院外科手术。止血夹夹闭穿孔后,胃肠减压 1 d,禁食 2 d,如无不适第 4 天进流质。穿孔后,27 例内镜下未完整切除和 4 例术后局部复发行外科手术治疗,9 例有腹水,细胞学检查无 1 例发现癌细胞。研究表明,应用止血夹可有效治疗穿孔且发生穿孔后不会引起肿瘤种植。

## 第一节　食管穿孔

对食管病变进行 ESD 最应关注的并发症就是食管穿孔。由于食管与解剖学上直接关系生命的心脏、大血管、肺等重要脏器相邻接,因此一旦发生食管穿孔,严重时极易影响上述脏器功能。虽然食管穿孔发生率 <1%,但是严重程度远远大于不直接危及生命的胃穿孔,内镜医师必须充分认识食管穿孔的危害性和严重性。

如何避免食管穿孔、确切地治疗,完全取决于进行食管病变 ESD 治疗内镜医师的操作水平。一般而言,对食管病变施 ESD,技术要求更精细、更高超,因为 ESD 是在比胃更狭小的管腔中进行,食管黏膜下层血管也较丰富。初学者进行 ESD 治疗不宜从食管开始。

即使尚未达到食管穿孔的程度,若在切开、剥离时暴露肌层,空气就会从肌束间逸出,导致纵隔气肿。就广义上而言,这种现象也归于穿孔范畴,应与穿孔一样引起重视。

### 一、引发食管穿孔的原因

在对食管病变进行 ESD 的过程中,在标记、四周黏膜切开、黏膜下层剥离以及止血时损伤肌层,均会导致食管穿孔的发生。

## 二、食管穿孔的处理方法

1. **纵隔气肿**　进行食管病变 ESD 时,一旦在四周黏膜切开、剥离黏膜下层过程中深切至黏膜下层,暴露肌层,就会引发纵隔气肿。在大多数情况下,很难在手术过程中注意到纵隔气肿,而是在术后胸部 X 线拍片时才被发现(图 17-1)。发生纵隔气肿时的处理,应综合考虑纵隔气肿程度以及临床症状。若有发热或者剧烈疼痛,可给予禁食、止痛、抗炎处理,并密切关注患者情况,是否存在纵隔压迫,一旦出现往往需要紧急手术处理。

2. **食管穿孔**　发生食管穿孔必然导致上述的纵隔气肿,从穿孔部位漏出的空气一多,纵隔内压上升,导致与肺邻接的壁侧胸膜损伤,进一步发展为气胸(图 17-2)。因此,使用内镜确认食管穿孔时,首先应减少送气量,然后进行处理。其次,在切除病变的过程中发生食管穿孔,尽可能切除病变,回收标本,但应在短时间内切除病变部位。若预计切除病变部位所需时间较长,则最好使用双通道内镜或者 EMRC 方法回收标本。但是,若回收标本过多,往往会导致患者状态恶化,所以应一边监控皮下气肿的程度以及氧饱和度,一边施行手术。

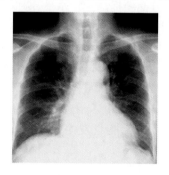

图 17-1　食管穿孔引起纵隔气肿

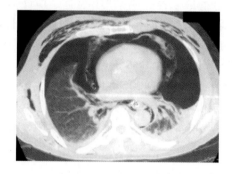

图 17-2　食管穿孔引起气胸和皮下气肿

对食管穿孔部位不建议使用金属夹夹闭穿孔。保守治疗过程中观察病情,尤其当穿孔较大时,过多使用夹子夹闭,反而会增加纵隔气肿的恶性程度。穿孔较小,可使用直径细的微型夹子,微型夹子的尖端不会损伤肌层,非常有效(图 17-3)。

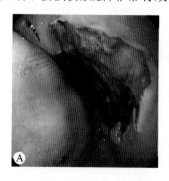
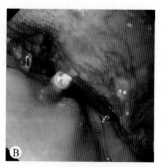

图 17-3　切除食管病变后金属夹 1 枚夹闭创面小裂孔

A. 切除食管病变后;B. 金属夹 1 枚夹闭小裂孔

　　术中一旦发生穿孔出现皮下气肿,颈部皮下可有捻发感,必须立即中止内镜剥离,吸净胃腔和食管腔内气体和液体。术后处理应与胸外科医师密切合作,给予禁食、胃肠减压,静脉使用抗生素预防纵隔和胸腔感染。X 线检查了解纵隔气肿和胸腔积气、积液情况,必要时于第4、5 肋间腋中线置管(颈静脉穿刺管)引流气体和液体。保守治疗一般均能成功,气肿一般在2～3 d 后很快减退。如患者一般状况变差,呼吸急促,心率加快,血压不稳,应及时手术引流。治疗过程中如出现纵隔脓肿,应在 CT 导向装置的帮助下积极施行穿刺排脓。穿孔部位的闭锁时间取决于穿孔的程度以及患者的背景,一般需要 3 d～3 周以上。在 X 线透视下使用水溶性造影剂,在确认造影剂未向纵隔漏出后方可开始进食。

　　复旦大学附属中山医院开展 ESD 治疗至今,出现 3 例食管穿孔,均保守治疗成功,无 1 例外科手术引流。

### 三、预防

　　(1) 随时观察颈部有无气肿和捻发感。

　　(2) 由于 ESD 操作时间较长,消化道内积聚大量气体,气压较高,有时较小的肌层裂伤也会造成穿孔,因此 ESD 过程中必须时刻注意抽吸消化道腔内气体。

　　(3) 预防食管穿孔的最重要之点在于切开、剥离时切勿暴露肌层,因此,推荐注射时使用不易弥散的透明质酸钠局部注射。

　　(4) 在技术方面进刀应浅,严禁在全周切开时进刀过深。剥离时应将剥离深度设定为黏膜下层的中层程度。食管黏膜下层组织比胃更疏松,可选择 Hybrid 刀更为安全。

　　(5) 由于食管黏膜下层血管丰富,剥离中对可见的小血管随时电凝止血,边止血边剥离病变,始终保持视野清晰,可以避免穿孔发生。

　　(6) 由于食管下层较为疏松,剥离过程中结合透明帽沿黏膜下层推送病变,可以提高剥离效率,减少食管穿孔的发生;具有高超 ESD 技巧的医师,甚至不需要黏膜下注射也能进行食管病变的黏膜下剥离。

## 第二节　胃　穿　孔

### 一、概述

　　目前对胃部病变进行 ESD,胃穿孔的发生率有下降趋势,为 3%～4%,比传统内镜治疗方法(剥脱活检和 EMRC 为 0.2%)要高,但是,胃 ESD 时发生的穿孔大多为直径小的线状穿孔(图 17-4)。胃切除食管病变后金属夹 1 枚夹闭创面小裂孔穿孔的高危因素有,病变位于胃体中上部,合并溃疡形成及肿瘤直径 >3 cm。研究表明,肿瘤位于胃上或中 1/3 者穿孔发生率显著高于肿瘤位于胃下 1/3 者(7%～8% 对 1%);肿瘤直径 >3 cm 者的穿孔发生率显著高于肿瘤直径 <3 cm 者(8% 对 3%);有溃疡形成者的穿孔发生率也显著高于无溃疡者(6% 对 3%)。

初学者宜选择病变位于胃下 1/3、肿瘤直径 <3 cm 者为宜。

　　发生胃穿孔时的处理,传统的方法是迅速外科手术修补。近年来,随着内镜治疗器械的不断开发和应用,ESD 术中发生的胃穿孔大多采取金属夹夹闭的保守治疗方法。有报道指出胃穿孔存在肿瘤腹膜播种的危险性,但迄今为止尚无任何因施行 ESD 发生胃穿孔导致肿瘤腹膜播种的病例报道。

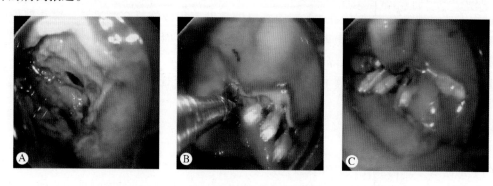

**图 17-4　ESD 穿孔的发生和处理**
A. 剥离胃底病变后创面见小裂口;B. 金属夹直接夹闭裂口;C. 金属夹对缝创面后

## 二、金属夹的使用方法

　　金属夹夹闭穿孔的方法一般有以下 2 种:①用金属夹完全夹闭穿孔部位的“缩缝术”;②大网膜充填修补法(图 17-5)。

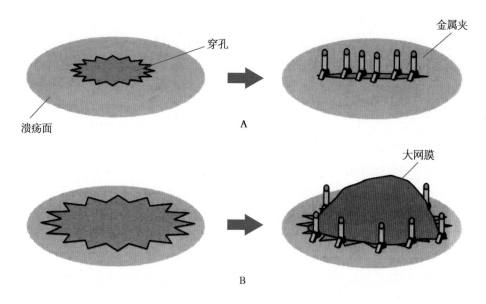

**图 17-5　金属夹夹闭穿孔方法**
A. 金属夹直接缝合;B. 大网膜充填修补

　　一般而言,术中穿孔最常见的部位是剥离面的断端。穿孔一旦发生,立即使用金属夹夹闭穿孔部位,但往往会妨碍之后的切开、剥离等操作。此时应一边注意气腹状态及生命体征,一边加快剥离速度,待剥离面远离穿孔部位,估计金属夹不会影响后续剥离操作时再用金属夹夹闭穿孔部位(图 17-6)。

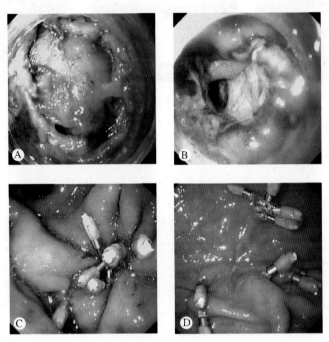

**图 17-6　金属夹夹闭胃底间质瘤挖除过程中发生的穿孔**

A. 病变四周黏膜切开过程中发生穿孔; B. 迅速挖除病变,可见胃壁外网膜和膈肌;

C. 多枚金属夹夹闭穿孔;D. 2 个月后随访,穿孔部位瘢痕形成

　　发生胃穿孔往往伴有出血,为了确保视野清晰,应优先进行止血操作。对于金属夹夹闭穿孔的部位应注意以下几点:①若溃疡边缘部位发生穿孔,金属夹夹闭部分黏膜进行缩缝处理;②若溃疡底部发生穿孔,则在接近黏膜下组织残存较厚的部位进行缩缝处理;③若夹闭的基础组织达不到一定厚度,在金属夹闭锁过程中往往会因金属夹尖端而造成再次穿孔。

　　进行缩缝处理时应保证切实地夹闭穿孔部位。当穿孔部位较大,难以直接施行夹持闭锁方法时,采取网膜修补方法较为有效。

　　首先应在不遗漏穿孔部位的情况下以负压持续吸引胃内空气,直至胃壁外的脂肪组织覆盖住穿孔部位,而后用金属夹修补、闭锁胃壁和脂肪组织。吸引应充分,使胃壁外的脂肪组织向胃内脱出(图 17-7)。临床实践发现,大网膜填充修补穿孔病例,第 2 天做内镜检查时,几乎所有病例穿孔部位均能维持闭锁状态。

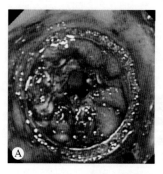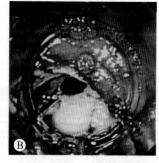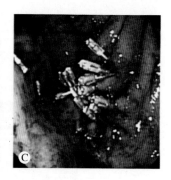

图 17-7　胃底 ESD 穿孔及修补

A. 胃底穿孔,可见腔外肝脏;B. 充分负压吸引,腹腔内大网膜吸引后脱向胃内;C. 多枚金属夹夹闭穿孔

### 三、气腹的处理方法

ESD 术中一旦发生胃穿孔,胃内的空气就会漏至腹腔内,产生气腹。随着气腹程度的加重,胃内膨胀越来越明显,影响操作视野,无法对穿孔部位实行夹闭。此时应控制送气,迅速实行穿孔修补处理,否则极有可能陷入送气量增加、气腹加重、胃内视野越来越差的恶性循环。穿孔部位空气漏出较少时,应用金属夹迅速夹闭穿孔,并注意观察病情。助手应在 ESD 治疗过程中以及穿孔发生后反复腹部触诊,掌握其变化情况,结合生命体征作出是否需要进行穿刺排气的判断。为避免 ESD 中发生休克等病情恶化现象,对严重的气腹必须施行腹腔穿刺、排气。施行腹腔穿刺时,可选择普通的 20 ml 空针,选择反麦氏点或右肋缘下方进行穿刺。穿刺后用手按压腹部排气,并留置穿刺针至穿孔部位完全闭锁、气腹改善为止(图 17-8)。待确认已无空气自排气针中排出(针孔上方小棉丝不见飘动)时,拔出排气针。

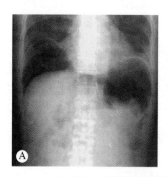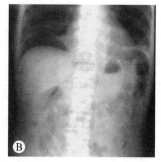

图 17-8　气腹穿刺排气前后腹腔内气体变化

A. 穿刺前;B. 穿刺后

### 四、穿孔治疗后的处理

金属夹夹闭穿孔后经鼻插入胃管,进行胃内减压并保持通畅,半卧位,静脉给予抗生素。经以上保守治疗,患者一般可以避免外科手术(图 17-9)。开始进食的时间应以临床症状为中心,并综合研究病理诊断资料和其他检查资料。

内镜黏膜下剥离术

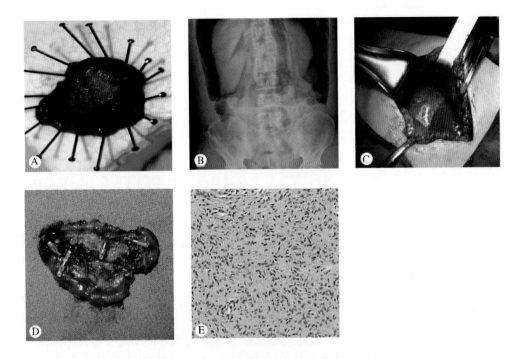

**图 17-9　胃体 ESD 术中未发现穿孔,保守治疗失败病例**

A. 胃体黏膜下肿瘤 ESD 术后标本,坚硬如石;B. 胃管引流不畅,第 2 天出现气腹和腹膜炎;C. 手术探查见胃体前壁小穿孔(2 mm);D. 手术切除病变标本,可见小穿孔,然而 ESD 术中未发现;E. 组织学诊断,胃内罕见的孤立性纤维瘤

## 第三节　结直肠穿孔

### 一、结直肠内镜治疗穿孔发生率

　　根据日本消化系内镜学会发布的与内镜治疗相关并发症的统计报告,结直肠内镜诊断和治疗总的并发症发生率为 0.07%,其中内镜治疗的并发症发生率,息肉切除术为 0.147%、EMR 为 0.137%。与胃的内镜治疗相比,结直肠息肉切除术达 10 倍,而 EMR 为 4 倍。主要的并发症依然是出血和穿孔,但伴随结直肠内镜治疗而死亡的病例几乎因穿孔而引发,与此相关的医疗纠纷也呈上升趋势。

　　近年来,随着 ESD 在结直肠病变中的应用和病例的增加,术后并发症也逐渐增多,其中穿孔发生率在日本开展结直肠 ESD 初期高达 30%,目前下降至 5.0 % 左右。所以必须清醒地认识到,实施 ESD 手术的结直肠病变,大多数病例为不适于传统内镜治疗方法的巨大病变,与通常的内镜治疗如息肉切除术、EMR 相比,这种治疗方法的并发症发生率会更高。

### 二、结直肠穿孔的预防

1. 术前评价　首先,应对患者的全身状态以及合并症做详细的检查,研究决定术前处置方案以及是否施行内镜治疗。同时,对病变的评价也非常重要,即使判断为可施行 ESD 的病变,由于有时结直肠 ESD 历时 4 ~ 5 h 以上,患者的综合状况是否允许 ESD 也应仔细评价。病变的部位也很重要,直肠尤其是位于腹膜返折以下直肠病变,安全性较高。回盲部病灶 ESD 的操作难度高,技术要求也高,需有经验的医师操作,有时需在腹腔镜监视下施行手术。

判断为可施行 ESD 的患者,应签署手术同意书。手术同意书中不仅应详细说明治疗目的和内容,而且还应充分说明并发症的发生内容、发生概率及其处理方法,必须征得患者同意。在手术同意书中还应详尽说明作为替代治疗的内镜分片黏膜切除术(EPMR)以及外科手术的优、缺点。

2. 术前处理　即使已充分考虑到并发症的处理方法,术前的肠道准备也非常重要。一方面,充分的肠道准备可确保手术中视野清晰,而且一旦发生穿孔,也可降低腹腔感染的机会。复旦大学附属中山医院的经验是术前 1 d 晚上患者口服聚乙二醇电解质散(和爽)2 包,并在术前预防性使用抗生素。

3. ESD 术中注意事项　结直肠穿孔几乎发生在黏膜下层剥离之际,大多因难以辨认剥离面而引发,所以,向重力方向牵引病变部分就能提高剥离面的辨认度。为了预防发生结直肠穿孔时肠内容物漏至肠管外腹腔内,应在施行 ESD 之前吸尽肠腔内多余的肠液,同时改变患者体位,促使肠液向病变相反方向流动。这种体位变换方法对于利用病变重力进行的 ESD 也极为有益。

由于结肠肌层非常薄弱,ESD 术后创面较大,一旦内镜头端透明帽顶住肌层很容易造成肌层分离而穿孔。因此,结肠 ESD 中肠镜头端附加的透明帽应柔软,并避免透明帽与 ESD 创面直接接触。

与通常进行的食管、胃 ESD 相比,对结直肠施行 ESD 费时较长,必须充分考虑到术后患者的腹胀感。国外有研究报道,在施行结直肠 ESD 时灌注 $CO_2$ 替代通常的空气送气,由于 $CO_2$ 比普通空气更易于被肠管吸收,故而能减轻 ESD 术中和术后患者的腹部胀满感,而且能将发生穿孔所致的气腹以及纵隔气肿抑制在最低限度(图 17-10)。但 $CO_2$ 灌注严禁用于慢性阻塞性肺病(COPD)患者以及重度心功能不全患者。

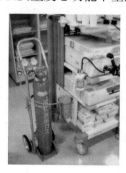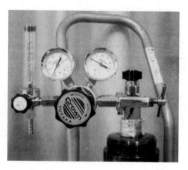

图 17-10　$CO_2$ 注气装置

### 三、结直肠穿孔的处理

1. 术中穿孔　与胃穿孔不同,结直肠穿孔时肠管内容物漏入腹腔内,引发严重腹膜炎的危险性极高,一旦发生结直肠穿孔,必须迅速处理。由于初始的穿孔大多仅为小穿孔,此时不要盲目急于切除病灶,应首先选择金属夹夹闭穿孔部位(图 17-11、17-12),无须紧急转至外科手术治疗,可考虑先做保守治疗并严密观察病情。此时应注意,为了不影响之后施行的 ESD,也可先行一定程度的剥离,而后再行夹闭缩缝处理。

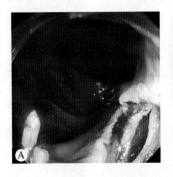
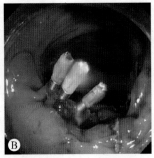

**图 17-11　结肠 ESD 术中穿孔及修补(一)**

A. 结肠 ESD 术中穿孔,裂口较小;B. 金属夹夹闭裂口

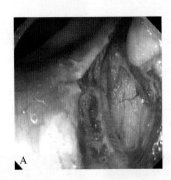
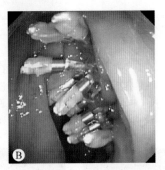

**图 17-12　结肠 ESD 术中穿孔及修补(二)**

A. 结肠 ESD 术中穿孔,裂口较大;B. 多枚金属夹自两侧向中央夹闭裂口

由于术前进行过肠道准备,内镜治疗中发生的穿孔一般较小,穿孔所致的腹痛往往较轻,也较局限;术中穿孔能及时发现,应用止血夹也能夹闭缝合穿孔;结合术后禁食、静脉使用抗生素,保守治疗一般均能成功(图 17-13)。

应该指出,术后出现的腹部局限性压痛和腹腔游离气体不是外科手术指征,随访观察中只要全身一般状况较好,生命体征平稳,腹痛程度无加剧,腹痛范围无扩大,腹肌无紧张,可以继续随访观察腹部体征而无须外科手术。一旦气腹加重,出现严重的腹胀和腹膜炎体征,应及时外科手术,以免延误治疗时机。

2. 内镜下荷包缝合术　对于穿孔部位较大,单独使用金属夹完全缩缝过于费时,而且可能因夹子的顶端损伤剥离面造成再次穿孔。内镜下荷包缝合术是一种能在短时间内缝合、夹闭创面的有效措施(图 17-14)。

使用双通道内镜、尼龙绳和金属夹。尼龙绳稍稍露出内镜一钳道口,从另一钳道口插入金属头,金属夹夹住尼龙绳和口侧创面的正常黏膜一边,对肛侧的正常黏膜也同样进行。对用金属夹固定着的尼龙绳做荷包状缝合,拉拢口侧和肛侧正常黏膜,闭锁溃疡面,而后继续对边缘部位追加金属夹即可完全缩缝。溃疡面较大时,可在 2 处做荷包缝合,使溃疡面进一步缩小后再用金属夹完整缩缝。固定尼龙绳的位置一般以距离创面边缘 5 ~ 10 mm 为宜。若距离过远,则会造成缝合不充分。

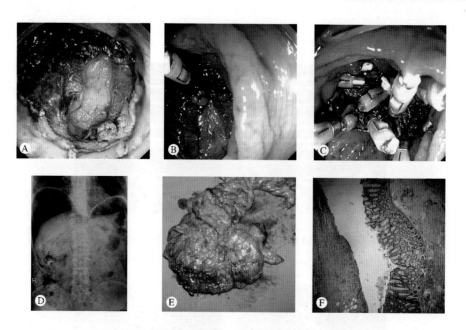

**图 17-13　结肠肝曲 LST 的 ESD 术中穿孔及修补**

A. 结肠肝曲 LST,ESD 术中穿孔。B. 多枚金属夹成功自两侧向中央夹闭裂口。C. 穿孔夹闭后创面。D. 术后第 2 天腹部 X 线见大量膈下游离气体,但无腹膜炎体征,保守治疗。E. ESD 术后 1 周病理示病变局灶癌变,患者要求外科手术。术后 2 周行右半结肠切除术。原穿孔修补部位见大网膜包裹。F. 外科手术标本组织学检查未见任何肿瘤残留

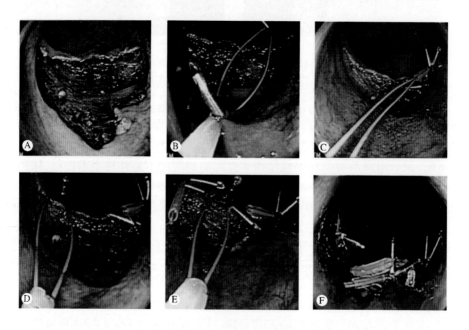

**图 17-14　内镜下荷包缝合术**

A. 结肠 ESD 术后,创面较大,局部剥离较深;B. 金属夹夹住尼龙绳的两边;C. 收紧尼龙绳缩小创面;D、E. 同样缩缝其余创面;F. 缩缝后的创面

### 四、迟发性穿孔

据文献报道,施行 ESD 引发的迟发性穿孔一般发生在 3 d 之内,患者自诉腹胀、腹痛和腹部不适。多见于以下情况:① 肿瘤剥离后的溃疡底较深,能观察到肌层存在裂痕或创面菲薄; ② 剥离标本上附有肌层;③ 剥离病变时的通电时间较长。

术中一旦发现上述情况,可用金属夹预防性夹闭创面或采用上述荷包缝合术做创面闭锁,以预防施行 ESD 引发的迟发性穿孔。大多数迟发性穿孔病例需进行外科治疗(图 17-15),一部分患者也可采取保守治疗。笔者医院开展 200 多例结直肠 ESD,仅出现 1 例迟发性穿孔。

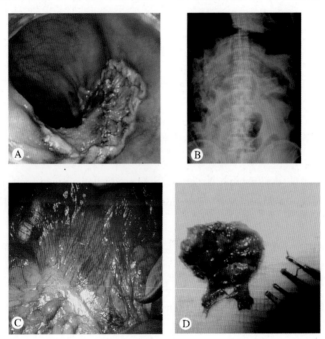

**图 17-15　结肠肝曲复发息肉 ESD 术后气腹**

A. 结肠肝曲复发息肉 ESD 术后,创面较大,未见明显穿孔,术中无气腹;B. 术后 1 d 出现严重腹胀,腹部 X 线见大量膈下游离气体;C. 急诊外科手术发现创面所在处肠壁菲薄,肠系膜可见气肿;D. 外科手术切除标本

### 五、穿孔后的管理

对于手术中穿孔以及迟发性穿孔的患者首先可以采取保守治疗,予卧床休息、禁食、全量补液以及静脉使用抗生素治疗等。保守治疗过程中,需密切观察患者的生命体征(包括脉搏、呼吸、血压和体温等)、腹部体征。一般而言,经过 24 h 的观察,病情没有加重,则保守治疗成功的可能性很大,可以避免外科修补手术。但即使保守治疗,也应与外科医师紧密合作,确保一旦出现不能继续保守治疗的状况下能及时外科手术治疗。对于经保守治疗无效,腹部体征加重或生命体征不稳的患者,应立即外科手术修补穿孔。鉴于 ESD 过程中发生的穿孔一般较小,结合穿孔的部位,手术可首先考虑腹腔镜手术修补,减少患者生理及心理上的创伤。

　　对于低位直肠病变,剥离至肌层或更深时,肠腔内高压力的气体进入后腹膜间隙,临床可以出现后腹膜气肿、阴囊气肿和皮下气肿,止血夹夹闭创面后经保守治疗气肿可以很快(一般2~3 d)消退。

　　与上消化道相比,结直肠肠壁更薄,肠腔存在弯曲部,操作空间小。内镜治疗尤其是 ESD难度更高,手术时间更长,并发症发生率更高,对操作者的技术要求较高。因此对于结直肠巨大平坦病变,目前仍多主张采用 EMR 和 EPMR 切除病变,有丰富外科治疗经验和较高内镜治疗技巧的医师可以尝试采用 ESD 切除病变。

（钟芸诗　周平红）

# 参 考 文 献

1. 周平红,姚礼庆,陈巍峰,等.结直肠腺瘤性息肉和早期癌的内镜治疗.中华外科杂志,2008,46(18):1386~1389

2. Fujishiro M, Yahagi N, Kakushima N, et al. Successful nonsurgical management of perforation complicating endoscopic submucosal dissection of gastrointestinal epithelial neoplasms. Endoscopy, 2006, 38(10):1001~1006

3. Bentrem DJ, Okabe S, Wong WD, et al. T1 adenocarcinoma of the rectum: transanal excision or radical surgery? Ann Surg,2005,242(4): 472~477

4. Landmann RG, Wong WD, Hoepfl J, et al. Limitations of early rectal cancer nodal staging may explain failure after local excision. Dis Colon Rectum, 2007, 50(10): 1520~1525

5. Hahnloser D, Wolff BG, Larson DW, et al. Immediate radical resection after local excision of rectal cancer: an oncologic compromise? Dis Colon Rectum,2005, 48(3): 429~437

6. Rengan R, Paty P, Wong WD. Distal cT2N0 rectal cancer: is there an alternative to abdomino-perineal resection? J Clin Oncol, 2005, 23(22): 4905~4912

7. You YN, Baxter NN, Stewart A, et al. Is the increasing rate of local excision for stage I rectal cancer in the United States justified? A nationwide cohort study from the National Cancer Database. Ann Surg, 2007, 245(5): 726~733

8. Paty PB, Nash GM, Baron P. Long-term results of local excision for rectal cancer. Ann Surg, 2002, 236(4): 522~529

9. Takekoshi T, Baba Y, Ota H, et al. Endoscopic resection of early gastric carcinoma: results of analysis of 308 cases. Endoscopy, 1994, 26(5): 352~358

10. Gotoda T, Kondo H, Ono H, et al. A new endoscopic mucosal resection (EMR) procedure using an insulationtipped diathermic (IT) knife for rectal flat lesions. Gastrointest Endosc, 1999,50(6): 560~563

# 第 五 篇

## 内镜黏膜下剥离术术后管理

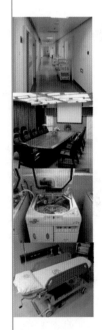

# 内镜黏膜下剥离术术后复苏和急诊内镜检查

与各种形式的内镜黏膜下切除术(EMR)相比,内镜黏膜下剥离术(ESD)能实现较大病变一次性大块完整的剥离,剥离的病变能提供完整的病理诊断资料,是一种理想的微创治疗手段。但较高的操作难度使 ESD 的操作时间较长,特别对初学者,出血、穿孔等并发症的发生率也相对较高,对麻醉、麻醉后复苏以及术后的随访等围手术期处理要求也相对较高。

## 第一节　内镜黏膜下剥离术术后复苏

一般而言,并非所有的内镜 ESD 病例均须采取气管内插管的全身麻醉,特别是结直肠疾病的 ESD,因为结肠镜的操作对咽喉部及气道的刺激和影响较小,且麻醉时因上消化道分泌物较少,绝大部分患者可采用静脉麻醉。采取何种形式的麻醉,应综合考虑 ESD 病灶大小、手术难易程度、手术时间,以及长时间静脉麻醉所产生循环、呼吸管理的不稳定性等多种因素。笔者认为,对一般的结直肠病变和手术时间预计较短(30 min 以内)的上消化道病变,可采用静脉麻醉。对于同时患有循环、呼吸等器官并发症的高风险结直肠 ESD 病例,以及预计手术时间较长(超过 30 min)的上消化道病例,特别是对于学习阶段的手术医师,建议采用气管内插管的全身麻醉。手术时间的长短取决于手术医师的水平、病灶大小、所使用的医疗设备以及剥离技术。一般而言,对于 ESD 切除 100 例以下的内镜医师,切除标本长径超过 4 cm 的病例,预计手术时间 1 h 左右,均应在全身麻醉条件下施行手术。在气管插管全身麻醉条件下施行 ESD 手术,可以实现手术中稳定的循环、呼吸管理,确保手术的时间和安全,提高完整切除率,预防误吸和反流性肺炎,减小医患双方的风险。但是,必须有专业的麻醉医师在场,同时重视术后麻醉的复苏和管理。

### 一、消化道滞留物的处理

1. 上消化道 ESD　长时间的操作会导致患者口咽部、消化道内滞留大量分泌物、冲洗液、血液等,容易造成误吸,所以上消化道 ESD 更多采用气管插管全身麻醉的方式。术后,内镜医师应配合麻醉医师吸尽胃腔、食管及咽喉部的滞留物,防止术后误吸造成吸入性肺炎及窒息。

麻醉医师拔除气管插管时,应吸尽口咽部和气管内的分泌物。

2. 结直肠 ESD　结直肠 ESD 术中形成的肠腔内滞留物可在术后自然排除,一般不必在术中刻意完全抽吸,但也应尽量吸除滞留在肠腔内的气体和液体,减轻术后腹胀等不适感。若为气管插管全麻,拔除气管插管时,应吸尽口咽部和气管内的分泌物。

## 二、术后生命体征监测和意识状态的确认

ESD 术后,应首先确认患者生命体征状况和意识状态,只有在生命体征平稳、意识恢复的情况下,才可以考虑拔除气管插管,结束操作。拔除气管插管后,仍需持续吸氧,继续监测氧饱和度、心率和血压。待患者完全清醒后方可推离操作室,并放置苏醒室,继续监测 10~30 min。

## 三、术后观察

ESD 术后原则上应将患者送入病房继续留院观察。对于全身麻醉的患者,麻醉后的护理过程应与常规外科手术全身麻醉患者相同。对于非住院的患者,也应于门急诊予适当补液治疗,在确认其意识完全清醒后方可允许离开医院。所有 ESD 术后患者,一般当天均嘱其禁食、禁饮,第 2 天如无不适,实验室检查以及胸、腹 X 线检查无异常者,可进无渣或少渣饮食。

# 第二节　内镜黏膜下剥离术术后急诊内镜检查

## 一、ESD 术后迟发性出血

ESD 术后发生迟发性出血是最常见,也是最重要的并发症之一。由于 ESD 操作手术创面大,范围广而且较深,即便是在术中已经确认止血完全,有时术后也难免会发生迟发性出血,常表现为术后 0~30 d 内出现呕血或者黑便等临床症状。术后出血的 75% 病例发生在 ESD 术后 24 h 以内,其余 25% 病例发生在术后 2~30 d 内。

研究表明,发生迟发性出血与病变部位、切除病变的大小以及创面是否进行凝固处理密切相关。而其他因素,如年龄、性别、以往病史、合并症的有无、既往是否服用抗凝剂、剥离深度、手术时间、手术医师的经验,与术后迟发性出血并无必然联系。对于胃部病变,胃部上 1/3 的病变出血发生率约 1%,而胃中、下 1/3 为 7%~8%,发生率显著高于胃上部。

临床实践表明,ESD 术后迟发性出血的两个主要部位是胃窦和低位直肠。对于胃窦病变,即使 ESD 术中未见出血,创面严密电凝止血,术后第 2 天也可发生大出血(图 18-1);而对于低位直肠病变,即使 ESD 术中多枚金属夹对缝创面,术后 7~14 d 仍可因金属夹的脱落发生创面活动性出血。

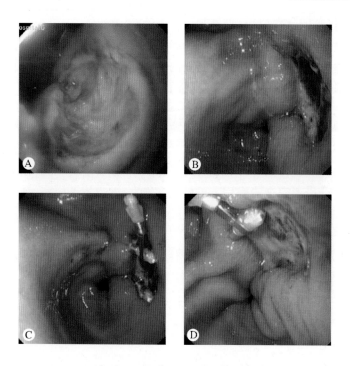

**图 18-1　胃窦 ESD 术后 1 d 出血**

A. 胃窦 ESD 术后创面；B. 术后 1 d 创面活动性出血；C. 金属夹夹闭
出血点；D. ESD 术后 1 周创面所见，出血停止

## 二、术后急诊内镜检查和治疗

对于迟发性出血的处理，一般给予禁食、胃肠减压、补液、止血、抑制胃酸等对症支持治疗，若出血为少量便血或胃管内引出少量血性液，则可继续予保守治疗；经保守治疗无效时，出血为持续活动性出血，出血量 >100 ml，颜色新鲜，或血红蛋白检查较术前呈进行性下降，应考虑行急诊内镜检查。ESD 术后一旦发生出血，首要的治疗方法就是行内镜下紧急止血。

检查前、术前均需禁食，同时予补液、制酸、止血或输血治疗，维持生命体征平稳。术前根据患者情况可予地西泮（安定）5 mg 肌内注射，山莨菪碱（654-2）10 mg 静脉注射，以镇静、解痉。准备氩等离子凝固器（APC）、热活检钳、内镜金属夹持放推送器及 HX-600-135 或 HX-610-135（E）型金属夹、NM-200L-0423 型注射针（Olympus 公司）、硬化剂（1% 乙氧硬化醇）。

操作过程中应维持静脉输液及心电监护，先行常规内镜检查。ESD 术后出血，消化道腔内一般会滞留大量血凝块，影响观察，操作过程中应以保证视野清晰为原则，尽量吸尽血液，必要时可应用 Water-jet 注水机。发现出血点后，先以 1∶10 000 冰去甲肾上腺素生理盐水反复冲洗，减少出血，尽可能保持视野清晰。对于有血管显露、凝血块或小的活动性出血，可用黏膜注射针（Wilson-Cook 公司）在胃镜直视下注射 1% 乙氧硬化醇。注射部位一般在溃疡出血病灶的周围及裸露血管旁，注射 3~4 点，每点 2~3 ml，至周围黏膜肿胀变白，出血停止。对于有活动性渗血或局部注射治疗欠佳的患者，可应用 APC 或热活检钳对出血点（面）进行电凝治疗，每次持续 3~5 s，可反复凝固直至出血停止。采用 APC 或热活检钳对血管尤其是小动脉进行凝固处置时,要避免过度凝固而引发迟发性穿孔,特别是对于结肠病变术后。对于有动脉显露喷血者或注射及凝固治疗后效果不佳者,即予止血夹对出血部位进行直接夹闭(图 18-2)。使用时先经内镜活检孔将金属夹送至内镜前端,金属夹张开到最大,调整好金属夹的张开度和方向,使之与出血部位相适应时,对准出血灶轻压并负压吸引,稍加压力后套锁金属夹,将持放器脱离止血夹并退出止血夹持放器(图 18-3)。根据病灶的需要,可放置多枚金属夹,最后用冰去甲肾上腺素生理盐水反复喷洒,观察 5 min 确认出血灶已完全止血后退出内镜,结束诊疗操作。

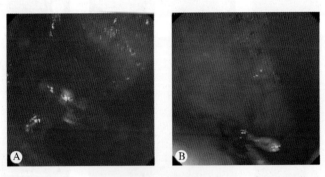

**图 18-2　直肠 ESD 术后 8 d 出血**

A. 创面活动性出血;B. 异物钳取出金属夹后 APC 电灼创面止血,再次金属夹夹闭创面

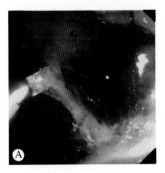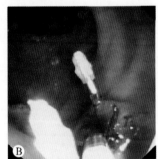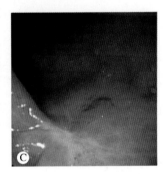

**图 18-3　直肠 ESD 术后 4 d 出血**

A. 内镜检查发现创面血痂,金属夹撕脱;B. 于血痂周围注射硬化剂后再以金属夹夹闭创面;C. 3 个月后随访,创面愈合、瘢痕形成

　　经内镜止血成功的患者,术后仍需禁食、补液,继续给予制酸、止血及胃肠黏膜保护等治疗,同时密切观察患者有无继续呕血或便血,监测血压及血红蛋白水平,以防再次出血。若出现再出血可再次进行内镜下止血治疗(图 18-4)。内镜治疗后仍发生呕血、大量黑便、血红蛋白及血压持续下降者为内镜治疗无效,可以再次行内镜下止血,必要时行外科手术治疗。

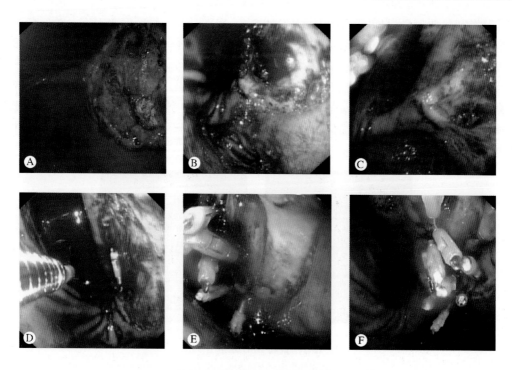

**图 18-4 胃窦 ESD 术后 1 d 出血**

A. 胃窦 ESD 术后创面;B. 术后 1 d 创面活动性出血;C. APC 电凝止血;D. 术后 4 d 再次出血;
E、F. 多枚金属夹夹闭出血点

（徐美东　周平红）

## 参考文献

1. 施新岗，李兆申. 内镜黏膜下剥离术治疗早期胃癌进展. 中华消化内镜杂志，2008，25：52～54

2. 角嶋直美，藤城光弘，小田島慎也. EMR vs ESD——選擇と治療の實際. 患者管理をどうすゐか. 消化器の臨床，2006，9：173～181

3. Kakushima N, Yahagi N, Fujishiro M, et al. The healing process of gastric artificial ulcers after endoscopic submucosal dissection. Digestive Endoscopy, 2004, 16:327～331

4. Iguchi M, Yahagi N, Fugishiro M, et al. The healing process of large artificial ulcers in the colorectum after endoscopic mucosal resection. Gastrointest Endosc, 2003, 57: 218

# 第十九章　内镜黏膜下剥离术术后抗生素和止血药的应用

## 第一节　内镜黏膜下剥离术术后抗生素的应用

消化道是人体最大的细菌库,其不同部位由于生理环境不同,菌群种类和数量也不尽相同。① 食管:食管内细菌构成与口腔一致,主要是草绿色链球菌和其他链球菌,包括肠球菌;其次是各种厌氧菌如产黑素类杆菌、梭杆菌、梭菌、消化链球菌等;革兰阴性肠道杆菌(大肠埃希菌、克雷白杆菌属)不是口腔或食管的常驻菌群。② 胃和十二指肠:在正常情况下,由于胃酸的保护作用,胃内细菌含量非常少$(0 \sim 10^3/ml)$,其中以链球菌$(0 \sim 10^3/ml)$、乳酸杆菌$(0 \sim 10^3/ml)$为主,也有葡萄球菌和真菌(均为$0 \sim 10^2/ml$)。但是在胃酸缺乏的患者中,胃液的含菌量可高达$10^5 \sim 10^7/ml$,多为伴唾液咽下的口腔菌群,如草绿色链球菌、乳酸杆菌、酵母、厌氧链球菌和梭状芽胞杆菌。③ 结肠和直肠:不仅种类繁多,而且数量巨大,从盲肠、升结肠到直肠,细菌浓度越来越大(达$10^{10} \sim 10^{12}/ml$),其中90%以上为厌氧菌,以脆弱类杆菌和其他专性厌氧菌占绝大多数,但是很多并不致病,如双歧杆菌和乳酸杆菌。大肠埃希菌为主要的需氧菌。

ESD 术后应用抗生素目的主要在于预防手术创面周围的纵隔、后腹膜或游离腹腔的感染及术后可能发生的全身性感染,特别是手术范围过大、操作时间较长、反复进行黏膜下注射导致周围炎症水肿者,或可能并发消化道穿孔者。有研究表明 ESD 术后感染与否,主要取决于患者的基础疾病、手术完成情况、有无穿孔或出血等并发症。预防性使用抗生素与治疗性使用抗生素不同,主要针对术前无临床感染、术后因手术创伤可能发生的感染者。预防性用药的选用应以毒性和不良反应小、易于用药、价格较低并能达到有效抑菌浓度的药物为宜。推荐使用的抗菌药物,对革兰阴性肠道杆菌有较强活性的抗菌药有广谱青霉素、第 2 和第 3 代头孢菌素、氨基糖苷类和氟喹诺酮类。专门针对厌氧菌的药物有甲硝唑、替硝唑和克林霉素。虽然上述不少抗菌药同时具有针对多种细菌的杀菌活性,但临床上大多采取联合用药的方式。通常选择广谱青霉素、第 2 代或第 3 代头孢菌素、氨基糖苷类或氟喹诺酮类,与甲硝唑配伍使用。一般选择静脉给药,以保证感染部位达到足够的药物浓度。给药的剂量和间隔,应考虑到所选药物的药理学特性和半衰期。头孢菌素、青霉素和其他细胞壁活性药物的效果并不取决于血药浓度的峰值,而是取决于超过最小抑菌浓度(MIC)的血药浓度的持续时间。因此可采用小剂量、短间隔的给药方法。对于氨基糖苷类浓度依赖性药物,重要的是使血药峰值浓度达到MIC 的 4~8 倍。此类药物还有较长的抗菌后效应,因此,宜将全日剂量 1 次静脉滴入。氟喹诺酮类抗菌药一般有较长的半衰期,12 h 给药 1 次,少数还可 24 h 给药 1 次。

对于术前评估 ESD 范围大、操作时间长,可能引起消化道穿孔者,特别是结直肠病变的 ESD,可以考虑治疗前 1 h 开始预防性应用抗生素。就理论上讲,在施行 ESD 时,血液中抗菌药物浓度已经上升,即使手术中发生穿孔也能预防腹膜炎重症化。

ESD 术后穿孔感染的早期,感染的病原菌主要是病变部位的定植菌群,可能为一种或数种细菌感染。但是到了后期,绝大多数转变为需氧菌和厌氧菌的混合感染,并且会出现多种细菌的复合感染,针对这一细菌学特点,在临床上选择抗感染药物时必须注意,所用药物应能同时覆盖需氧菌和厌氧菌。常见的致病菌,需氧菌中以大肠埃希菌、克雷白杆菌等肠杆菌科细菌为主,其余还有肠球菌和假单胞菌;厌氧菌中以脆弱类杆菌为主。但是在长期应用免疫抑制剂、抗细菌感染药物、糖皮质激素和抗酸剂的患者中也可出现真菌(主要是念珠菌)感染。

术后长时间应用抗生素,非但达不到预防目的,反而会增加医院感染率和耐药菌株的产生,既不利于感染的防治,也会加重患者经济负担。一般来说,术后预防用药总的时间不应超过 24 h,必要时延长至 48 h,对有穿孔、大量出血、高龄患者及免疫缺陷人群,可依据患者的具体情况适当延长。

## 第二节　内镜黏膜下剥离术术后止血药的应用

ESD 术后出血十分常见,出血的原因与病变的大小、创面是否进行凝固处理,以及是否存在凝血功能障碍等因素密切相关。对于术前长期应用华法林等抗凝药物或阿司匹林等水杨酸类药物或激素,凝血机制受到抑制者;或合并血液系统疾病如维生素 $K_1$、维生素 C 缺乏,导致有出血倾向者,术前需进行全面的血液系统检查,了解患者的出、凝血功能情况。一旦决定治疗日期,提前 1 周停止服用抗凝或水杨酸类药物,补充维生素 $K_1$、维生素 C 等相关药物,术前复查出、凝血功能正常后方可进行 ESD。对于胃部病变的 ESD,术前 1 周预先服用质子泵抑制剂(PPI)。这是因为若胃内的 pH 值低,就会阻碍凝血物质的活化和吸收,事先服用 PPI 这种强力的酸分泌抑制药,对形成易于止血的良好环境是不可或缺的。平时服用降压药的高血压患者,手术当日也应在医师指导下服用降压药物。手术过程中应持续监测患者的血压、脉搏和呼吸。适当镇静能避免血压大幅度变动,但是当血压已经上升时,给予药物控制收缩压在120~140 mmHg,也能减轻出血风险。

常用的止血药按作用机制可分为 3 种。

1. 直接作用于血管的药物　①卡巴克洛(安络血):又名安特诺新,主要通过增强毛细血管对损伤的抵抗力,使断裂的毛细血管回缩,降低毛细血管的通透性和脆性,从而达到止血的目的。卡巴克洛常与维生素 C 合用以产生协同止血的作用。②垂体后叶素:所含加压素能直接作用血管平滑肌,使毛细血管、小动脉和小静脉收缩。

2. 改善和促进凝血因子活性的药物　①维生素 $K_1$：是参与肝内凝血酶原合成的必要物质，故适用于由维生素 K 缺乏所引起的各种出血疾患，如低凝血酶原血症、阻塞性黄疸及胆瘘患者手术前、新生儿出血性素质。②酚磺乙胺（止血敏）：可增加血小板数量，并可增强其聚集性和黏附性，促使血小板释放凝血活性物质，加速血块收缩，还可增强毛细管抵抗力，降低其通透性，减少血液渗出。③新凝灵：促使纤维蛋白原变为纤维蛋白，并能促使血小板释放凝血活性物质，加速血液凝固。主要用于手术前后的预防出血和止血。

3. 抗纤溶药物　① 6-氨基己酸，对纤维蛋白溶酶原的激活因子产生竞争性抑制，使纤溶酶原不能被激活为纤维蛋白溶酶，从而抑制纤维蛋白的溶解而达到止血目的，常用于外科手术出血、妇产科出血及肝硬化出血等。② 抗血纤溶芳酸（氨甲苯酸）和氨甲环酸（止血环酸）等，止血原理与 6-氨基己酸相同，但效果强 4～5 倍，对一般性渗血效果较好。

ESD 术后可以常规予以 1～2 d 的止血药物，包括维生素 $K_1$、酚磺乙胺（止血敏）、6-氨基己酸、氨甲苯酸（止血芳酸）等药物，改善和促进凝血因子的活性，抑制血纤溶酶的活性，加速血液凝固或降低毛细血管通透性，促使出血停止。但是术者应牢记，为防止出血必须于术中彻底止血，而不能依靠术后止血药物的使用，因为药物是针对血凝机制，仅为一种辅助止血方法，不能代替手术。

（徐美东）

# 参 考 文 献

1. 周平红，姚礼庆，陈巍峰，等. 结直肠腺瘤性息肉和早期癌的内镜治疗. 中华外科杂志，2008，46：1386～1389

2. Antimicrobial prophylaxis for surgery. Treat Guidel Med Lett, 2004, 2:27～32

# 食管内镜黏膜下剥离术术后狭窄扩张治疗

食管病变内镜黏膜下剥离术（ESD）术后狭窄发生率为 6% ~26%，胃病变为 3.3%（均为幽门前区病变）。食管 ESD 术后狭窄多发生于食管病变超过 50% ~75% 周径的患者，内镜下进行扩张治疗可获得一定的疗效。若反复扩张治疗疗效不甚理想，可以采用生物降解型支架留置术，放置半年后，可使食管腔保持长期通畅。

食管狭窄的扩张治疗包括探条扩张和水囊扩张。探条扩张时，先常规进行内镜检查，了解狭窄的部位和程度。若狭窄严重、内镜无法通过时，需在 X 线下进行泛影葡胺造影，进一步了解狭窄的走行、形态和范围，再自活检孔道插入导引钢丝，将导丝前端插入狭窄远端，退出导丝。将扩张器沿导丝慢慢推进，直至扩张器体部通过狭窄口，2 ~3 min 后退出扩张器，依次增加扩张器的直径，使狭窄部位逐渐被扩张达 1.2 cm，胃镜能通过狭窄处即可。一般 2 ~4 周重复扩张 1 次。水囊扩张时，所采用的球囊扩张导管是由高弹性橡胶制成，具有高强度扩张和回缩功能，球囊导管能注气也可注水，注水效果优于注气。注水加压自展回缩好，支持力强，有弹性，在胃镜下不易移位，可根据病情需要采用不同的压力。水囊扩张的直径大小有所不同，膨胀时外径为 12 ~18 mm 多种直径，可反复多次使用，并能在胃镜直视下进行扩张治疗。一般在胃镜直视下找到食管狭窄口，先注入 2 ~3 ml 液状石蜡，将水囊段插入狭窄口远侧 5 ~6 cm，将水囊腰部正好位于狭窄中央，用压力泵注入造影剂或无菌生理盐水。根据不同需要使压力保持在 3 ~8 atm（1 atm = 0.101 325 MPa），水囊扩张直径分别为 12 ~18 mm，保持扩张 2 ~5 min，抽吸水囊，必要时可进行第 2 次扩张治疗（图 20-1）。

食管狭窄的内镜扩张治疗穿孔多见于探条扩张。近年来，由于水囊逐渐代替了探条扩张，这种并发症已少见。穿孔多见于食管扭曲，狭窄部成角，严重狭窄伴有溃疡、憩室和放疗及化疗术后病例，发生率为 1% ~5%。穿孔可出现严重的感染，并可能危及生命。穿孔一旦发生，临床表现为突发胸部的剧烈疼痛或上腹部疼痛，扩张后胸腹痛持续不缓解，向肩背部放散，并出现寒战、高热、气促、呼吸困难和中毒症状，偶见皮下气肿。血常规提示白细胞升高等。胸段食管穿孔时迅速导致纵隔感染、胸腔感染。一般远端穿孔污染左侧胸腔，近端食管穿孔多侵袭右侧胸腔，可引起极严重的后果。当临床上怀疑穿孔时，可立即在 X 线透视下，口服 30% 的复方泛影葡胺，见造影剂漏出食管外即可明确食管穿孔诊断（图 20-2），或者行 X 线透视可见纵隔阴影增宽，纵隔内有积气，一侧或两侧胸腔内有气、液体。必要时行胸腔穿刺，可抽出气体或食物残渣、液体等。由于穿孔是较严重的并发症，因而在扩张治疗过程中要严格掌握适应证，

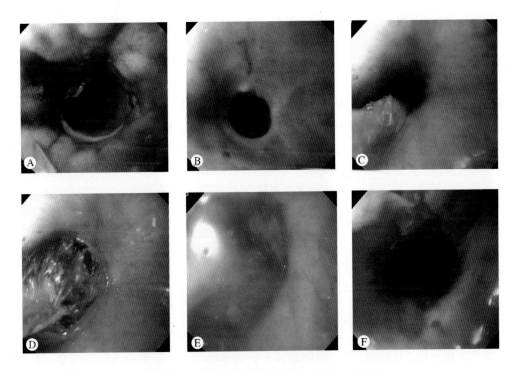

**图 20-1　食管 ESD 术后狭窄的球囊扩张治疗**

A. 术后 1 个月管腔狭窄,胃镜勉强通过;B. 术后 2 个月管腔明显狭窄,胃镜不能通过;C. 直视下置入球囊;D、E. 球囊扩张狭窄部位;F. 球囊扩张治疗后

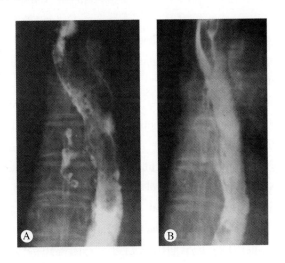

**图 20-2　食管狭窄球囊扩张后穿孔**

A. 造影剂外漏进入纵隔;B. 保守治疗后造影剂未再外漏

切勿过急和暴力操作,手法轻柔,压力适当。

　　当对狭窄部位进行扩张时,多数患者都会有少量出血,可呕吐出血性或咖啡样液体,或者有轻微黑便。少数患者出现大量出血,又可分为即发性和迟发性,表现为突然的呕血或解柏油样大便。患者感到头晕目眩、周身无力、心慌,可能有轻度腹胀、腹痛。体检患者面色苍白、脉搏细速、血压下降、上腹轻压痛及肠鸣音增多。对于扩张后局部出血,量少者在治疗后局部喷洒止血药物即可。例如,冰去甲肾上腺素生理盐水、凝血酶等,也可采用电凝、APC等治疗。较大的血管破裂出血时,可采用胃镜末端附加气囊压迫,效果肯定。一旦发生大出血,应及时给予抗休克、止血治疗,必要时与手术室取得联系,及时手术止血。预防的要点是操作手法要轻柔熟练,术后应常规使用止血药和抗生素。

　　胃和结直肠ESD术后狭窄发生率较低。Tsunada等报道532例ESD治疗早期胃癌及癌前病变的病例中,5例出现术后狭窄。狭窄部位均发生在胃窦,其中1例外科手术,4例行内镜下水囊扩张,2例扩张成功,2例扩张后出现穿孔。该研究表明,ESD术后出现狭窄的主要部位在胃窦,内镜下水囊扩张可作为一种狭窄处理方法,但穿孔发生率高,风险较高,疗效有待进一步研究和观察。

(徐美东　周平红)

# 参 考 文 献

1. 周平红,姚礼庆,马丽黎,等. 内镜黏膜下剥离术治疗食管早期癌及癌前病变. 中华消化内镜杂志,2008,25:570~573

2. Rajan E, Gostout C, Feitoza A, et al. Widespread endoscopic mucosal resection of the esophagus with strategies of stricture prevention: a preclinical study. Endoscopy, 2005, 37: 1111~1115

3. Ohki T, Yamato M, Murakami D, et al. Treatment of esophageal ulcerations using endoscopic transplantation of tissue engineered autologous oral mucosal epithelial cell sheets in a canine model. Gut, 2006, 55:1704~1710

4. Shimoyama S, Imamura K, Takeshita Y, et al. The useful combination of a higher frequency miniprobe and endoscopic submucosal dissection for the treatment of $T_1$ esophageal cancer. Surg Endosc, 2006, 20: 434~438

5. Fujishiro M, Yahagi N, Kakushima N, et al. Endoscopic submucosal dissection of esophageal squamous cell neoplasms. Clin Gastroenterol Hepatol, 2006, 4: 688~694

6. Kakushima N, Yahagi N, Fujishiro M, et al. Efficacy and safety of endoscopic submucosal dissection for tumors of the esophagogastric junction. Endoscopy, 2006, 38: 170~174

7. 小山恒男,友利彰寿,堀田欣一. 早期癌にぬ對すゐ内視鏡治療——食道ESD. 胃と腸,2006,41: 491~497

8. 竹内学,小林正明,小山恒男. 食道にぉゐEMR/ESD. 消化器の臨床,2006,9: 140~147

9. Katada C, Muto M, Manabe T, et al. Esophageal stenosis after endoscopic mucosal resection of superficial esophageal lesions. Gastrointest Endosc, 2003, 57: 165~169

10. 千野修,島田英雄,幕内博康. 内視鏡治療の偶發症の對策「食道」. 胃と腸,2006,41: 703~707

# 第二十一章　内镜黏膜下剥离术术后溃疡愈合过程及影响因素

## 第一节　内镜黏膜下剥离术术后溃疡愈合过程

自2000年以来,内镜黏膜下剥离术(ESD)开始广泛用于较大黏膜病变的内镜治疗。ESD术后往往形成较大的人造溃疡。对于病理性消化性溃疡的愈合过程,目前研究十分清楚,一般在消化性溃疡的1周左右首先被帽状黏液覆盖,随之在2~3周后,沿着溃疡边缘长出再生黏膜。由于现存黏膜边缘有外围血管,故再生的黏膜出现在其边缘。随后,溃疡床下面的微血管形成,再生黏膜覆盖溃疡面,并由微血管供血。溃疡的愈合过程由溃疡本身的肉芽和收缩完成。根据笔者临床观察,除非难治性溃疡,一般情况下(如没有使用抗凝剂、非类固醇消炎药、类固醇等药物,患者服药的依从性较好)服用质子泵抑制剂(PPI)或$H_2$受体拮抗剂,ESD治疗后的创面愈合,食管一般1个月左右(图21-1),胃一般需要2个月左右(图21-2),而结直肠相对较长,创面愈合一般需要3~4个月(图21-3)。

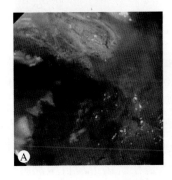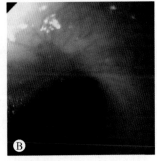

**图21-1　食管病变 ESD 术后创面愈合情况**
A. 术后 ESD 创面,占食管壁 2/3 圈;B. 术后 1 个月创面基本愈合

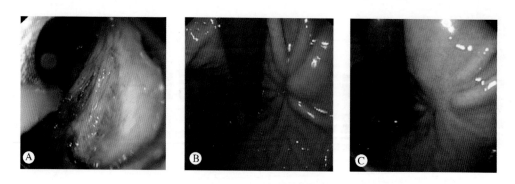

**图 21-2 胃底病变 ESD 术后创面愈合过程**

A. ESD 术后人工溃疡;B. 2 个月溃疡基本愈合,周围黏膜纠集;C. 4 个月后创面瘢痕形成

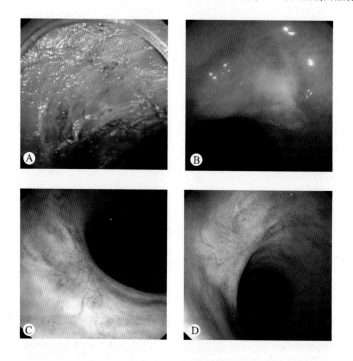

**图 21-3 直肠病变 ESD 术后创面愈合过程**

A. ESD 术后巨大创面;B. 术后 1 个月,创面糜烂;C. 术后 3 个月,创面基本愈
合,瘢痕形成;D. 术后 4 个月,创面完全愈合,明显纤维化

对于 ESD 术后胃的人造溃疡愈合过程,也引起人们的关注。目前已有研究显示,ESD 术后人造溃疡不论大小和部位,8 周内都可愈合。甚至 9 cm 的溃疡,经过常规治疗,也以小溃疡一样的愈合方式在 8 周内愈合。愈合过程的特点是在溃疡边缘再生黏膜出现以前,这些溃疡面积迅速减小。人造溃疡周围的黏膜开始相互靠近,4 周时溃疡周围黏膜收缩,溃疡面积明显减小。按时间顺序排列的内镜照片观察显示,再生黏膜像一条拉链一样仅连接着已经靠近的对应黏膜。当 ESD 仅切除了一部分包含黏膜下层的胃黏膜时,只要没有损伤正常的肌肉层,不论溃疡的面积有多大,都可看作是 UL-Ⅱ 溃疡。另外,ESD 造成人造溃疡的时间短暂,对正常肌层损伤较小,因此局部的纤维化和炎症反应较轻,保护了溃疡周围和下部正常肌肉层的收

缩性。ESD 切除术后,周围黏膜将按照胃的溃疡所在部位的收缩性与切除区域的收缩一起相互靠近。对普通病理性消化性溃疡,溃疡逐步形成,黏膜下层纤维化和肉芽形成不同程度减少,有时正常的肌层也受损,减弱了溃疡所在胃壁部位的收缩性。在难治性溃疡中,如深部溃疡,据报道愈合过程进展相当缓慢,主要是由于正常肌层和黏膜肌层的融合,阻止了溃疡的收缩。愈合过程中溃疡的形状首先被保护起来,直到再生黏膜出现并覆盖溃疡面。因此,大的 ESD 所造成各种人造溃疡是否迅速愈合的关键取决于收缩力度。

有学者对 ESD 与常规 EMR 方法进行比较后发现,人造溃疡的深度及形成机制是一致的,因为内镜切除技术主要就是用来切除局限于黏膜的病变。因此,两种技术的愈合过程可看作是一致的,尽管常规 EMR 切除病变造成的溃疡面积更小。

创面愈合过程中有时出现小突起,突起并非是病变残留或复发,而是溃疡修复过程中黏膜增生形成的炎性肉芽肿组织(图 21-4)。

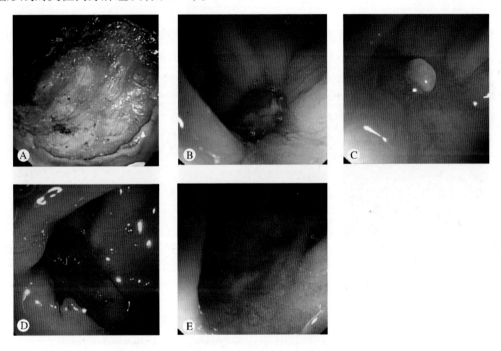

**图 21-4　乙状结肠 ESD 术后人工溃疡愈合过程及随访**

A. 乙状结肠 ESD 术后溃疡创面;B. 术后 2 个月溃疡面明显缩小;C. 术后 3 个月溃疡面肉芽肿形成;

D. 活检钳咬除肉芽肿组织;E. 术后 4 个月溃疡完整愈合

## 第二节　内镜黏膜下剥离术术后溃疡愈合影响因素

### 一、大小和部位

有研究表明,不管 ESD 所造成的胃人造溃疡面积大小,所有的患者溃疡均在 8 周内愈合,而且人造溃疡愈合的速度与溃疡部位或环绕胃腔的情况无关。换言之,几乎所有溃疡在 8 周内不管大小或部位、有无缝合都能愈合。

### 二、缝合与否

有研究表明,黏膜切除术后进行适当的创面缝合有利于溃疡愈合,可以缩短住院时间(图 21-5)。也有研究发现,ESD 术后缝合没有必要,甚至对大的溃疡来说也是如此(图 21-6)。采用金属止血夹缝合溃疡对小的人造溃疡可能比较方便,并对预防术后出血也有帮助。但对于大的病变,缝合过程本身有时也较为困难,耗时更多并且费用较高。在某些病例中还会留下一些缺陷,比如夹子嵌入缝合的黏膜内等(图 21-7、21-8)。

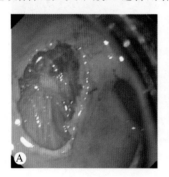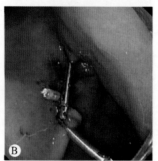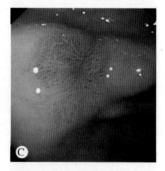

**图 21-5　胃窦病变 ESD 术后创面愈合情况(一)**

A. 胃窦 ESD 术后创面;B. 金属夹缝合创面,住院 1 d 出院;C. 术后 2 个月随访,创面愈合

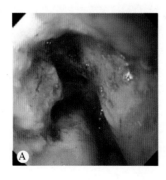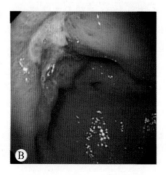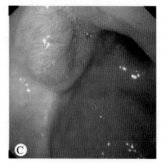

**图 21-6　胃窦病变 ESD 术后创面愈合情况(二)**

A. 胃窦 ESD 术后巨大溃疡;B. 术后 1 个月随访,溃疡面缩小;C. 术后 2 个月随访,溃疡愈合

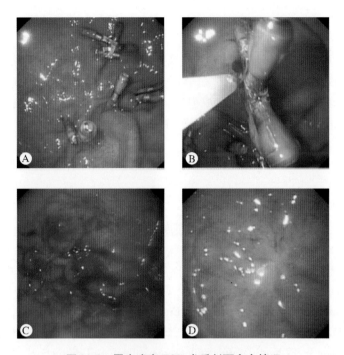

**图 21-7　胃底病变 ESD 术后创面愈合情况**

A. 胃底病变 ESD 术后 2 个月,金属夹嵌入胃黏膜内;B. 圈套拔除金属夹;C. 拔除金属夹后创面;D. 4 个月后随访所见

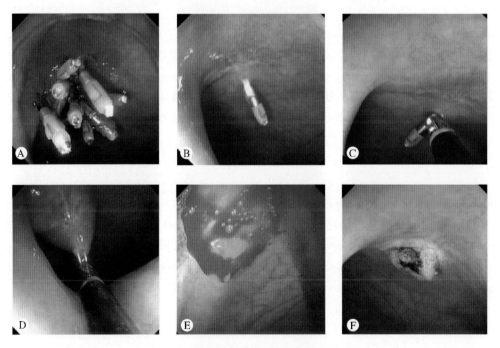

**图 21-8　直肠病变 ESD 术后创面愈合情况**

A. 直肠 ESD 术后多枚金属夹夹闭创面;B. 术后 3 个月随访,1 枚金属夹嵌入黏膜内,其余全部脱落;C、D. 异物钳取出金属夹;E、F. 创面少量渗血,APC 电灼止血

## 三、术后用药

ESD 术后联用 PPI 和硫糖铝制剂,进行正规抗溃疡治疗 8 周,有助于减少胃术后出血和促进愈合。PPI 使胃酸分泌几乎完全抑制,在早期愈合时相可以减少胃酸和胃蛋白酶对溃疡边缘新生上皮细胞和溃疡底部肉芽组织造成损伤,从而有利于溃疡创面的快速上皮化。许多研究表明服用 PPI,比服用 $H_2$ 受体拮抗抑制剂对溃疡愈合更有益处。

（徐美东　周平红）

## 参 考 文 献

1. Kakushima N, Yahagi N, Fujishiro M, et al. The healing process of gastric artificial ulcers after endoscopic submucosal dissection. Digestive Endoscopy, 2004, 16:327 ~ 331

2. Kakushima N, Fujishiro M, Yahagi N, et al. Helicobacter pylori status and the extent of gastric atrophy do not affect ulcer healing after endoscopic submucosal dissection. J Gastroenterol Hepatol, 2006, 21:1586 ~ 1589

3. Peterson WL. The role of acid in upper gastrointestinal haemorrhage due to ulcer and stress-related mucosal damage. Aliment Pharmacol Ther, 1995, 9:43 ~ 46

4. Geus WP. Are there indications for intravenous acid inhibition in the prevention and treatment of upper GI bleeding? Scand J Gastroenterol, 2000, 232(Suppl): 10 ~ 20

5. Julapalli VR, Graham DY. Appropriate use of intravenous proton pump inhibitors in the management of bleeding peptic ulcer. Dig Dis Sci, 2005, 50: 1185 ~ 1193

6. 松本春樹, 松田昌幸, 小島絋一. 内視鏡的胃粘膜切除後の胃潰瘍にぉけゐプロトンポンプィンヒビターと$H_2$受容体拮抗剤との比較検討. 薬理と治療, 1992, 20:259 ~ 262

7. Ye BD, Cheon JH, Cho KD, et al. Omeprazole may be superior to famotidine in the management of iatrogenic ulcer after endoscopic mucosal resection: a prospective randomized controlled trial. Aliment Pharmacol Ther, 2006, 24: 837 ~ 843

8. Lee SY, Kim JJ, Lee JH, et al. Healing rate of EMR-induced ulcer in relation to the duration of treatment with omeprazole. Gastrointest Endosc, 2004, 60:213 ~ 217

9. Kakushima N, Fujishiro M, Kodashima S, et al. Histopathologic characteristics of gastric ulcers created by endoscopic submucosal dissection. Endoscopy, 2006, 38:412 ~ 415

# 第二十二章 消化道病变内镜黏膜下剥离术术后随访

　　内镜黏膜下剥离术(ESD)的主要应用指征是消化道早期癌及其癌前病变,术后定期内镜随访非常重要。ESD 治疗后随访的意义在于及早发现病变切除部位有无复发,其他部位有无再发。一般术后一年内 2 个月、6 个月、12 个月分别随访(图 22-1),以后每年一次复查了解局部复发情况,一般 2 年内未见局部复发者可认为已被治愈。

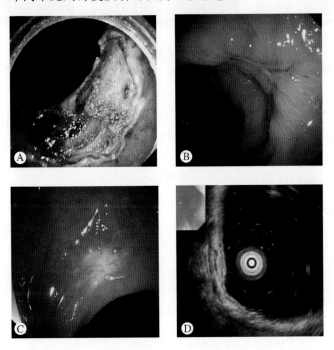

**图 22-1　直肠类癌 ESD 术后人工溃疡愈合过程及随访**

A. 直肠 ESD 术后溃疡创面;B. 术后 3 个月溃疡基本愈合;C. 术后 5 个月创面瘢痕形成;D. 术后 5 个月 EUS 随访所见

　　对于 ESD 术后随访发现的复发病变,如病灶仍局限黏膜层,则可再次行 EMR 或 ESD 治疗(图 22-2)。若病变浸润黏膜下层,则应外科手术根治切除。有关复发病变的 ESD 治疗参见第十五章第二节。

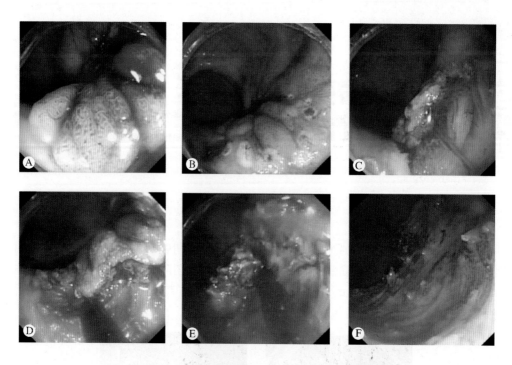

**图 22-2　直肠息肉 ESD 术后复发再次 ESD 治疗**

A. 直肠息肉 ESD 术后复发；B. 标记切除范围；C. 切开周围黏膜；D、E. 剥离复发病变；F. 剥离复发病变后创面

　　如果 ESD 完整切除肿瘤,术后每年应复查内镜 1 次,有利于早期发现其他部位是否有新生病变(已切除的病灶局部复发率非常低)。如果肿瘤未能完整大块切除或对切除病灶切缘评估不确定,但没有局部淋巴结转移,术后 3 年内每 6 个月需复查内镜 1 次,以便及时发现病灶局部是否有复发,同时 CT 检查除外其他部位发生远处转移。

(徐美东　周平红)

# 第 六 篇
## 麻醉在内镜黏膜下剥离术治疗中的应用

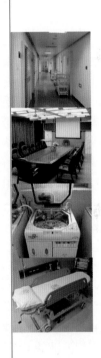

# 第二十三章　内镜黏膜下剥离术术中管理

## 第一节　术中监测

消化内镜检查常需要患者配合,因此理想的内镜检查镇静目标是"清醒镇静",目的是让患者安静、不焦虑、注意力低下、遗忘,虽然行动迟缓但仍具有语言交流和合作能力,可以遵医嘱作出反应、配合检查,即利用药物对患者中枢神经系统产生抑制,提高患者的耐受性和依从性,使内镜检查和治疗操作顺利进行。对于内镜黏膜下剥离术(ESD),麻醉医师所要面临的主要问题是手术时间较普通内镜检查时间明显延长,术中可能会发生 ESD 相关的并发症,如消化道穿孔、大量出血等所致的呼吸及循环损害。长时间内镜可能出现:①镇静药、镇痛药不足导致体动,反射增强,血压升高,脉搏加快,过度换气等;②镇静药、镇痛药过量,导致呼吸、循环抑制,舌根下坠引起上呼吸道梗阻;③唾液胃内容物等误吸,导致窒息;④过度充气,导致肠管扩张,迷走神经反射亢进。穿孔导致气腹致膈上抬,通气障碍,后腹膜气肿,纵隔气肿,张力性气胸。大量出血导致出血性休克。所以普通内镜检查时使用镇静剂远远不能满足 ESD 治疗的需要,常要进行静脉全身麻醉或气管内麻醉。在麻醉过程中应常规进行血压、脉搏、血氧饱和度等基本监测,并根据手术时间、患者年龄、有无基础疾病等具体情况选择其他必要的监测。一般年纪较轻、无基础疾病、手术时间 <1 h 的 ESD,需要连续监测脉搏、血氧饱和度,并间隔 5~15 min 自动测定血压。老年患者,有呼吸、循环系统基础疾病患者,手术时间长可能会发生呼吸、循环剧烈波动的 ESD,还需要心电监护和连续血压监测,并在术中根据具体情况对用药进行适当调整,做好术中呼吸、循环管理。

## 第二节　循环监测

### 一、心电图

一般年轻、无基础疾病患者短时间的 ESD,只要监测脉搏即可。高龄、有心肺疾患的患者做 ESD 及内镜检查均须进行心电图监测。

## 二、血压监测

1. 无创血压监测　一般用自动血压计来进行术中血压监测,设置好血压测定的间隔时间。美国麻醉学家协会(ASA)对术中基本血压监测,推荐普通手术中血压测量间隔时间为 5 min。

2. 连续血压监测　有严重循环器官合并症的患者行长时间 ESD,由于手术应激和大量镇静药和镇痛药的使用,会使患者血压有比较明显波动,可能造成重要脏器功能损害。术前行肠道准备的老年患者,尤其是曾经有脑梗死患者,术前即有容量不足和血液浓缩,麻醉诱导和维持过程中更易发生低血压。如果低血压时间较长,在围手术期可能发生脑梗死等严重并发症,所以术中需要进行连续的血压监测。常用的连续血压测定方法为经桡动脉连续动脉压监测,该方法可以监测术中血压的瞬间变化以及血压波动,并能方便进行动脉血气监测,指导麻醉医师根据手术及患者情况及时调整用药,维持血流动力学平稳,及时处理循环事件,减少重要脏器并发症的发生。

# 第三节　呼吸监测

长时间的 ESD 会对呼吸功能造成一定影响,如镇静药物过量对呼吸中枢有抑制作用,麻醉状态下由于咽喉部肌肉松弛往往容易发生舌根下坠引起上呼吸道梗阻,唾液等的误吸引起窒息,气腹使横膈上抬,穿孔造成横膈气肿,甚至发生气胸导致呼吸功能不全等。

术中呼吸管理最基本的是给患者吸氧,防止反流、误吸。麻醉医师可以通过观察患者的呼吸频率、胸廓运动、有无口唇发绀来初步评判患者的呼吸状况;同时要进行血氧饱和度($SpO_2$)的监测,根据 $SpO_2$ 测定值来推测动脉血氧分压($PO_2$),还能通过动脉血二氧化碳分压($PaCO_2$)测定了解通气功能。

## 一、动脉血氧饱和度

常用的血氧饱和度监测仪为指套式,小巧、简便、使用方便。根据血红蛋白氧解离曲线,$SpO_2$ 90% 时的 $PO_2$ 为 60 mmHg,$SpO_2$ 80% 时的 $PO_2$ 为 40 mmHg,所以 $SpO_2$ 是反映低氧血症的常用指标。若发现血氧饱和度低,吸氧不能纠正,提示可能发生较严重的通气障碍,需要进一步处理。

## 二、动脉血二氧化碳分压

通过测定呼气末二氧化碳分压($P_{ET}CO_2$)和 $PaCO_2$ 可以推测患者的换气功能。气管内插管者可以通过气体监护仪连续测定呼气 $P_{ET}CO_2$ 和呼吸波形,而自主呼吸患者可以经加压氧气面罩通过气体采样管连接气体监护仪来测定 $P_{ET}CO_2$。行食管或胃 ESD,若术中保留患者自主呼吸,$P_{ET}CO_2$ 的测定非常困难,需要行经皮 $PaCO_2$ 监测。临床上非插管患者可以将小型的经皮二氧化碳分压监护仪夹在患者耳垂上进行连续的 $P_{ET}CO_2$ 测定。

### 三、紧急气管内插管的指征

若术中发生严重呼吸抑制,需要紧急气管内插管维持患者通气功能。紧急气管内插管的指征如下。

1. 肺泡换气量低下 $PaCO_2$ 较正常值升高 > 20 mmHg 以上并有继续上升趋势。

2. 吸氧下出现低氧血症

（1）$PaO_2$ 60 mmHg 以下,并有继续下降趋势。

（2）动脉血氧饱和度在 90% 以下并有继续下降趋势。

（3）无创加压面罩通气不能改善低氧血症。

3. 呼吸做功增加

（1）呼吸频率增加到 30 次/min 以上,并有继续增加趋势。

（2）出现肋间凹陷等呼吸道梗阻表现。

## 第四节 内镜黏膜下剥离术穿孔与麻醉

ESD 发生穿孔时,由于穿孔部位不同,可能会发生不同的并发症。食管 ESD 穿孔时,可发生皮下气肿、纵隔气肿,甚至气胸(图 23-1、23-2)。腹部脏器穿孔没有及时发现,继续行较长时间的 ESD,会引起后腹膜气肿、纵隔气肿、弥漫性腹膜炎等并发症。轻度的后腹膜气肿和纵隔气肿,必须禁食、保留胃管、适当使用抗生素,一般可以自愈。纵隔气肿增大压迫肺可能会发生张力性气胸,造成严重的呼吸功能障碍,必须行紧急的胸膜腔穿刺,放置胸腔引流管。一般 ESD 术后常规需要进行胸、腹部 X 线摄片,怀疑有纵隔气肿、气胸的患者要追加胸腹部 CT 检查。全身麻醉下 ESD 术中发生穿孔,由于气管内麻醉时为正压通气,要警惕发生张力性气胸。自主呼吸状态下行 ESD 若发生穿孔,可能会发生高二氧化碳血症,正常人血中的 $PaCO_2$ 超过 60 mmHg 会发生意识障碍和呼吸功能障碍,需要紧急行气管插管。气管内麻醉时可以通过呼吸参数的调整,来调节动脉血的 $PaCO_2$。若 ESD 时发生较严重的出血和(或)穿孔,经内镜无法进行修补时需要行紧急手术治疗。

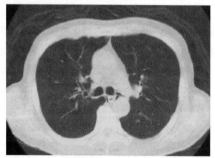

图 23-1 纵隔气肿

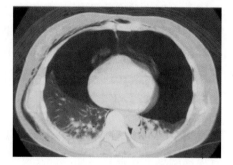

图 23-2 张力性气胸和皮下气肿

（张 荃）

# 第二十四章 内镜黏膜下剥离术麻醉管理

## 第一节 静脉麻醉常用药物

内镜静脉麻醉用药以起效快、恢复迅速的静脉麻醉药为主,辅以镇静药和(或)镇痛药,从而达到"无痛"的目的。

### 一、镇静安定药

目前临床应用最为广泛的是咪唑西泮,该药具有镇静抗焦虑、顺行性遗忘和中枢性肌肉松弛作用。它是唯一的苯二氮䓬类水溶剂,静脉注射对血管无刺激;作用时间短、毒性低,药效比地西泮强 1.5～2 倍。由于无镇痛作用,反复大量使用有呼吸抑制的危险。一般成年人首次剂量为 1～2.5 mg 静脉注射,以 2 mg/min 速度推注,注射后 1 min 起效,维持 5～6 min。必要时可追加 1mg,但总量不能超过 5 mg。咪唑西泮使用相对比较安全,呼吸抑制和心血管影响轻微。该药另一特点为具有特异性的拮抗剂氟马西尼,注射过量或有残余作用,可静脉注射 1～2 mg,1～2 min 后患者即可清醒。

### 二、麻醉性镇痛药

当前临床麻醉最常用的麻醉性镇痛药为芬太尼类。芬太尼通过干扰丘脑下部对疼痛刺激的传导而产生镇静作用,起效快,静脉注射立即产生镇痛作用,持续 1～1.5 h,作用强,是哌替啶的 200 倍。常用剂量 0.1～0.2 mg 一般不会引起呼吸抑制。与镇静安定药、麻醉药等中枢抑制药合用时,因药物的协同作用,药量宜酌减。芬太尼类中的舒芬太尼作用强度是芬太尼的 5～10 倍,持续时间是其 2 倍,且心血管状态稳定,更适合于老年人及心血管患者使用。

### 三、丙泊酚

丙泊酚是近年来备受推崇的可控性强、安全、有效的静脉麻醉药,为大豆油的乳化剂,起效快、诱导平稳、作用时间短,具有一定的镇静作用,但镇痛作用甚微(图 24-1)。静脉注射 1～2 mg/kg 后,0.5～1 min 意识消失,必要时可分次追加 0.3～0.5 mg/kg。苏醒快而完全,停药后

5～10 min 即能清醒并有反应,无兴奋现象,不影响患者的时空定向力。但该药对心血管和呼吸系统有较为明显的作用,在心血管方面主要引起动脉压,尤其是收缩压一过性降低。配伍芬太尼后可减轻,但用量要酌减;在呼吸方面主要表现为呼吸抑制、呼吸暂停、低氧血症,一般认为与注药剂量和注药速度有关,也多为一过性,必要时托起下颌或加压给氧即可缓解。

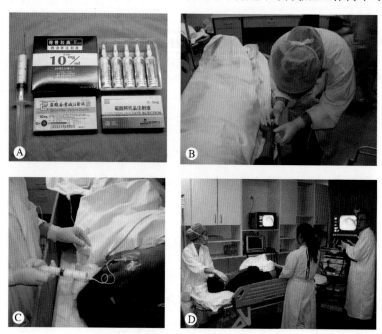

**图 24-1　丙泊酚在静脉麻醉中的应用**

A. 丙泊酚及其他辅助用药;B. 建立静脉通路;C. 静脉推注丙泊酚;D. 托起下颌,加压给氧缓解低氧血症

## 四、依托咪酯

依托咪酯是一种快速作用的镇静催眠药,有水溶剂和白色乳剂两种剂型。心血管不良反应小,适用于心血管系统不稳定的患者。常用量为静脉注射 0.3 mg/kg 后患者开始入睡,维持5～10 min。由于制剂中含有丙二醇,注射局部有疼痛感,部分患者注射后发生肌肉僵直。

## 五、氯胺酮

氯胺酮是 20 世纪 60 年代合成的“分离”全身麻醉药,主要作用于大脑边缘系统,选择性抑制大脑联络系统和丘脑新皮质系统,表现为感觉与疼痛“分离”。由于其有明显的循环兴奋作用和精神方面的不良反应,而且苏醒时间长,20 世纪 90 年代后期逐步被丙泊酚所代替。但近年有学者提出利用其良好的镇痛效果,以小剂量与丙泊酚配伍,用于临床消除丙泊酚因无镇痛作用而引起的术中不安和躁动。

## 第二节　静脉麻醉在内镜黏膜下剥离术中的应用

### 一、静脉麻醉效能的评估

常用 Ramsay 分级法,根据镇静深度和对运动的反应分级。

1 级:个别患者焦虑,躁动不安。

2 级:清醒,安静,合作。

3 级:安静入睡,仅对指令有反应。

4 级:入睡,对高声反应活跃,对轻叩眉间或声觉反应敏感。

5 级:入睡,对叩眉间和声觉反应迟钝。

6 级:深睡眠或意识消失,处于麻醉状态。

目前的内镜镇静术多维持在 3 级以上水平,而 ESD 麻醉一般要完全抑制咽喉反射,往往需要 5~6 级的镇静。

### 二、静脉麻醉在 ESD 中的具体运用

（一）结肠 ESD

在结肠镜下行 ESD,由于不涉及呼吸道,安全性高于食管和胃 ESD。和结肠镜检查相似,操作中由于肠管被牵拉、鼓胀、肠襻牵拉或肠痉挛等因素,会引起恶心、疼痛等不适。静脉麻醉可以使患者处于松弛状态,消除上述不适反应。

采用诱导剂量（1.5~2.5 mg/kg）的丙泊酚静脉注射,或者之前给予小剂量的咪唑西泮（2~3 mg）和（或）芬太尼（1~2 μg/kg）,均可以使患者达 4 级以上的镇静状态,并通过适时追加丙泊酚（0.3~0.5 mg/kg）和芬太尼,维持该状态直至 ESD 完成。由于麻醉状态下肠管松弛、蠕动消失,使镜下操作容易进行,而且肠管松弛也使穿孔和出血的可能性大大减少（图 24-2）。

（二）食管和胃 ESD

丙泊酚抑制脑干网状系统活动中心,具有明显拮抗呕吐反射及胃肠平滑肌收缩的作用。剂量为 1.5 mg/kg 丙泊酚与 1~2 μg/kg 芬太尼配伍静脉注射可达到全身麻醉诱导程度,用于食管和胃 ESD 可产生深度镇静作用,患者处于松弛状态。胃镜在视野清楚的情况下,可轻贴咽后壁滑行进入食管,能避免因胃镜刺激咽后壁所致的恶心、呕吐;同时消化道平滑肌松弛,避免剧烈呕吐引起的贲门黏膜撕裂,也可避免消化道因强烈收缩碰撞内镜头而致的消化道损伤。但由于食管和胃 ESD 手术时间长,麻醉医师对气道的控制困难,且长时间 ESD 对循环和呼吸功能有较大影响,安全性大大降低,所以笔者所在内镜中心除了估计手术时间能在 30 min 以内完成的 ESD 外,一般行食管或胃 ESD 常规采用气管内麻醉（图 24-3）。

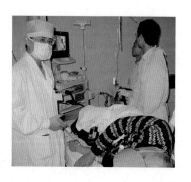

图 24-2　静脉麻醉下进行结肠 ESD

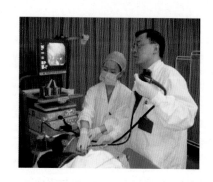

图 24-3　静脉麻醉下进行食管和胃 ESD

### 三、静脉麻醉的注意事项

（一）术前评估

术前根据 ASA 分级标准,对患者的重要脏器功能作出评估。ASA Ⅰ～Ⅱ级患者可以较好地耐受镇静麻醉;ASA Ⅲ～Ⅳ级者应在药物的选择、配伍、剂量和注药速度上谨慎选用,以防止并发症和意外发生。

（二）合理用药

无论是镇静药、镇痛药,还是静脉麻醉药,对循环和呼吸系统都有一定的抑制作用,且三者之间有明显的协同作用。因此要严格控制药物的剂量和注药速度,配伍时,各药物剂量应当酌减,且缓慢注射。术中要不断对镇静状态评分,避免镇静、麻醉过深或过浅。

（三）术中监护

应持续吸氧,常规监测血氧饱和度、血压及心电图,防止低氧血症和低血压(图 24-4)。内镜室内必须配有氧气、加压面罩、气管插管用具、呼吸机或麻醉机及必要的急救药品,以确保患者安全。

（四）术后观察

术后应待患者完全清醒方可离院。有条件者可建立类似麻醉恢复室的场所(图 24-5),由专人负责监护,这样既可留观,又可以及时处理可能发生的恶心、呕吐、呼吸抑制等并发症,大大提高了医疗的安全性。

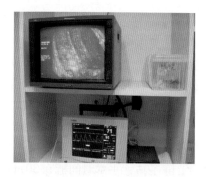

图 24-4　ESD 术中监护(备有抢救用品)

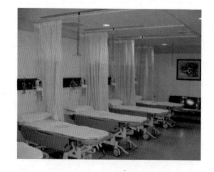

图 24-5　麻醉恢复室

综上所述,丙泊酚、咪唑西泮、芬太尼的合理联合应用于结肠 ESD 和食管及胃 ESD 术,既能满足 ESD 操作的要求,又能较好地维持血流动力学的稳定。在麻醉期间,患者术中平稳,无躁动或呛咳,术后无明显不适,从而提供了内镜视野暴露良好,有利于 ESD 操作,减少由于躁动或呛咳引起的出血和穿孔的发生,保证了 ESD 顺利、安全地完成。

## 第三节　气管内麻醉在内镜黏膜下剥离术中的应用

由于 ESD 所需时间长,术中有发生出血、穿孔等并发症的可能,还有发生循环、呼吸功能障碍的危险;特别在行食管和胃 ESD 时,麻醉医师很难控制患者气道;内镜操作时若患者出现恶心、呕吐和(或)呛咳既有增加出血和(或)穿孔的风险,又可能引起反流误吸,对患者的循环、呼吸功能造成不同的损害;另外,镇静药的大量应用有发生呼吸抑制的危险。因此,笔者医院出于对患者医疗安全的考虑,在行食管、胃 ESD 时,常规行气管内麻醉。

### 一、术前准备和评估

一般行 ESD 患者常规需要禁食,术前 2 h 禁水。麻醉医师在麻醉诱导前需要对患者行 ASA 评分,对有循环系统疾病的患者要对其心功能和体能状况作初步评估。最重要的是要进行气道评估,并准备好发生困难气道时的应急设备,如可视喉镜、视可尼、纤维支气管镜等。一旦遇到困难气道,按照困难气道处理原则进行处理。

### 二、气管内麻醉的诱导

麻醉诱导主要用静脉全身麻醉药、麻醉性镇痛药和肌肉松弛药(图 24-6)。常用的静脉全身麻醉药有丙泊酚、依托咪酯和氯胺酮。常用的诱导剂量为:丙泊酚 1.5 ~ 2.5 mg/kg,依托咪酯 0.1 ~ 0.3 mg/kg,氯胺酮 12 mg/kg。常用的镇痛药有芬太尼,常用剂量为 1 ~ 2 μg/kg。肌肉松弛药可以是去极化和非去极化肌肉松弛药,常用的有氯琥珀胆碱、罗库溴铵和维库溴铵。常用的插管剂量:氯琥珀胆碱 1 ~ 2 mg/kg,维库溴铵 0.08 ~ 0.1 mg/kg。

### 三、气管内麻醉的维持

可以用吸入麻醉药,如异氟醚、七氟醚、地氟醚等来维持麻醉,也可以用丙泊酚配伍瑞芬太尼做静脉麻醉,也可以静吸复合维持麻醉(图 24-7)。若手术时间冗长,可以适当追加镇痛药和非去极化肌肉松弛药来维持麻醉。

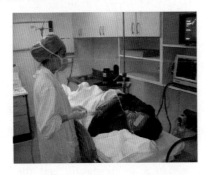

图 24-6　气管内麻醉诱导给药

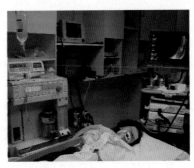

图 24-7　气管内麻醉的维持

### 四、麻醉的苏醒和拔管

手术结束,待患者意识清醒,肌肉松弛药作用消退,咳嗽、吞咽反射恢复,血流动力学状况平稳即可拔除气管导管(图24-8),送麻醉恢复室行血氧饱和度、血压和心电监护,直至患者完全清醒方可送回病室(图24-9)。

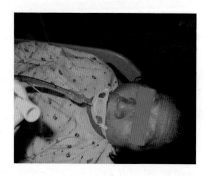 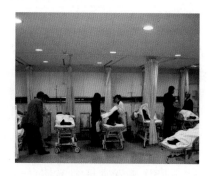

**图24-8　ESD手术结束后拔除气管导管**　　**图24-9　麻醉恢复室监护**

全身麻醉下行食管和胃ESD,既可以避免因恶心、呕吐、呛咳造成的出血、穿孔,又能有效保护气道,使内镜医师在安全的条件下从容进行手术操作,麻醉医师易于对麻醉深度进行调节,大大提高了手术质量和医疗安全性。

（张　荃）

## 参考文献

1. Imagawa A, Okada H, Kawahara Y, et al. Endoscopic submucosal dissection for early gastric cancer: results and degrees of technical difficulty as well as success. Endoscopy, 2006, 38: 987～990

2. Training Committee. American Society for Gastrointestinal Endoscopy. Training guideline for use of propofol in clinic. Gastrointest Endosc, 2004, 160:167～172

3. Tohda G, Higashi S, Wakahara S, et al. Propofol sedation during endoscopic procedures: safe and effective administration by registered nurses supervised by endoscopists. Endoscopy, 2006, 38:360～367

4. Seifert H, Schmit TH, Gultekin T, et al. Sedation with propofol plus midazolam versus propofol alone for interventional endoscopic procedures: a prospective, randomized study. Aliment Pharmacol Ther, 2000,14:1207～1214

5. Jung M, Hofmann R, Kiesslich R, et al. Improved sedation in diagnostic and therapeutic

ERCP propofol is an alternative to midazolam. Endoscopy, 2003, 32:233~238

6. Vargo J J, Zuccaro G, Dumot J A, et al. Gastroenterologist-administered propofol versus meperidine and midazolam for advanced upper endoscopy. A prospective, randomized trial. Gastroenterology, 2002, 123:8~16

7. Sipe BW, Rex DK, Latinovich D, et al. Propofol versus midazolam/meperidine for outpatient colonoscopy: administration by nurses and supervised by endoscopists. Gastrointest Endosc, 2002, 55:1~10

8. Tohad G, Higashi S, Wakahara S, et al. Propofol sedation during endoscopic procedures: safety and effective administration by registered nurses supervised by endoscopists. Endoscopy, 2006, 38:359~366

9. Rex DK, Heuss LT, Walker JA, et al. Trained registered nurses/endoscopy teams can administer propofol safely for endoscopy. Gastroenterology, 2005, 129:1384~1391

10. Hirasawa D, Fujita N, Ishida K, et al. Handmade outer flashing channel for safe endoscopic submucosal dissection. Dig Endosc, 2005, 17:183~185

11. Faulx AL, Vela S, Das A, et al. The changing landscape of practice patterns regarding unsedated endoscopy and propofol use: a national Web survey. Gastrointest Endosc, 2005, 62:9~15

# 第 七 篇
# 消化道黏膜下肿瘤的黏膜下挖除术治疗

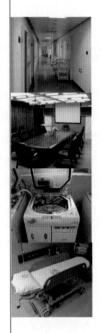

# 第二十五章　超声内镜在消化道黏膜下肿瘤诊断中的应用

## 一、超声内镜诊断技术的发展

食管、贲门、胃或者十二指肠球部和降部的病变,包括炎症、溃疡、肿瘤、静脉曲张等均可通过胃镜检查确定,结合活检病理组织学检查同时可以确定炎症程度,包括是否存在萎缩、异形增生以及癌变,是否是恶性肿瘤,肿瘤的病理类型、分化程度。同样的问题在结肠可以通过结肠镜结合活检病例组织学检查确定。然而,对表面黏膜光整的隆起性病变,常规内镜检查很难确定其性质,对是否有病灶,病灶是否是早期肿瘤以及恶性肿瘤的分期同样也无法确定。超声内镜(EUS)是在内镜检查的基础上增加了超声检查的功能,也是腔内超声的一种特殊形式。EUS 技术弥补了内镜检查对上述问题的诊断不足。

EUS 能清楚地显示食管、胃肠壁各层次,对隆起性病灶的诊断具有重要价值。静脉瘤或者静脉曲张、黏膜下平滑肌瘤或者肉瘤、血管瘤、囊肿、脂肪瘤、异位胰腺、腔外压迫在 EUS 的图像上均有不同的特征可以鉴别,同时可以通过选择不同的探头类型来使病灶的诊断更准确,如小隆起选择微型探头定位更正确、巨大隆起选择环形探头、低频率使病灶周围更清晰等。目前对胃肠道隆起性病灶,尤其是小病灶,首选超声内镜检查,只有病灶巨大(2～3 cm 以上),CT 检查对确定病灶与外围组织的关系时才显示比超声内镜更好。附加多普勒彩色血流检查可增加 EUS 的诊断准确率,并可实施吸入性细胞学检查为诊断提供病理学依据。

## 二、EUS 检查的基本概念与知识

EUS 检查技术是将微型高频探头安装在内镜顶端,当内镜插入体腔后,通过实时超声扫描,以获得消化道层次及周围邻近脏器的超声图像。EUS 的定位依据内镜定位以及探头所在位置所探及的解剖结构定位。目前的应用包括:隆起性病灶的鉴别诊断、肿瘤的分期诊断、胰胆管疾病的诊断、超声内镜下的介入治疗 4 个方面。

消化道管壁的 5 层结构:第 1 层,强回声,相当于黏液与上皮分界面;第 2 层,低回声,相当于黏膜固有层,黏膜肌层;第 3 层,强回声,相当于黏膜下层;第 4 层,低回声,相当于固有肌层;第 5 层,强回声,相当于浆膜(或纤维膜)。

判断胃肠道隆起性病变的性质,如间质瘤、脂肪瘤、囊肿、息肉等是 EUS 检查的主要适应证之一。由于 EUS 可以显示消化道管壁 5 层结构及壁外情况,因此它可用于确定病变来源于管壁的哪一层,是壁本身还是壁外的压迫。比如平滑肌瘤和良性间质瘤较难区别,一般均为边界清晰、均匀一致的低回声团块影,病灶大小不一,多呈圆形或者梭形,边界清晰,有高回声的包膜,通常起源于黏膜肌层或固有肌层;恶性间质瘤内部回声多不均匀,边界不清,形态不规则,肿块较大,多源于固有肌层。脂肪瘤在 EUS 较有特征性表现,多位于黏膜下层,边缘整齐,清晰、均匀一致的弥漫性高回声光团块影,无明显包膜,一般位于胃体以下及十二指肠。异位胰腺多位于黏膜下层,呈中低回声团块影,一般发生于胃窦及十二指肠,肿块底部探及囊性改变或者管腔样结构有助于诊断(图 25-1);囊肿多位于黏膜下层的低回声团块影或无回声囊性结构,在低回声表现时易与平滑肌瘤或者良性间质瘤混淆(图 25-2);血管瘤病灶多圆形,边界清晰,病灶呈均一的中等全高回声或无回声,通常起源于黏膜下层;对于黏膜下层病灶,EUS 检查明显优于 X 线钡餐和内镜检查,尤其是小病灶诊断。CT 对小的壁内病变往往不能显示。

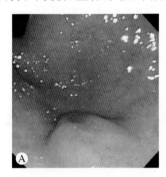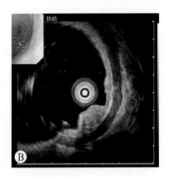

**图 25-1　异位胰腺的 EUS 表现**

A. 胃窦大弯侧隆起病灶,表面凹陷;B. EUS 示高回声占位来源于黏膜下层

　　如何获得清晰图像是内镜医师判定疾病的依据。不断改变探头的位置与方向可以获得不同切面的超声图像,根据病灶大小位置选择不同频率的探头有助于清晰显示图像。当病灶浅小或病变使食管腔狭窄时可使用小探头,一般来说 7.5 MHz 显示病灶实质回声较好,12 MHz 显示消化道壁或病灶的边界较好;小探头频率高,穿透力弱,对于大病灶的外侧缘常显示不清,特别是判断食管癌周围淋巴结转移及病变是否侵犯纵隔其他结构有困难。介质的选择也很重要,主要有注水和水囊两种方法。

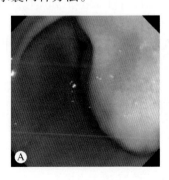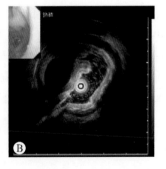

**图 25-2　囊肿的 EUS 表现**

A. 胃窦后壁黏膜隆起;B. 无回声占位来源于黏膜下层

### 三、EUS 在消化道黏膜下肿瘤的诊断和鉴别诊断中的应用

黏膜下肿瘤（submucosal tumor, SMT）是上消化道隆起性病变的最主要疾病,泛指一类来自黏膜层以下(非黏膜组织)的消化道病变,主要来自消化道壁非上皮性间叶组织,包括间质瘤、平滑肌瘤、脂肪瘤等。SMT 缺乏特异性临床表现,多表现为出血、进食梗阻、腹胀、腹痛、消瘦等不典型症状,部分患者无任何症状,在内镜检查时偶然发现。有些黏膜层的病变,由于上皮结构完整,内镜检查时也表现为表面光滑的黏膜下隆起,与黏膜下肿瘤难以鉴别。有时,腔外器官组织和肿瘤对消化道的压迫也表现为光滑的隆起,在常规内镜下也与黏膜下肿瘤很难鉴别。

EUS 能清晰显示消化道壁的层次结构。因此,EUS 解决了黏膜下肿瘤鉴别诊断的关键问题,既能准确显示病变的起源,还能显示肿瘤的大小、边缘、包膜、内部回声及其均匀性、有无向浆膜外浸润、周围有无淋巴结肿大和邻近脏器情况,对提示病变良、恶性有重要意义。

EUS 的判断重点在于区分良、恶性间质瘤,一般来说,瘤体直径 >3 cm,内部回声不均匀,存在钙化或坏死灶,边缘不规则,有"断裂征"者,恶性可能大。肿瘤的生长速度对评价肿瘤的良、恶性有重要价值。Catalano 等报道,根据黏膜下肿瘤所在的层次、病变大小、边界的完整性及肿瘤回声特点,判断肌源性肿瘤的良、恶性,其准确率为85%。

目前临床上对黏膜下肿瘤检查常用胃镜、超声胃镜、CT 等。由于 CT 均为横切扫描,故对肿瘤定位较难。在胃内充盈良好的条件下,CT 可显示较大的黏膜下肿瘤,对较小的胃内肿瘤或位于食管与十二指肠的肿瘤则较难诊断。CT 平扫和增强扫描较 EUS 为判断消化道黏膜的良、恶性提供了更多的信息,观察视野可能比 EUS 广阔,对周围组织器官的侵犯情况显示清晰,同时可观察周围器官有无转移;CT 对病灶来源及层次区分困难。而 EUS 能清晰地区分胃肠道壁的各层结构,对消化道黏膜下、黏膜外病变及周围结构进行观察,图像分辨率高,并可显示病变与腔壁的关系,有利于判断肿瘤的来源,其定位准确度高;同时内镜能了解肿块的质地,直接观察消化道黏膜情况,并可行深度或者穿刺活检。但 EUS 超声频率越高,显示的深度相对较浅,故对远处的淋巴结转移或脏器转移灶 EUS 往往难以显示,显示较大肿瘤的范围能力有限,对病灶同一截面远处的淋巴结转移或脏器转移病灶显示不如 CT;对瘤体内细小钙化的显示也不如 CT,从而削弱了 EUS 的定性能力。因此,CT 和 EUS 结合应用有助于体积较大消化道黏膜下肿瘤的定位和定性,为术前正确判断肿瘤的来源和良、恶性提供有用的影像学资料。

EUS 对上消化道隆起在诊断和鉴别诊断方面具有很高的价值,能对 SMT 作出较明确的性质、部位、来源等诊断,从而为 SMT 的进一步处理提供重要的影像学证据。

（马丽黎　陈世耀）

# 参 考 文 献

1. Lewis RJ , Kunderman PJ , Sisler GE , et al. Direct diagnostic thoracoscopy. Ann Thorac Surg, 1996,21(6):536~539

2. Shinji Ohashi,Shozo Okamura, et al. Clinical maligancy risk of GIST assessed by endoscopic ultrasonography . Digestive Endoscopy, 2006,18, 256~262

3. Catalano M F. Endoscopic ultrasonography in the diagnosis of submucosal tumors:need for biopsy. Endoscopy, 1994, 26 (9):788~791

4. Wang Q, Wu Qm, Tong Q, et al. Endoscopic resection of upper gastrointestinal submucosal tumors by EUS assisted with high frequency probe. China J Modern Med, 2007, 13 (3): 241~243

5. Shen Ef, Arnott ID, Plevris J, et al. Endoscopic ultrasonography in the diagnosis and management of suspected upper gastrointestinal submucosal tumors. Br J Surg, 2002,89(2):231~235

6. Saftoiu A, Vilmann P, Ciurea T. Utility of endoscopic ultrasound for the diagnosis and treatment of submucosal tumors of the upper gastrointestinal tract. Rom J Gastroenterol, 2003, 12(3): 215~229

# 第二十六章　消化道黏膜下肿瘤的圈套电切和尼龙绳结扎治疗

排除消化道腔外压迫、消化道壁外或较大壁内型黏膜下肿瘤（SMT），怀疑有恶变可能、出血倾向者，对于直径 <2 cm 的腔内型 SMT，内镜下治疗成功率高，较为安全；临床上常用的有电切除术、尼龙绳结扎术、肿瘤剥离术等。

## 第一节　消化道黏膜下肿瘤的圈套电切治疗

随着内镜诊断及治疗技术的不断提高，内镜下治疗逐步应用于 SMT，尤其是微小肿瘤（<3 cm）的临床治疗中，主要对起源于黏膜肌层、黏膜下层及固有肌层浅层的 SMT；对于肿瘤较大或者位置较深，由于内镜切除后穿孔、出血发生的可能大大增加，故仍主张外科手术治疗为主，目前临床上内镜下治疗的 SMT 一般要求直径 <3 cm。判断 SMT 是否可行内镜切除的一个简单、实用方法是于病变下方注射生理盐水，如病变明显隆起或抬举，在没有超声内镜诊断的情况下，病变多可完整、安全切除（图26-1）。国内外报道内镜下治疗多以高频电切为主，方法同息肉摘除，因间质瘤的直径及深度都超过息肉，故风险较大。可用圈套器试套，尽量套住肿瘤的基底部，避免滑脱；将肿瘤套在其中，表示肿瘤与浆膜无粘连，可以切除。但由于消化道壁薄，仍然可能会出现穿孔、出血等并发症。

内镜下确定病灶后，首先切开 SMT 表面的黏膜，通常采用以下两种方式：① 高频电切法，采用针状高频电切刀，从肿瘤的边缘向内侧切开。若切开范围太大，超出肿瘤基底边缘，且切开过深，易造成深部出血（图26-2）。② 大块切除法，用圈套器直接套住肿瘤表面黏膜，将其切除，暴露肿块。这种方法相对安全。再将高频电切刀逐渐进行肿瘤与黏膜的剥离，待肿瘤大部剥离后，采用圈套高频电切法，尽可能将其完整切除（图26-3）。切除物用网篮取出（图26-4）。这种内镜手术方法的术后创面一般较大，内镜下金属夹缝合组织缺损部，尽量不留死腔。

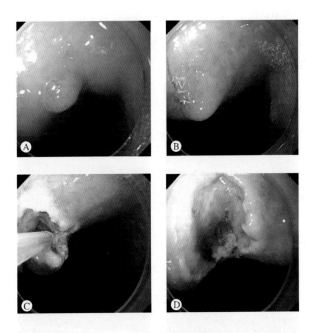

**图 26-1　胃体类癌的内镜切除**

A. 胃体 SMT；B. 黏膜下注射生理盐水（含靛胭脂），病变可抬举；C. Hook 刀切
开病变边缘黏膜后圈套电切；D. 切除后创面，术后病理诊断示类癌

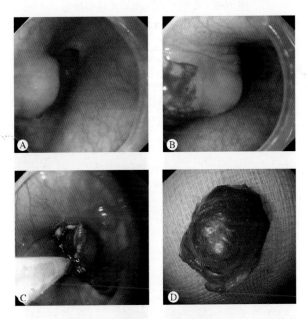

**图 26-2　食管血管瘤的高频电切法**

A. 食管 SMT 突向腔内；B. 黏膜下注射生理盐水病变可抬举；C. 针形切开刀切开病变边缘黏膜，
沿病变基底完整切除病变；D. 切除病变标本，术后病理诊断血管瘤

　　有时采用黏膜下基底部注射生理盐水，以方便圈套器圈套（图 26-5）；有的可在加用透明
帽吸引病灶后协助圈套切割等。起源于黏膜肌层的 SMT，一般向腔内生长，直径 <1cm 者可以

直接圈套后高频电切;为避免出血,可先行黏膜下注射,将病灶与固有肌层分离后再予电切除;亦可使用双钳道内镜,先用圈套器勒紧 SMT 的基底部,再在基底周边黏膜下注射生理盐水,切除瘤体,一般不会造成穿孔。

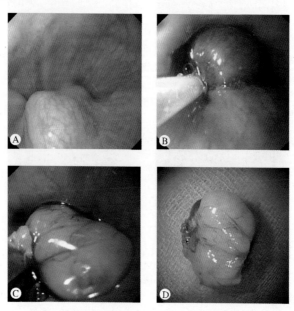

**图 26-3　食管平滑肌瘤的大块切除法**

A. 食管中段 SMT,似分叶;B. 圈套电切肿瘤表面黏膜;C. 显露肿瘤,圈套电切肿瘤;D. 切除肿瘤标本

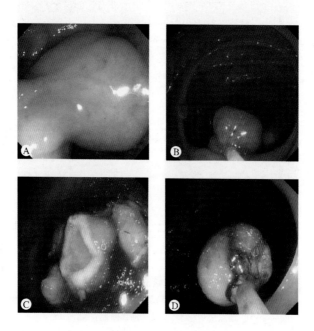

**图 26-4　盲肠巨大脂肪瘤的圈套电切**

A. 盲肠巨大 SMT;B. 分块圈套电切肿瘤;C. 切除标本散落于肠腔内;D. 回收网篮取出标本

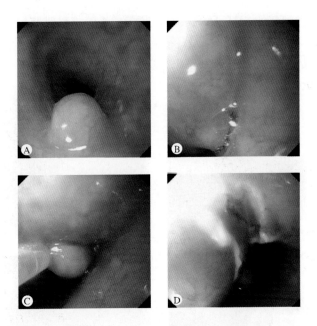

**图 26-5　食管平滑肌瘤的圈套电切法**

A. 食管 SMT 突向腔内；B. 黏膜下注射生理盐水病变明显抬举；C. 直接圈套高频电切肿瘤；D. 切除后创面和肿瘤标本

对于消化道多发 SMT,可以一次同时切除(图 26-6)。根据临床实践,切除的关键仍然是肿瘤部位的黏膜下注射。假如病变明显隆起,可以不需要 EUS 检查而直接切除病变。

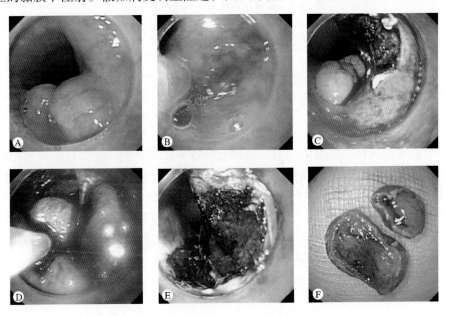

**图 26-6　食管多发平滑肌瘤的圈套电切术**

A. 食管中段多发 SMT；B. 黏膜下注射生理盐水(含靛胭脂)病变明显抬举,圈套电切其中 1 枚肿瘤；C. 电切肿瘤后创面；D. 同样切除另一肿瘤；E. APC 电灼创面止血；F. 切除肿瘤标本,瘤体包膜完整,切除完整对于食管下段近贲门部的 SMT,EUS 通常诊断病变来源于黏膜肌层,但切除过程中可能会发现病变较深,来源于固有肌层,此时分块圈套电切病变(图 26-7),不必追求病变的完整切除,有时需及时终止内镜治疗,有效避免穿孔并发症的发生。

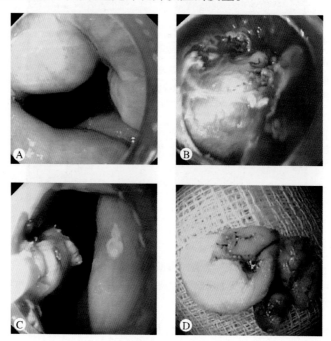

**图 26-7　食管平滑肌瘤的分块圈套电切**

A. 食管下段近贲门 SMT;B. 圈套切除肿瘤表面黏膜;C. 分块圈套电切肿瘤;D. 切除肿瘤标本

## 第二节　消化道黏膜下肿瘤的尼龙绳结扎治疗

文献报道,尼龙绳结扎技术治疗消化道固有肌层来源的 SMT 安全、有效。它是借用食管静脉曲张套扎的治疗方法,通过结扎使 SMT 血流供应中断,局部发生坏死脱落而达到治疗目的,为 SMT 的内镜治疗提供了一种新的方法,大大减少出血、穿孔并发症发生的可能(图 26-8);但对于较大的肿瘤,由于一次结扎不完全或不易套入、仅结扎黏膜而致肿瘤残留。尼龙绳结扎最大的缺点就是不能回收标本,难以取得病理材料进行检查诊断;但借助术前超声内镜下穿刺活检(fine needle aspiration, FNA)可以克服此缺点。

常用的尼龙绳结扎治疗有以下几种方法。

内镜黏膜下剥离术

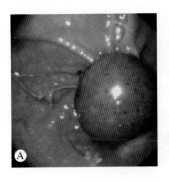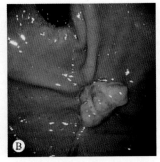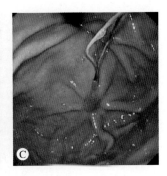

**图 26-8　胃底间质瘤尼龙绳结扎及随访情况**

A. 尼龙绳结扎胃底 SMT；B. 1 个月后随访，胃底肿瘤大部坏死、脱落；C. 2 个月后随访，肿瘤基本脱落

## 一、直接法

对于瘤体根部较细者，可采用尼龙绳直接套扎，尼龙绳大小可根据病灶头端的最大直径决定（图 26-9）。

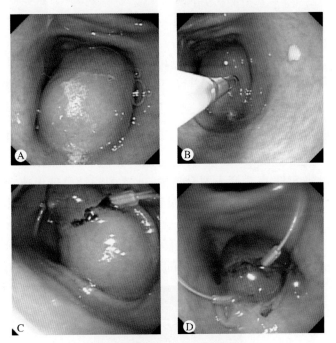

**图 26-9　胃窦 SMT 的尼龙绳结扎治疗**

A. 胃窦巨大 SMT；B. 瘤体根部较细，尚可推动；C. 第 1 根尼龙绳仅结扎肿瘤表面黏膜；
D. 第 2 根尼龙绳结扎于肿瘤基部

## 二、透明帽法

对于根部基底较宽，病灶直径 <1.3 cm 者，可借助透明帽；将尼龙绳置于透明帽头端槽内，通过吸引将病灶完全吸入透明帽内，直视下收紧尼龙绳至病灶变色后释放（图 26-10）。这一方法对位于固有肌层的病灶，尼龙绳容易滑脱，造成肿瘤残留。

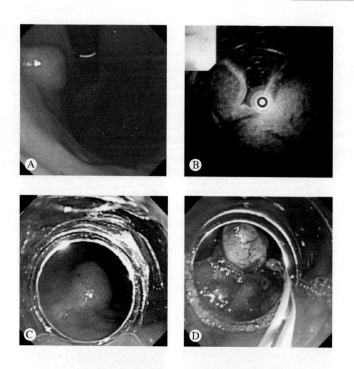

**图 26-10　尼龙绳结扎治疗——透明帽法**
A. 胃底 SMT；B. EUS 示病变起源于黏膜下层；C. 胃镜头端附加透明帽；D. 尼龙绳结扎病变

### 三、双通道内镜法

对于较大肿瘤（直径 1.3 ~ 3.0 cm）可运用这一方法。首先通过一孔道置入带齿圈套器，通过吸引等手段将 SMT 完全套入圈套器内，收紧到病灶呈球形或者有蒂形态，并见表面黏膜颜色明显变暗，组织缺血改变，固定圈套器。从另一孔道置入尼龙绳结扎器，进入后调整位置将尼龙绳完全结扎到病灶根部，收紧尼龙绳到最大限度，释放尼龙绳，退出尼龙绳结扎器（图 26-11）。松开圈套器，将圈套器完全放松后沿相反方向从尼龙绳中抽出，完全退出圈套器。这一方法使用不当容易造成尼龙绳与圈套器纠缠在一起而无法释放。

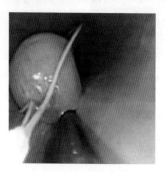

**图 26-11　双通道内镜下圈套器辅助尼龙绳结扎术**

有时 SMT 突向腔内，病变类似于长蒂息肉（ Ip 型），蒂部往往较宽。为了有效避免圈套电切术后的残蒂出血,在使用双通道内镜切除病变前,首先通过一孔道置入尼龙绳,从另一孔道置入活检钳,将尼龙绳完全结扎到蒂部根部,收紧尼龙绳到最大限度,释放尼龙绳,退出尼龙绳结扎器,圈套器套住基底部在尼龙绳上方行高频电切(图26-12)。

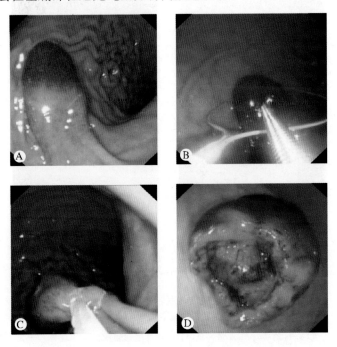

**图 26-12　双通道内镜下活检钳辅助尼龙绳结扎术**

A. 胃体 SMT,似宽蒂息肉（Ⅰp型）;B. 双通道内镜下活检钳辅助尼龙绳结扎蒂部;C. 尼龙绳结扎蒂部后,在尼龙绳上方行高频电切;D. 切除病变标本,术后病理示血管脂肪瘤

## 四、尼龙绳结扎联合 EMR

适用于基底较宽且来源较浅表的病灶。先行尼龙绳结扎病灶根部,圈套器套住基底部在尼龙绳下方行高频电切(图26-13)。优点是减少出血及穿孔的可能,并获得病理诊断资料(参见第六章第二节)。

## 五、部分 ESD 辅助尼龙绳结扎

适用于直径 >3.0 cm 的较大病灶或来源于固有肌层的肿瘤。先行 ESD 治疗,从黏膜下层部分剥离病灶后尼龙绳结扎全部病灶,这样可以有效避免穿孔且保证尼龙绳结扎在肿瘤根部而避免其滑脱;之后可根据结扎情况选择高频电切。对剥离肿瘤过程中已发生穿孔的病灶,可通过透明帽将病灶连同穿孔部位黏膜完全吸引进来,再用尼龙绳结扎,这样可起到结扎和修补穿孔的双重功效(图26-14)。

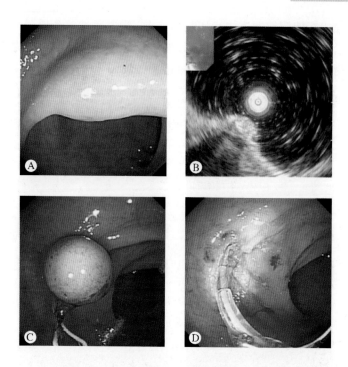

**图 26-13　尼龙绳结扎联合 EMR 治疗直肠类癌**
A. 直肠 SMT；B. EUS 示病变起源于黏膜下层，不均质高回声；C. 尼龙绳结扎形成人工亚蒂样息肉；D. 圈套电切病变

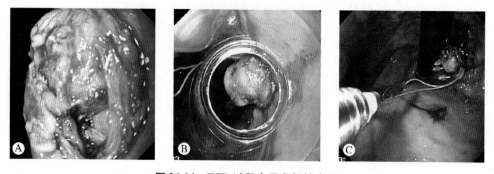

**图 26-14　ESD 过程中尼龙绳的应用**
A. ESD 术中小穿孔；B. 胃镜头端重置透明帽后负压吸引，尼龙绳一并结扎穿孔部位及周围黏膜；C. 尼龙绳结扎后创面

（马丽黎　陈世耀　周平红）

参 考 文 献

1. Varas Lorenzo MJ, Maluenda MD, Pou JM, et al. The value of endoscopic ultrasonography in

the study of submucosal tumors of the digestive tract. Gastroenterol Hepatol, 1998, 21(3): 121～124

2. 杨爱明, 陆星华, 钱家鸣, 等. 内镜超声指导食管黏膜下肿瘤的黏膜切除术. 中华消化内镜杂志, 2007, 24(2): 90～92

3. Shimura T, Sasaki M, Kataoka H, et al. Advantages of endoscopic submucosal dissection over conventional endoscopic mucosal resection. J Gastroenterol Hepatol, 2007, 22(6): 821～826

4. Spinelli P, Cerrai FG, Cambareri AR, et al. Two-step endoscopic resection of gastric leiomyomas. Surg Endosc, 1993, 7:90～92

5. 陈世耀, 马丽黎, 土萍, 等. 内镜下尼龙绳结扎在胃肠道间质瘤的初步应用. 中国临床医学, 2005, 2～4

6. Lee IL, Lin PY, Tung SY, et al. Endoscopic submucosal dissection for the treatment of intraluminal gastric subepithelial tumors originating from the muscularis propria layer. Endoscopy, 2006, 38(10):1001～1006

7. 马丽黎, 陈世耀, 周平红等. 内镜黏膜下剥离术治疗上消化道病灶的初步评价. 中华消化内镜杂志, 2008, 25(10):529～534

8. Giovannini M, Seitz JF, Monges G, et al. Fine needle aspiration cytology guided by endoscopic ultrasonography: results in patients. Endoscopy, 1995, 27: 171～177

9. 陈世耀, 马丽黎, 王萍, 等. 经双通道内镜尼龙绳结扎治疗食管胃黏膜下肿瘤. 中华消化内镜杂志, 2007; 24(3):180～183

10. 马丽黎, 陈世耀. 内镜黏膜下剥离术治疗上消化道病变. 胃肠病学, 2008,13(8):495～498

# 第二十七章　消化道黏膜下肿瘤的内镜黏膜下挖除术治疗

随着内镜检查的普遍开展和超声内镜(EUS)的广泛应用,消化道黏膜下肿瘤(SMT)的发现和诊断水平有了显著提高。内镜下高频圈套电切和尼龙绳套扎治疗已在临床上获得广泛应用,但圈套电切 SMT 时圈套器容易滑脱,难以一次完整切除病变,肿瘤残留和出血穿孔等并发症发生率高;尼龙绳套扎病变有时较为困难,不能获得病理诊断资料;腹腔镜和胸腔镜切除SMT,创伤小,患者恢复快,但仍然存在病变定位困难、术后消化道狭窄等问题。随着内镜黏膜下剥离术(ESD)治疗经验的积累和水平的提高,大部分消化道巨大、平坦病变能够在内镜下一次性完整切除,绝大部分穿孔并发症也能进行内镜下修补而不再需要外科手术;开发的各种剥离器械如 IT 刀、Hook 刀等逐渐应用于内镜治疗中,应用 ESD 器械和方法治疗消化道 SMT 成为可能。为区别 ESD 治疗来源于消化道黏膜肌层和黏膜下层肿瘤,笔者应用 Hook 刀、IT 刀或针形切开刀切除来源于固有肌层 SMT,并将该方法命名为内镜黏膜下挖除术(endoscopic sub-mucosal excavation, ESE)。

## 一、消化道 SMT 内镜治疗前 EUS 的价值

消化道 SMT 表现为正常黏膜下的隆起病灶,各种 SMT 有不同的形态学特征(色泽、活检钳压迫是否出现凹痕等)。常规内镜和钡剂灌肠检查很难正确判断 SMT 的真正大小、肠壁起源和组织学特征。EUS 的出现为消化道 SMT 的诊断提供了一种全新的方法,它能显示消化道管壁的整个结构。由于 EUS 能显示病灶与管壁各层次的关系,同时显示隆起组织的内部结构,根据其内部回声特点可以判断 SMT 的大小、病变层次定位和基本组织学性质,因此所有SMT 内镜治疗前如条件许可应常规做 EUS 检查,了解 SMT 来源层次和基本组织学性质,力争做到治疗前对 SMT 有基本判断。

来源于消化道黏膜肌层和黏膜下层 SMT,由于病变较浅,黏膜下注射生理盐水后病变往往能与固有肌层分离,抬举明显,内镜下切除较为容易,因此,假如不具备 EUS 检查设备也可依据抬举状况进行 ESD 剥离切除;而来源于固有肌层的 SMT 由于位置较深,有时与消化道腔外病变也较难鉴别(图 27-1),因此对于黏膜下注射生理盐水没有明显抬举的 SMT,ESE 术前必须进行 EUS 或 CT 检查,根据病变的大小或生长方式(腔内或腔外生长)判断病变是否适合ESE 治疗。

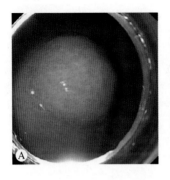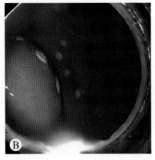

**图 27-1　胃体黏膜下隆起**

A. 胃体 SMT,他院 EUS 诊断为来源于固有肌层;B. ESE 标记过程中发现病变移位,病变位于胃腔外

## 二、方法

（一）器械

所用机械包括:Olympus GIF-Q240Z 电子胃镜、CF-Q260 电子肠镜、NM-4L-1 注射针、KD-620LR Hook 刀、FD-1U-1 热活检钳、HX-610-135 止血夹、ERBE ICC-200 高频电切装置和 APC300 氩离子凝固器。ESE 治疗过程中内镜头端附加透明帽。

（二）ESE 方法

ESE 挖除来源于固有肌层的 SMT,方法类似于 ESD。由于病变更深,消化道管壁较薄,穿孔并发症的发生率可能更高,因此对内镜医师的技术要求更高,内镜医师必须胆大、心细,同时和外科医师有良好的协作关系。对于直径 >3 cm 来源于固有肌层的 SMT,ESE 最好能在外科手术室进行。一旦发生穿孔,内镜不能确切修补;出血量较大、内镜下不能有效止血;病变较大、内镜下不能完整挖除,而又不能排除病变恶变者,建议及时中止 ESE 转外科手术。

1. 标记　对于明显突向腔内的巨大(直径 >3 cm)SMT,ESE 前不必标记;病变较小(直径 <1 cm)、位置较深、突向腔内不明显,有时黏膜下注射生理盐水后可能发现不了病变,建议应用针形切开刀或 APC 于隆起病变边缘进行电凝标记(图 27-2)。

2. 黏膜下注射　ESE 治疗中黏膜下注射的主要目的是提供充分的黏膜下层挖除空间,避免黏膜切开过程中穿孔并发症的发生。将 3~5 ml 靛胭脂、1 ml 肾上腺素和 100 ml 生理盐水混合配成溶液,于标记点进行多点黏膜下注射(图 27-3)。

3. 切开病变表面黏膜　应用 Hook 刀沿病灶边缘标记点切开黏膜。有时病变较浅,黏膜切开后可以暴露黏膜下病变(图 27-4)。对于胃底病变,由于胃壁尤其是胃底较薄,注意避免切开过深,以防穿孔发生。

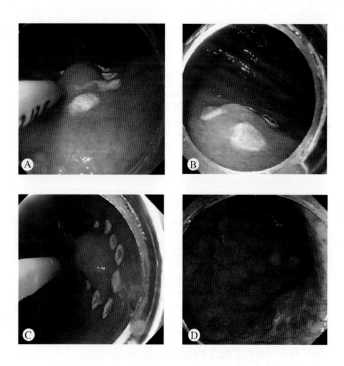

**图 27-2　于隆起病变周围标记切除范围**

A、B. 胃体 SMT；C. 胃底 SMT；D. 直肠 SMT

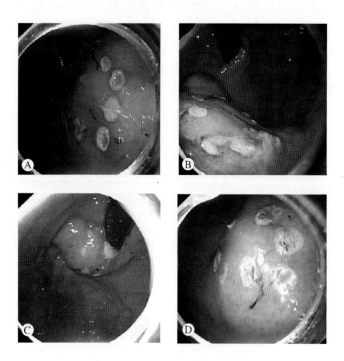

**图 27-3　于标记点进行多点黏膜下注射**

A、B. 胃底 SMT；C. 贲门下方 SMT；D. 胃体 SMT

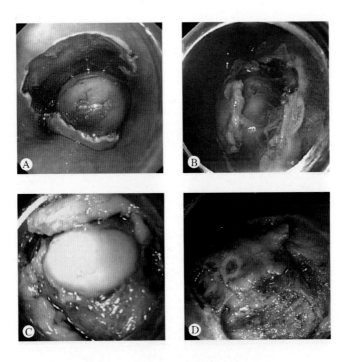

**图 27-4　切开病变表面黏膜显露病变**

A. 食管巨大平滑肌瘤；B. 胃底平滑肌瘤；C. 胃体间质瘤；D. 直肠间质瘤

有时病变较深，表面黏膜一圈切开后仍不能暴露病变，则在应用圈套器分块切除表面黏膜后可以显露病变（图 27-5）。有时圈套电切表面黏膜仍不能暴露病变，此时可应用 Hook 刀切开部分黏膜下层暴露下方的固有肌层肿瘤。

4. 挖除病变　应用 Hook 刀直视下沿病变四周进行剥离、挖除病变，挖除过程中多次黏膜下注射（图 27-6）。有时病变可能较深或突向浆膜下，Hook 刀挖除有困难，换用 IT 刀沿瘤体周围分离组织可能奏效；必要时换用双通道内镜或使用两根胃镜，一边使用异物钳钳夹、牵拉肿瘤，一边挖除肿瘤。挖除过程中见瘤体大部游离，可以直接使用圈套器完整切除病变，但应避免肿瘤残留。

挖除过程中避免 Hook 刀切开肿瘤包膜进入瘤体，以免引起出血和肿瘤播散。应用 Hook 刀头端直接电凝较小黏膜下层血管；用热活检钳钳夹较粗的黏膜下层血管进行电凝。肿瘤挖除过程中一旦发生出血，应用冰生理盐水（含去甲肾上腺素）对创面进行冲洗，明确出血点后应用针形切开刀直接电凝出血点，或应用热活检钳钳夹出血点电凝止血。上述止血方法如不能成功止血，可以采用止血夹夹闭出血点，但往往影响后续的肿瘤挖除操作（图 27-7）。

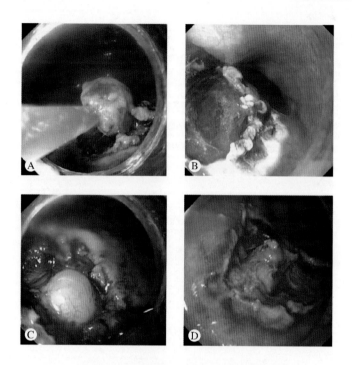

**图 27-5　圈套器切除表面黏膜显露病变**

A、B. 圈套电切肿瘤表面黏膜；C、D. 显露黏膜下肿瘤

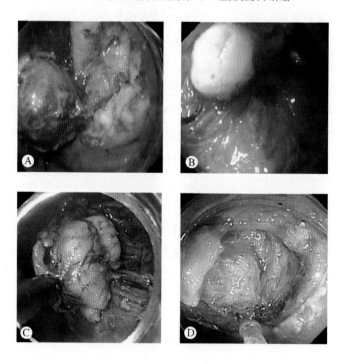

**图 27-6　沿瘤体四周进行剥离、挖除**

A. IT 刀剥离肿瘤后瘤体突向腔内；B、C. Hook 刀挖除病变；D. 针形切开刀沿瘤体周围分离结缔组织

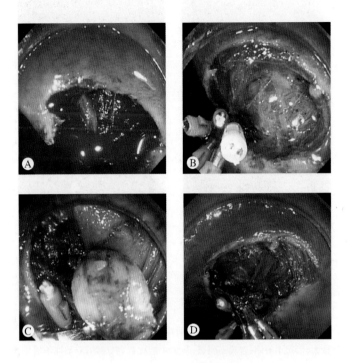

**图 27-7　ESE 过程中出血的处理**

A. 黏膜切开过程中创面活动性出血；B. 电凝止血无效，金属夹夹闭出血点；C. 继续挖除瘤
体；D. 挖除瘤体后创面

　　对于瘤体较大、边界不明显，挖除过程中出血量较大，挖除较为困难，估计不能完整挖除者
应考虑到肿瘤恶变可能，及时停止内镜下挖除，避免出血和穿孔的发生（图 27-8）。如何于
ESE 术前准确判断固有肌层肿瘤的内镜下可切除性，应是今后研究课题之一。

　　ESE 过程中一旦发生穿孔，为节约手术时间和保证医疗安全，可以应用圈套器大块或分
块电切病变，扩大穿孔修补空间后应用金属夹夹闭裂口。除非术中患者一般状况较好，可
以从容完整挖除病变，一般不必追求病变的完整切除，毕竟切除标本可以提供准确的病理
学诊断资料（图 27-9）。对于穿孔较大，估计内镜下无法修补，肿瘤未能完整切除者，应及时
外科手术。

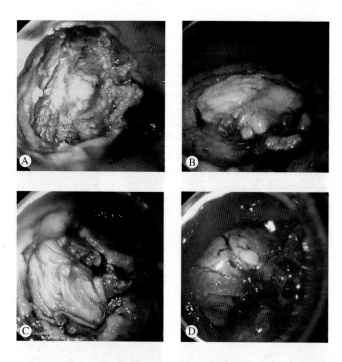

**图 27-8 及时中止内镜挖除**

A、B. 瘤体较大,形态不规则,包膜不明显,恶变可能大;C. 肌层增厚,瘤体不明显;D. 十二指肠降部间质瘤,血供丰富,ESE 术中出血量大

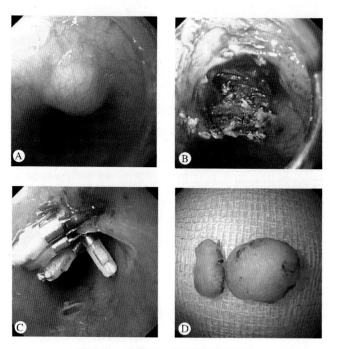

**图 27-9 食管巨大平滑肌瘤的 ESE**

A. 食管平滑肌瘤;B. 病变来源于固有肌层,可见肌层裂隙;C. 金属夹夹闭创面;D. 挖除瘤体标本

有关 ESE 过程中出血和穿孔并发症的处理同 ESD,详见相关章节。

5. 创面处理　切除病灶后对于创面可见的小血管,同样应用 APC 凝固治疗。必要时应用金属止血夹缝合创面(图 27-10)。对于上消化道病变创面,喷洒 20 ml 硫糖铝胶(舒可捷)保护创面;对于直肠病变创面,用复方角菜酸酯栓(太宁栓剂)1 枚肛塞保护创面。

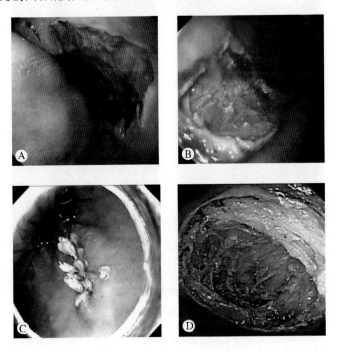

**图 27-10　ESE 术后创面及处理**

A. 食管创面;B. 胃体创面;C. 金属夹对缝胃底创面;D. 直肠创面

6. ESE 术后处理　与 ESD 基本相同。第 1 天禁食,常规使用抗生素和止血药物,观察腹部体征。第 2 天如无出血、腹痛,可进流质。第 3 天进软食、冷食。术后 1 个月、2 个月、6 个月复查内镜,观察创面愈合情况,切除病变送病理检查确定病变性质,观察病灶边缘和基底有无病变累及(图 27-11)。

### 三、ESE 治疗效果

笔者医院开展起源于固有肌层 SMT 的 ESE 治疗近百例,ESE 治疗中创面均有少量出血,经电凝、氩离子凝固和止血夹成功止血。2 例出现内镜难以控制的大出血,其中食管病变 1 例切除病变后用三腔管食管囊压迫出血部位成功止血,胃窦病变 1 例外科手术切除病变止血,未出现 ESE 术后出血。

ESE 治疗中 8 例病变挖除后见裂孔或出现皮下气肿,穿孔发生率 8.0% 左右。6 例应用金属夹夹闭后保守治疗成功,皮下气肿保守治疗 2～3 d 后气肿减退;2 例转外科腹腔镜手术修补裂孔。

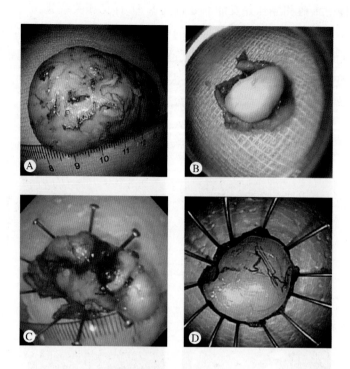

**图 27-11　ESE 挖除标本**

A. 食管平滑肌瘤；B. 胃平滑肌瘤；C. 胃间质瘤；D. 直肠平滑肌瘤

　　临床实践表明,对于来源于黏膜肌层和黏膜下层的 SMT,如平滑肌瘤、脂肪瘤、类癌等,不管病变大小,ESD 治疗能一次完整切除病变,并发症发生率低;而来源于固有肌层的 SMT,ESE 治疗切除病变的同时可能伴有消化道的穿孔,穿孔发生率较 ESD 要高。所幸穿孔往往很小,术中都能及时发现。只要具有良好的内镜治疗基础和治疗经验,应用止血夹往往能夹闭穿孔。并发症发生率并不像 ESD 开展初期那么高(10%)。只要挖除病变的过程中多次黏膜下注射,始终沿病变包膜切开病变周围黏膜下层组织,穿孔还是可以预防和避免的(图 27-12)。

　　对于巨大(直径 >3 cm)黏膜下肿瘤,在腹腔镜或胸腔镜监视下进行 ESE 挖除病变,一方面可以从腔外抵住病变突向腔内,方便病变的挖除;另一方面,可以及时处理 ESE 过程中发生的出血和穿孔,切除内镜下不能挖除的病变。内镜(软镜)和硬镜(腹腔镜或胸腔镜)双镜联合治疗消化道固有肌层肿瘤,应是今后的治疗方向。

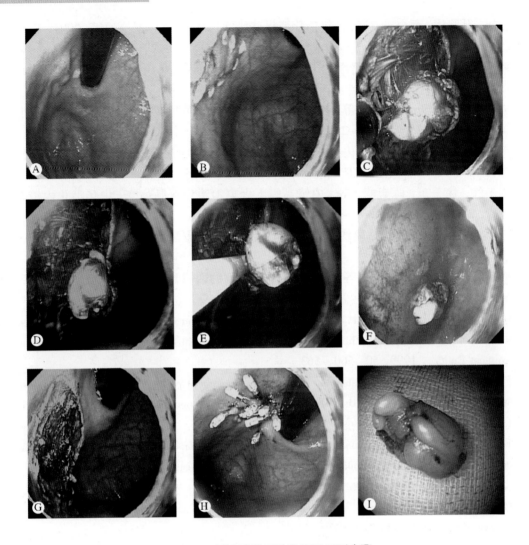

**图 27-12　胃底残留间质瘤 ESE 系列步骤**

A. 胃底间质瘤,尼龙绳结扎治疗后残留;B. 电凝标记切除范围;C. 黏膜下注射后分离瘤体周围结缔组织,病变来源于固有肌层,可见肌层裂隙(浆膜未破);D. 挖除瘤体突向胃腔内;E. 圈套电切除病变;F. 肿瘤落入胃腔内;G. 挖除病变后创面;H. 金属夹对缝创面;I. 挖除瘤体标本

（周平红）

# 参 考 文 献

1. 周平红,姚礼庆,秦新裕. 经内镜微探头超声检查对大肠黏膜下肿瘤的诊断价值. 中华胃肠外科杂志,2003,6：14～16

2. 任旭，孙晓梅，郝金玉，等. 内镜治疗消化道黏膜下肿瘤. 医学研究通讯，2004，33：54～56

3. 周平红，姚礼庆. 微探头超声对下消化道疾病的诊断价值. 中华消化内镜杂志，2002，19：205～207

4. 周平红，姚礼庆，徐美东，等. 内镜黏膜下剥离术治疗消化道固有肌层肿瘤. 中华消化内镜杂志，2008，25(1)：22～25

5. 周平红，姚礼庆，秦新裕. 内镜黏膜下剥离术治疗 20 例胃肠道间质瘤. 中华胃肠外科杂志，2008，11(3)：219～222

6. 周平红，徐美东，陈巍峰，等. 内镜黏膜下剥离术治疗直肠病变. 中华消化内镜杂志，2007，24：4～7

7. 周平红，姚礼庆. 内镜黏膜切除及黏膜下剥离术操作方法和技巧. 中华消化内镜杂志，2008，25(11)：564～567

8. 周平红，姚礼庆，徐美东，等. 消化道黏膜下肿瘤的内镜黏膜下挖除术治疗. 中国医疗器械信息，2008，14(10)：6～9

9. Gotoda T, Kondo H, Ono H, et al. A new endoscopic mucosal resection (EMR) procedure using a insulation-tipped diathermic (IT) knife for rectal flat lesions：report of two cases. Gastrointest Endosc, 1999, 50：560～563

10. Fujishiro M, Yahagi N, Kakushima N, et al. Management of bleeding concerning endoscopic submucosal dissection with the Flex knife for stomach neoplasm. Dig Endosc, 2006, 18 (Suppl 1)：S119～S122

11. Fujishiro M, Yahagi N, Kakushima N, et al. Successful nonsurgical management of perforation complicating endoscopic submucosal dissection of gastrointestinal epithelial neoplasms. Endoscopy, 2006, 38：1001～1006

12. Ono H, Kondo H, Gotoda T, et al. Endoscopic mucosal resection for treatment of early gastric cancer. Gut, 2001, 48：225～229

# 第 八 篇
## 内镜黏膜下剥离术的护理配合

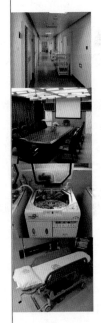

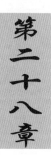

# 第二十八章　染色内镜及放大内镜的护理配合

随着消化内镜的普及和内镜诊疗技术的提高,尤其是近年来内镜黏膜下剥离术(ESD)的逐渐开展,对于疾病诊断的准确性和及时性的要求不断提高,染色内镜、放大内镜、窄带成像(NBI)、自体荧光成像(AFI)技术也随之发展。这里介绍 ESD 治疗前染色内镜、放大内镜、NBI、AFI 的护理配合。

## 一、术前准备

(一)患者准备

(1)除了特定的色素溶液须做过敏试验外,一般无须特殊准备,基本与一般胃肠镜检查相同。

(2)由于较普通内镜检查可能需要花费更多时间,且少数色素溶液可能存在不良反应,检查前应向患者及家属解释清楚。

(二)器械准备

1. 染色内镜　一般胃肠镜检查用的主机和内镜,加上喷洒导管、色素溶液以及 10 ml 或 20 ml 灭菌注射器即可进行。

2. 放大内镜　须使用专门主机和内镜。Olympus 公司产品 CV-260SL 能够将静态或动态图像电子放大至最大 1.8 倍,而不会降低图像质量。将其与型号中含有字母“Z”的内镜,即放大内镜如 GIF-H260Z、GIF-FQ260Z、CF-H260AZL/I、CF-FH260AZL/I 等的放大功能结合,能够进行实际图像 100 倍以上的放大观察。

3. NBI　是一种光学成像强调技术,突出强调黏膜结构的细微改变,因此受黏液的影响不大,而且无须向目标组织喷洒化学色素,但须使用专门主机。NBI 是通过专用光源 CLV-260SL 的滤光功能,结合专用图像处理装置 CV-260SL 的控制/处理功能实现的。因此实现 NBI 功能不必购买特殊内镜,可以充分利用现有资源(为达到优良的亮度和分辨率,建议使用 Olympus H260、Q260 或 Q240 型内镜),其观察模式的实现只需按下 NBI 按钮即可随时切换。

4. AFI　实现黏膜构造细微病变的肉眼观察,须使用专门主机和内镜。Olympus EVIS LU-CERA SPECTRUM 的 AFI 系统配备高敏感度 CCD,能够在荧光下准确捕捉黏膜细微变化,发现常规观察下容易疏漏的病变。其专用荧光观察电子内镜 GIF-FQ260Z 和 CF-FH260AZL/I 拥有光学放大功能,能够进行近距离放大准确观察;同时兼容 NBI 观察功能,通过按键即可完成常规、AFI 和 NBI 观察的切换。

（三）常用色素溶液

1. 靛胭脂　又名靛蓝,分子式为 $C_{16}H_8N_2Na_2O_8S_2$,分子量为 446.4。深蓝色粉末,易溶于水,但因氧化变质而不宜久置,一般用时新鲜配置。常用 0.2% ~ 1.0% 溶液。利用染色剂沉积后颜色的不同来显现微观结构,属于物理作用,无化学反应发生,并非利用对组织染色来观察,其本身不与黏膜组织发生作用。该色素沉积于黏膜皱襞,不被吸收,也不和黏液结合,经肠道排出体外,适用于全消化道检查。

2. 亚甲蓝（美蓝）　蓝色粉末,易溶于水。常用 50 ~ 100 mg 或 0.1% ~ 0.5% 溶液。因有一定的毒副作用,一次总量应 < 200 mg。适用于胃和结直肠检查。

3. 碘　临床应用含碘的卢戈溶液,呈棕褐色,可与糖原反应显褐色。常用浓度为 1.0% ~ 5.0%,适用于食管的检查。

4. 刚果红　茶红色粉末,易溶于热水,可随 pH 值的变化显示不同颜色,当 pH < 3.0 时呈蓝黑色,pH > 5.2 时原色不变。常用 0.3% 溶液,适用于胃的检查。

5. 血卟啉衍生物　棕红色溶液,需密封并在 4 ~ 20℃ 下避光保存,用前需做过敏试验。用后 48 ~ 72 h 在相应激光照射激发下,癌变出现橘红色荧光。常用剂量为 2.5 ~ 5.0 mg/kg,适用于胃的检查。

## 二、护理配合

（1）同一般胃肠镜检查的护理。

（2）色素溶液的使用应严格按照生产厂家的使用说明书进行。使用前应检查是否在有效期内,且有无变色或变质。

（3）黏膜表面黏液、泡沫和粪便影响色素溶液的作用,NBI 受黏液的影响不大,但粪便在 NBI 下显示为红色,极易混淆。因此为达到最佳观察效果,应在观察前做局部冲洗。

（4）最简便的方法可用生理盐水或蒸馏水经内镜钳子管道进行局部冲洗,有条件时可用黏液清除剂（链霉蛋白酶 200 mg + 碳酸氢钠 1 mg + 10 倍稀释的甲基硅烷 30 ml）。

（5）局部冲洗最好为微温水,以免诱发局部痉挛。冲洗时尽量不直接冲击病变部位,必须直接冲洗病变部位的应尽量减小冲洗水压,以防诱发病变处出血。

（6）不能直接从钳子管道注入色素溶液。建议使用喷洒型灌洗管,由钳子管道插入,用注射器抽取色素溶液 10 ~ 20 ml,以恒定的压力,使色素溶液呈雾状均匀喷洒于黏膜表面。喷洒结束从钳子管道抽出喷洒型灌洗管时要回抽或先注入空气,以免色素溶液外溢污染。

（7）由于呼吸运动和消化道本身蠕动,放大观察时对焦较困难,可利用病变与镜头接近的一瞬间固定图像,或装透明帽等小技巧来帮助观察,但要注意镜头或透明帽接触病变可能引起出血。

（8）使用刚果红反应法时,在喷洒刚果红后接着要肌内注射五肽胃泌素,剂量按 6 mg/kg 计算。使用亚甲蓝染色者,需告知患者尿液可变蓝色,这是正常现象,不必紧张。使用血卟啉衍生物时,静脉滴注,须叮嘱患者严格避光（包括日光灯和电视机发出的光）,否则会引起皮肤过敏反应。使用碘剂染色观察后,应将胃内多余碘液吸掉,并喷洒中和剂硫代硫酸钠。因为碘具有刺激性,可引起患者胸痛、胃痛及呕吐等。

（王萍　蔡贤黎）

# 第二十九章 超声内镜的护理配合

超声内镜（EUS）是将高频微型超声探头安置在内镜顶端，通过内镜直接观察腔内形态，同时进行实时超声扫描，以获得管道层次组织学特征和周围邻近脏器超声图像的内镜技术，为内镜黏膜下剥离术（ESD）和黏膜下挖除术（ESE）提供诊断基础。

## 一、术前准备

（一）患者准备

（1）同一般胃肠镜检查。

（2）由于较之普通内镜检查需要花费更多时间，且操作中特殊器械的使用和大量注水可能带来不适，检查前应向患者及家属解释清楚。

（二）器械准备

1. 主机　Olympus 公司产品，即内镜超声图像处理中心（CV-240/260、EU-M30、EU-M2000、EU-C2000 等）。

2. 相关设备　根据病灶大小、深度等，遵医嘱选用、连接、调试以下设备，安装和调试后开启主机电源，确认超声画面清晰度。

（1）超声探头驱动装置（MAJ-935）、内镜超声探头（UM Series）和内镜（GIF-2T240 或普通内镜）。

（2）超声电缆（MAJ-953、MAJ-954）和超声内镜（GF-UM2000）。

（3）超声内镜（GF-UC2000P-OL5、GF-UCT2000-OL5）。

3. 注水器（Olympus UWS-1）　接通电源，瓶中装无菌水注意有效刻度，寒冷季节可将无菌水加温。拧紧瓶盖以防漏气，脚踏开关放在医师左脚边。在体外试验性注水，使水能顺利从注水器中流出。调试完毕以三通接头连接于内镜上。

4. 超声内镜（GF-UM2000、GF-UM240 等）头端水囊（MAJ-213、MAJ-233 等）的安装和调试

（1）安装水囊之前，应仔细检查水囊有无破损、膨胀、变色及橡胶老化现象。

（2）将水囊的较大孔径橡皮圈端套于安装器的大头端上，然后一起套在超声内镜前端，使大孔径橡皮圈卡在超声内镜（EUS）前端的大凹槽内，退出安装器，将水囊的较小孔径橡皮圈端卡在 EUS 前端的小凹槽内。

（3）安装完毕，将 EUS 头端部朝下，按压注水阀门，向囊内注水，水囊直径 2 cm 为限度。如发现水囊边缘渗水可调整水囊位置使之卡在凹槽内，如水囊注水后发现明显偏心状态，用手

指腹轻压校正。注意水囊内有无气泡存在,若有气泡存在,将 EUS 端朝下,反复吸引注水将囊内气泡吸尽。

（4）建议手戴橡胶手套安装,不建议使用尖锐器械（如镊子等）帮助安装,因为水囊娇嫩且价格昂贵,手指甲、尖锐器械非常容易戳破水囊。

5. 内镜超声探头（UM Series）的安装和调试

（1）内镜超声探头有多种型号,如 UM-2R/3R、UM-G20-29R、UM-S20/30-20R/25R、UM-BS20-26R 等,频率有 12 MHz、20 MHz、30 MHz 等,最大外径有 2.0 mm、2.6 mm、2.9 mm 等。护士必须全部熟悉,注意选择合适钳子管道（2.2 mm、2.8 mm、3.2 mm）的内镜。

（2）内镜超声探头 UM-BS20-26R 是与水囊外套管组合使用的,适用于难以存留脱气水的部位。使用 2 ml 注射器注水,用前要反复抽吸和注水将囊内气泡吸尽。

（3）将内镜超声探头置入无气水中开启主机电源,观察波形。若波形暗淡不清晰,可捏住探头前端,轻轻甩动几圈即可。

6. 检查床  EUS 检查中,患者有时需要转换体位。如左侧卧位、右侧卧位、仰卧位患者可在护士帮助下翻身。但要处于头高脚低位,头低脚高位需要检查床本身具备该项功能,如 Stryker 检查床。

## 二、护理配合

1. EUS 顺利通过咽喉部是检查成功的关键  EUS 前端部硬性部长,外径粗,因此插入往往发生困难。为使一次插入成功,当术者插镜至咽喉部时,护士将患者下颌轻轻往上抬,使咽部与食管呈一直线便于插入。

2. 注水器瓶内无菌水应及时添加  EUS 检查过程中注意注水器瓶内无菌水是否用完,及时添加,以免气体干扰图像。

3. 帮助患者转换体位以获得满意图像  为使病变完全浸泡于水中,获得满意图像,必要时帮助患者转换体位。在转换体位时应暂时停止注水。上消化道超声转换体位时,患者始终头侧一边,随时观察患者有无不适、呛咳,及时吸除患者口咽部分泌物和液体,防止误吸。

4. 带水囊探头使用中的注意点  注意水囊内注水 1 ml 为限度,避免注水过多而造成水囊破裂。当检查隆起性病变时,向水囊内注水不宜过多,水囊过大压迫病变将影响观察。

5. 协助医师操作超声键盘  调节内镜图像大小;改变副画面位置左上角或左下角;调节环形扫描图像的表示方向、超声图像范围、位置、画质、对比度、增益;新的连环图像存储功能可储存图像冻结前 160 幅图像,回放冻结前存储的图像,以便细致观察,协助测量病灶大小。

6. 术后器械处理

（1）EUS:将与超声内镜相匹配的防水帽（MH-553、MD-252 等）分别盖在与主机和转换器连接的部位,整个 EUS 即可全部清洗和浸泡,按照卫生部医疗发展委员会[2004 年]100 号《内镜清洗消毒技术操作规范（2004 年版）》的文件要求进行清洗和消毒。

（2）内镜超声探头:将与内镜超声探头相匹配的防水帽（MAJ-1174）盖在探头上,整个探头即可全部用水清洗后浸泡在消毒液中,消毒完后再用无菌水清洗,擦干备用。

（王萍  蔡贤黎）

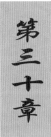

# 第三十章 无痛内镜的护理配合

无痛内镜即患者在麻醉状态下接受内镜诊疗。优点是患者对整个内镜检查过程无记忆，避免各种痛苦，减轻精神创伤，同时减少机体各种应激反应，降低危险性，减少并发症的发生。内镜黏膜下剥离术(ESD)由于手术时间长，操作复杂、精细，风险相对较大，故患者应在麻醉下进行。

## 一、术前准备

（一）患者准备

1. 术前评估　向患者及家属了解患者体重、麻醉史、过敏史，有无严重的心脑血管和肺部疾病。协助做好各项检查，如血常规，出、凝血时间，心电图等。

2. 同一般胃肠镜检查前准备

3. 向患者介绍麻醉注意事项　上消化道 ESD 均采用气管插管全身麻醉，下消化道 ESD 采用静脉麻醉。向患者和家属详细介绍麻醉的目的、方法、优点、过程、可能的并发症、费用等相关情况，取得患者及家属的理解和同意并签署麻醉知情同意书后方可进行，以免发生不必要的医疗纠纷。

（二）器械准备

1. 内镜和附件的准备

2. 麻醉设备　氧气、两路吸引器(内镜上使用一路、患者专用一路)、心电监护仪、氧气加压面罩、麻醉机等；常用麻醉药物遵医嘱抽吸稀释准备妥当，标志清楚；静脉注射用品如浅静脉留置针、安尔碘和棉签、止血带等；气管插管用物准备，如喉镜、气管导管及导丝、润滑油、5 ml 注射器、无菌手套。

3. 抢救设备　抢救医疗用品充足且易取。所有抢救用品应专人管理，定期清点、补充，定点放置，拿取方便。

4. 检查床　两侧必须有床档保护，且有保护锁确保挡板直立牢固。检查床还应具备床头抬高、整体抬高、推送轻巧灵活、可调输液架等功能和特点，便于抢救以及患者转运。

## 二、护理配合

1. 建立静脉通路　最好使用较粗的浅静脉留置针，一般取右手，并妥善固定。由于患者在麻醉过程中会出现躁动,或者手术中需要变换体位,普通头皮针很容易滑脱或外渗,造成补液不畅。浅静脉留置针则不会出现此类问题,且一旦出现紧急情况,可马上经该通路进行抢救。

2. 确保患者安全　从患者躺上床直到患者完全清醒下床,都要确保挡板的直立,有专人看护。无论如何,都不能将挡板放下,严防坠床事故的发生。

3. 静脉麻醉的护理配合

(1) 结直肠 ESD 患者脱下右侧裤管,棉被遮盖,左侧卧位,两腿屈曲,粘贴高频电发生器的电极片于患者臀部或腿部肌肉组织厚实处,避免与金属物接触。

(2) 按医嘱推注药物,药量精确。异丙酚为乳剂,会刺激血管引起疼痛,推注前可先行推注 2% 利多卡因减轻疼痛。推注速度宜慢,以免引起患者呼吸抑制。

(3) 患者在入睡初始阶段,易出现短暂兴奋、躁动、谵语等,注意保护患者,待患者睫毛反射消失,方可进镜操作。

4. 气管插管全身麻醉的护理配合

(1) 评估观察患者的张口程度、颈部活动度、牙齿、咽喉部情况。选择喉镜和气管导管的型号。

(2) 上消化道 ESD 患者去枕仰卧,肩部可略抬高 5～10 cm,充分暴露声门。

(3) 按医嘱推注辅助用药,药量精确。口咽部分泌物多时要及时吸净痰液,以免影响插管视野。

(4) 先后递喉镜和已润滑的气管导管给麻醉师,插入后协助取出导管内芯,吸痰。确定导管位置正确后,一边向气囊注气 4～5 ml 固定插管位置,一边辅助机械通气。

(5) 放入带有缚带的咬口,连同气管导管用胶布固定。麻醉师调节麻醉机参数后连接。

(6) 改变患者体位为左侧卧位,两腿屈曲,粘贴高频电发生器的电极片于患者臀部或小腿部肌肉组织厚实处,避免与金属物接触。

5. 术中监护　遵医嘱追加用药,严密监测和记录患者生命体征,出现异常及时配合麻醉师处理。

(1) 呼吸抑制:静脉麻醉镇静后下颌松弛,舌根后坠或气道分泌物增多造成呼吸道不完全阻塞,一般为短暂呼吸抑制,经加大给氧量、抬高下颌、拉直呼吸道等处理,数秒钟内可好转。如术中发现血氧饱和度明显下降,应立即停止手术,给予吸痰和面罩加压给氧等措施,血氧饱和度大多能在短时间内上升。

(2) 循环异常:对心搏骤停患者应立即进行心肺复苏。为了减轻丙泊酚(异丙酚)对循环的抑制作用,可于麻醉前肌内注射阿托品。若出现心动过缓或低血压,遵医嘱用药。

6. 术后复苏

1) 静脉麻醉　须观察患者的意识恢复情况。接受丙泊酚静脉注射者一般用药停止 3～5min 后即可清醒,1～2 min 后恢复定向力和自知力,问患者一些问题,清楚对答并观察血压、脉搏、呼吸均正常后撤离监护设备。如患者仍处于睡眠状态,要保持侧卧位,吸净口腔分泌物,以防呛咳误吸,呼喊患者姓名,以促使患者清醒。帮助患者穿好衣裤,加强安全防护防止坠床。向患者及家属交代术后注意事项,术后 4 h 内需有人陪同,并嘱当天不宜开车,做精密工作及高空作业。

2）气管插管全身麻醉

（1）拔管时机

意识清楚：大声呼唤患者，令其睁开眼睛，患者能立即睁开。

反射活跃：患者出现吞咽反射；将其眼睑分开，眼球不再固定，由于光线刺激，眼球常向上转动。

四肢有力：患者可用力握住医师手指。

呼吸通畅：经常为患者吸痰，吸净口咽部的分泌物和气管插管内的分泌物。听诊肺部呼吸音清楚。

（2）保持呼吸道通畅、循环系统稳定：患者取平卧位，头偏向一侧，防止口咽分泌物和呕吐物误吸，随时吸引；遇到舌后坠患者，头后仰、张口、托下颌一般可以缓解，严重者可应用口咽通气管和鼻咽通气道。严密观察心血管反应，连续生命体征和氧饱和度监测，出现异常及时处理。

（3）避免意外损伤：吸入麻醉药排除过快或氯氨酮等药物不良反应均可引起苏醒期患者多言、幻觉、躁动，此时护士应高度警惕，注意安全，加强保护，避免输液器针头脱出；患者快要清醒时，出现躁动，欲从床上跃起，此时应注意保护，防止跌伤。

（王萍　蔡贤黎）

内镜黏膜下剥离术

# 第三十一章 上消化道内镜黏膜下剥离术的护理配合

内镜黏膜下剥离术(ESD)是一项新技术,国外尤其是日本发展了近 20 年,在我国发展近 3 年。复旦大学附属中山医院自 2006 年 8 月开始,将国外的 ESD 先进技术与本院的实际状况相结合,逐步探讨、摸索出一系列具有特色的 ESD 操作方法,随之形成相应的 ESD 护理配合方法。相信随着 ESD 在我国全面开展,器械和设备不断改进,病例数不断增加,经验不断累积和总结,相应的 ESD 护理技术也将不断发展和完善。

## 一、护士人员安排

ESD 是一项复杂而精细的技术,涉及的护理配合内容众多。常规的一位护士配合存在诸多不便和不周之处,因此借鉴外科手术室护士的工作模式,安排 2 个甚至 3 个护士参与 ESD 的操作配合。

(一)器械护士

(1)术前负责器械与设备的准备,铺器械台。若在操作前需要先进行超声内镜、染色内镜、放大内镜或窄带成像(NBI)等诊断的,则应进行相应护理配合。

(2)术中负责设备模式切换与调节、器械传递、操作配合等。有条件的可安排 2 个器械护士,交替传递器械(即交叉换位),以节省器械交换的时间。

(3)术后负责标本固定、器械处理等。

(二)巡回护士

(1)术前负责患者准备,麻醉护理配合(笔者医院的上消化道 ESD 均采用气管插管全身麻醉)。

(2)术中负责患者生命体征监护,配合麻醉师意外情况处理及抢救。为器械护士提供器械保障。

(3)术后负责患者苏醒,护送至病房,与病房护士交班。

(三)与操作医师沟通

无论器械护士、巡回护士,整个手术过程都需与操作医师进行沟通交流,配合默契,减少并发症的发生,以使手术顺利进行。

### 二、术前准备

（一）患者准备

（1）大致同一般胃镜检查：术前禁食、禁水至少6h。吸烟患者最好当天禁烟，以减少胃液分泌。

（2）了解患者病史：包括现病史、既往史等，尤其是既往胃镜和超声胃镜检查和治疗情况。

（3）了解患者一般情况：全身重要脏器功能，尤其是凝血机制，询问有无使用抗凝药物等情况。

（4）签署麻醉和手术同意书：告知家属麻醉和手术目的、方法、过程、效果、并发症及处理、费用等相关情况，取得患者及家属理解和同意并签署麻醉和手术同意书。

（5）心理护理：给予患者心理支持，消除紧张情绪，取得患者配合。

（6）口服盐酸利多卡因胶浆，起到表面麻醉、润滑作用，并能显著去除胃肠道内泡沫，以利视野清晰。

（7）协助患者松开领口及裤带，取下活动义齿（假牙）及眼镜，放置棉垫与弯盘于患者口下。

（8）粘贴高频电发生器的电极片于患者臀部或小腿部肌肉组织厚实处，避免与金属物接触。

（二）设备准备

1. 内镜设备　一般使用Olympus GIF-260/240型电子胃镜。若在操作前需用超声内镜、放大内镜、NBI等进行诊断的，则要准备相应的主机和内镜。将内镜与主机连接，测试内镜光源、图像、注气和注水、吸引、角度旋钮等功能，调节平衡。

2. 高频电发生器　根据不同品牌高频电发生器的说明书，将各部件连接完毕，指示灯正常亮起。若出现机器报警，则提示在整个电路中有连接不当或接触不良，应逐个检查连接，找出问题，正确连接。然后将肥皂置于电极板上，用圈套钢丝接触肥皂后通电，把强度调节至有火花为强度基点，校试高频电发生器功能正常。按照不同的手术部位和手术步骤，选择合适的工作模式和功率。

3. 其他设备

（1）APC设备：实现标记和电凝止血的功能。使用ERBE ICC200 APC300氩气模式时，连接氩气线路，接上氩气刀，按下充气按钮，使管腔内充满氩气。取下电极板插头，插上专用接头调试氩气刀。调试完毕将电极板插头插回。

（2）冲洗设备：根据不同品牌注水设备，将机器中无菌水加满，脚踩踏脚板能出水顺畅后，将水管与内镜连接。Olympus GIF-Q260J型胃镜具有副送水功能，通过专用软管连接无菌水，可在插入附件的同时进行冲洗，及时发现出血点并止血。

（3）精细水束分离设备（ERBE JET2）：新产品，实现黏膜下注射功能。将黏膜下注射液与设备连接，调节好效果级别、抽吸设置。模块效果一般设置为食管25，胃30。抽吸设置负压400 mbar，设置续抽时间60 s。脚踩踏脚板激活喷嘴，使分离介质的黏膜下注射液灌输到软管末端并有水雾喷出。调试时切记喷嘴不能对着工作人员和患者。

（4）BSBK21S35双极高频内镜切开刀（图31-1）：新产品，一次性使用。

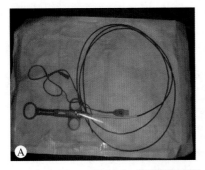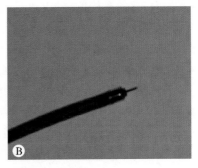

**图 31-1 BSBK21S35 双极高频内镜切开刀**

A. BSBK21S35 切开刀;B. 刀头

(三) 环境准备

ESD 使用的仪器和设备、器械和配件较多,布局合理有利医护间配合和加快手术进度。

ESD 要在面积较大的房间进行。治疗床在房间正中位置。内镜主机在其头端位置,主机上可放置一治疗盘,盘中放置足量纱布、无菌水和注射器,方便医师自行拿取。治疗床的左侧依次为内镜图像显示器(加上内镜主机上的显示器共两个显示器,方便操作医师、配合护士及其他人员观看)、墙式氧气和两路吸引器(内镜上使用一路、患者专用一路,可设置在内镜图像显示器下方以节省空间)、麻醉机和监护仪(监护仪、输液泵等可放在麻醉机上节省空间)。治疗床的右侧依次为高频电发生器和护士操作台。高频电发生器的踏脚板、图像采集的踏脚板、冲洗设备的踏脚板有序放置在医师和器械护士脚边。在房间的其他空余处放置办公桌、电脑和打印机等设备。

值得一提的是,护士操作台用治疗车可方便移动。台面要足够大,可用车边袋或叠加的无菌治疗巾增加空间。治疗用的附件标签要明显,放置合理,拿取交换自如。操作台的下层可放置充足的备用物品,以备不时之需。图 31-2 为笔者医院自行设计的治疗车,将塑料袋消毒后放入车边袋内可扩大台面空间。

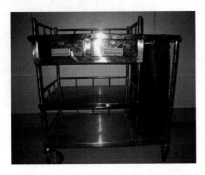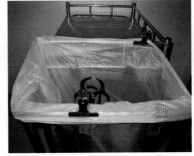

**图 31-2 治疗车**

(四) 器械准备

1. 一般 EMR 器械

1) 内镜注射针 用于黏膜下注射。使用前,确保内镜注射针伸缩自如,针头长度适宜,并将注射针管腔内充满黏膜下注射液。

2）热活检钳 与普通活检钳相似,只是两瓣不刃,钳身由绝缘套管组成,用于电凝止血。使用前,确保两瓣开闭顺畅。

3）圈套器 圈套钢丝张开的形态分六角形、半月形和椭圆形,带刺或不带刺。使用前检查圈套器性能,有无损坏等,需要安装手柄的圈套器要安装好手柄。注意开闭圈套时,手柄滑动和圈套开闭是否顺畅,钢丝已扭曲变形、关闭不畅的应更换。

4）止血夹与夹子装置 用于止血及穿孔或预防穿孔的处理。

（1）Olympus HX-5LR/5QR/6UR-1 夹子装置的安装:按压释放键(黑色钮),向后收把手翼(黑色钮部分)使夹子钩伸出塑料套管的前端,将金属夹尾部的小孔与夹子钩对准,向后拉滑动部位(黄色部分)使夹子钩钩住金属夹,但注意不要缩进太深,使夹子的双臂提早收拢造成打开幅度缩小。按压释放键(黑色钮),前推把手翼(黑色钮部分),使金属夹收回到塑料套管内。

（2）Olympus EZ Clip:与旧款相比,最大的优点在于安装简便、快速且改良的手柄旋转功能更强,因此已经逐步替代了旧款。安装方法:将鞘管插入夹套,然后推拉滑动把手,听到"咔嚓"一声即表示安装完成,再回收入鞘备用。在安装下一个夹子时须取下前一个夹子的连接部,否则将无法安装下一个夹子。

（3）Resolution™金属夹:由 Boston 最新推出,突出的优点是无须安装,打开包装即可使用。可反复张开和闭合 5 次。缺点是手柄一次性使用,价格相当昂贵。

5）尼龙结扎装置和尼龙环(直径有 13 mm、20 mm 和 30 mm)(图 31-3) 多用于固有肌层来源的肿瘤若继续剥离必将发生穿孔情况下的结扎。将尼龙结扎装置(HX-21L-1)安装手柄,露出头端钩子,扣住尼龙环(根据病变大小选择合适的直径)的尾部后收紧。推出塑料套管,将尼龙环收入塑料套管内备用。有条件的准备结扎线剪刀(FS-5L/Q/U-1)(图 31-4)用于结扎后剪去尼龙环的多余部分。

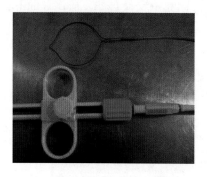

图 31-3 尼龙结扎装置和尼龙环

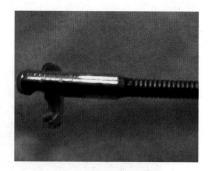

图 31-4 结扎线剪刀

6）异物钳、网篮和标本回收器:用于标本的取出。不能盲目依靠透明黏膜吸帽吸出标本,它不一定能保证标本的完整性且容易半途掉落。

2. 特殊 ESD 器械准备

1）透明黏膜吸帽 专用或特制。

（1）专用透明黏膜吸帽:Olympus 公司专门为 ESD 设计的,为一次性使用。

（2）特制透明黏膜吸帽:笔者医院自制的将常规透明黏膜吸帽头端削去 3/4,使透明帽头端距内镜先端约 2 mm。

将专用或特制透明黏膜吸帽用胶布牢固固定于内镜先端部。若透明黏膜吸帽直径远大于内镜先端部,可在内镜先端部先绕几圈胶布扩大直径,再将透明黏膜吸帽套在内镜先端部,最后再用胶布固定牢固。固定不牢可能在手术中脱落,造成不必要的麻烦。

2）黏膜下注射用液　笔者医院内镜中心采用 3～5 ml 0.4% 靛胭脂 +1 ml 肾上腺素 +100 ml 生理盐水(或甘油果糖、25 mg/2.5 ml 透明质酸钠等)。注意无菌操作,现配现用。用 20 ml 注射器抽取 2 支该溶液与内镜注射针连接备用。若使用新产品 ERBE JET2 精细水束分离设备,将配置好的整瓶 250 ml 或 500 ml 溶液以专用连接管连接于设备上备用。

3）ESD 专用电切刀

（1）Hook 刀(KD-620LR):切割部刀长 4.5 mm,钩长 1.3 mm。使用前确保刀头伸缩,旋转自如。使用最多,可用于预切开、剥离,甚至电凝止血。

（2）IT 刀(KD-610 L):顶端带有绝缘陶瓷圆球的电刀,切割部刀长 4 mm,头端圆球直径(tip diameter)2.2 mm。使用前确保刀头伸缩自如。主要用于剥离。

（3）IT 刀(KD-611 L):特点是陶瓷绝缘刀头的底部设计有电极,切割部刀长 4 mm,头端圆球直径 2.2 mm,电极厚度 0.2 mm。使用前确保刀头伸缩自如。主要用于剥离。

（4）Flex 刀(KD-630 L):切割部刀长 0.8 mm。使用前确保刀头伸缩自如。主要用于剥离。

（5）Triangle tip 刀(KD-640 L):切割部刀长 4.5 mm,头部三角长 0.7 mm,厚 0.4 mm。使用前确保刀头伸缩自如。主要用于剥离。

3. 其他手术用品准备

（1）针形切开刀(needle knife):即 ERCP 中用于十二指肠乳头切开的针形切开刀,在无氩气设备的情况下可使用针形切开刀来标记。使用前安装手柄,确保针形切开刀伸缩自如。

（2）纱布:ESD 专用电切刀、热活检钳等通电使用后常有黑色凝固组织黏附在刀头和瓣内,影响下次使用;如 Hook 刀看不清钩子方向、热活检钳无法钳夹等,器械护士要及时用纱布将其清除干净。

（3）泡沫板、大头针、4% 甲醛溶液、标本瓶、尺:用于标本的展开、固定、测量、送检等。

（4）冷冻 8% 去甲肾上腺素溶液:用于喷洒止血。尤其在长时间电切电凝后局部组织温度升高,不利止血,喷洒冷冻 8% 去甲肾上腺素溶液可降低局部温度。

（5）硬化剂和内镜注射针:极少使用,用于较大血管出血的止血。

4.麻醉及抢救用品准备　见第三十章。

### 三、术中器械护士配合

1. 暴露病灶　予无菌水充分冲洗,去除黏液、泡沫等,暴露观察病灶范围,选择适当的操作位置。

2. 标记　一般在病灶外缘 5 mm 处,可使用氩气刀、针形切开刀或 BSBK21S35。不标记则黏膜下注射后病灶及周围一抬举,将会掩盖原先的病灶,不利于进一步的操作。

（1）氩气刀:切换 APC 模式,递上氩气管于病灶边缘标记。递送时注意勿折,尤其勿用指甲接触氩气管。

（2）针形切开刀：选择 ERBE Forced coag 模式 15～20W 进行标记。

3. 黏膜下注射　于病灶边缘标记点外侧进行多点黏膜下注射。

（1）内镜注射针：将收针状态（针头处于套管内，否则会划破钳子管道）的注射针递给医师送入钳道。遵医嘱出针，针头刺入黏膜下后注射，一般每点 2 ml 使黏膜足够抬高。注射结束收针后，再退出钳道。

Boston Interject 有隔离夹（spacer clip）。在进入活检孔管道时，不要取出隔离夹，确定要注射时方可除去。

注射时由病灶远端标记点至近端标记点黏膜下注射。若先行近端标记点黏膜下注射，则病灶抬举后会影响远端标记点黏膜下注射操作。

当注射时阻力较大、抬举不良时，及时与医师沟通。可能是注射针进针太深导致针孔堵塞，也可能是病灶部位存在瘢痕或肿瘤侵犯黏膜下层或固有肌层导致抬举不良。

若使用透明质酸钠配制的黏膜下注射用液时，必须在充分止血下使用，否则会稀释透明质酸钠凝胶，降低其高度的渗透缓冲效应，降低防粘连效果。

（2）若使用新产品 ERBE JET2，递送压力软管时勿弯折，垂直紧贴黏膜面踩下踏脚板激活喷嘴，注射液穿过黏膜层进入黏膜下，病灶即抬举。垂直紧贴不够则注射液不能穿过黏膜层，病灶不能抬举。

4. 预切开　切换 Endo-cut 60 W（effect 2～3）、Forced coag 50～60 W 模式。递上针形切开刀、Hook 刀或 BSBK21S35 沿标记点外侧切开黏膜，再使用 Hook 刀、IT 刀或 BSBK21S35 切开黏膜直至一圈。

5. 去顶　对于来源层次较深的肿瘤，可将肿瘤顶部黏膜用圈套器电切后，再挖除，即内镜黏膜下挖除术（ESE）。

6. 剥离　追加黏膜下注射后，使用 Hook 刀、IT 刀、Flex 刀、TT 刀或 BSBK21S35 沿黏膜下层进行剥离。对于抬举不明显，病变与肌层不能分离，瘢痕形成部位，一般可直接递送 Hook 刀，沿瘢痕基底切线方向进行剥离。

此时器械护士要注意如下。

（1）反复、足够剂量黏膜下注射，保持病灶始终抬举，黏膜下染色清楚。

（2）根据实际情况调整高频电发生器参数。一般 ERBE 设置为 Endo-cut 60 W（effct 2～3）、Forced coag 50～60W。

（3）注意出刀的长度或方向。使用 Hook 刀时，按医师要求旋转手柄改变钩子方向。使用 Flex 刀时，按医师要求决定出刀长度，记住手柄上刻度，确保每次出刀长度一致。

（4）随时保持视野清楚，层次分明。若见小血管，可直接用 Hook 刀、IT 刀、Flex 刀、TT 刀等电凝止血。若有出血，及时冲洗，找出出血点，用热活检钳对准血管断端钳夹提起后电凝止血。还可根据医师要求，使用金属夹、硬化剂等止血。因为冲洗后找出的出血点很快会再次被血迹淹没，因此护士配合动作要迅速。

7. 尼龙环结扎　对于某些固有肌层来源的肿瘤，继续剥离将会发生穿孔的情况下，操作医师会选择尼龙环进行结扎。由于已将肿瘤周边剥离，尼龙环结扎就类似于圈套器套息肉。护士将事先准备好的尼龙环和结扎装置交给操作医师顺着钳子管道插入，当塑料套管出现在视野中时,护士收回塑料套管,尼龙环露出。医师将尼龙环套向肿瘤,护士回收手柄钳夹尼龙环扎紧基底部。此时医护配合要相当协调。医师将结扎装置管鞘往钳子管道推进时护士要顺时缓慢收紧。用力须适当,用力不够则起不到结扎效果,用力过猛则会造成组织钝性分离而致穿孔。放开手柄使钩子与尼龙环分离,退回塑料套管内,退出结扎装置。

8. 圈套器电切　当剥离至接近尾声时,操作医师会选择圈套器电切。电切前往往会追加黏膜下注射。医师将圈套器从钳子管道伸出,护士张开圈套;医师套住病变并将塑料套管顶住基底部,护士收紧圈套。切忌收过紧,造成病变钝性分离。圈套完毕后医师提起病灶,先电凝后电切或混合电流切除,通电时护士慢慢收紧圈套直至病变切下为止。圈套电切过程中,护士随时与医师沟通。圈套病变基底太宽时,护士适当放松圈套,医师向上提拉后,再次收紧,可防止电切过深。

9. 创面处理　对创面可见小血管用热活检钳、APC 等电凝治疗;对于可见裂孔和腔外脂肪者,应用金属夹缝合裂孔。对于局部较深、肌层分离等创面,应用金属夹对缝创面可减小创面张力,预防穿孔。对于出现裂孔,护士切莫慌张而导致配合手法变形,应该冷静、沉稳、迅速安装金属夹,配合医师夹闭裂孔。有条件的还可准备两把夹子装置,由 2 个护士交替配合,可节省夹子安装的时间。

(1) Olympus HX-5 LR/5QR/6UR-1 夹子装置使用过程:将安装好的金属夹装置前端交给医师插入钳子管道内,伸出前端部后退塑料套管,使夹子及金属鞘露出塑料套管外,缓慢向后拉动滑动部位(黄色部分),轻轻地将夹子张到最大幅度,左手拨动旋转装置(红色旋钮)可将夹子的方向调到最适位置。医师将夹子对准部位压紧。同时吸引并发出指令;护士向后拉动滑动部位使夹子关闭。夹完后须前推滑动部位,然后按压释放键(黑色钮),前推把手翼(黑色钮部分),使夹子钩收回到塑料套管内后从钳子管道退出装置。继续安装金属夹后可同法再次使用。

(2) Olympus EZ Clip 使用过程:将安装好的金属夹装置前端交给医师插入钳子管道内,伸出先端部后,护士缓慢前推滑动部位直至在连接部出现,然后缓慢向后拉动滑动部位,轻轻地将夹子张到最大幅度。左手拨动滑动部位可将夹子的方向调到最适位置。医师将夹子对准部位在压紧同时吸引并发出指令,护士向后拉动滑动部位使夹子关闭。夹完可不做任何动作退出该装置。取下前一个夹子的连接部方可安装下一个金属夹,可同法再次使用。

(3) Boston Resolution™金属夹使用过程:将金属夹装置的前端交给医师插入钳子管道内,去除红色保险卡,后退外套管,露出夹子。采用与活检钳相同的操作方式向前推和向后拉动滑竿可张开和闭合金属夹 5 次,便于准确定位。医师将夹子对准部位压紧同时吸引并发出指令,护士向后拉动滑竿直至超过阻力听到 2 次"咔嗒"声后即夹闭。夹完须前推滑竿,使金属夹与手柄装置分离,前推外套管回到塑料套管内后从钳子管道退出装置。使用完毕即丢弃,无法再次使用。若再用金属夹,则必须使用新的夹子装置。

10. 标本收集　ESD 要求标本的完整性。大多数 ESD 标本不可通过钳子管道,用异物钳(三爪型、四爪型等)抓持标本;或者用网篮网住标本;或者用圈套器套住标本;采用特制的标本收集网轻轻套牢标本,随胃镜一同退出。注意标本是否卡在胃食管生理狭窄部位或咽喉部,一般随着蠕动或打嗝可顺利过关。如有滑脱必须重新寻找回收。

标本取出后,黏膜面朝上拉开展平,用大头针固定在泡沫板上,旁边放上标尺,用胃镜拍下照片后,连同泡沫板浸泡在4%甲醛溶液后送检。

若有可通过钳道的小标本,在胃镜与吸引器连接中正确接入标本回收器(图31-5),长头接吸引器,短头接内镜且可直通网格。直接对准标本吸引,小标本可随即进入回收器网格里,拆开后可取出多个标本;亦可旋转回收器网格,分别进行回收。回收器上共有4个网格。

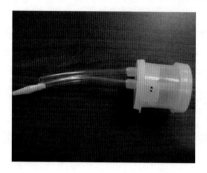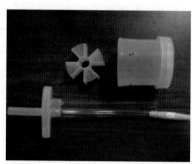

图31-5　标本回收器

## 四、术中巡回护士配合

1. 术前配合麻醉师气管插管全身麻醉　见第三十章。

2. 严密监测患者生命体征　心电图、$SpO_2$、血压和心率等。出现异常情况,配合麻醉师处理。

3. 保持呼吸道通畅　气道分泌物较多者,应随时吸痰。

4. 保持静脉通路通畅　使用浅静脉留置针,翻身时防止输液皮条受压。

5. 扶镜　在ESD的其他步骤中,操作医师将所用器械从钳子管道伸出先端部适当位置后,左手控制胃镜操作部,右手控制内镜镜身(进镜、退镜、旋镜和固定位置等)。在黏膜下注射时,操作医师右手需要控制内镜注射针而无法控制内镜镜身,所以此时需要巡回护士帮忙控制内镜镜身。

6. 在操作中随时注意是否有可能发生穿孔。

(1)表现:皮下气肿、腹部膨隆、气道压力突然增加且持续存在、操作过程中持续注气胃腔仍不能展开,均提示穿孔的发生。

(2)处理:若腹腔内游离气体较多,影响患者呼吸,$SpO_2$下降,可用20 G穿刺针于腹部消毒后排气减压,随后在胃镜下找到裂孔,用金属夹夹闭。

7. 为器械护士提供器械保障　比如Olympus HX-5 LR/5QR/6UR-1夹子装置和尼龙环的安装、物资供应等。

## 五、术后即刻护理

(1)巡回护士负责内镜和器械的处理。内镜和非一次性使用的器械按照卫生部《内镜清洗消毒技术操作规范(2004年版)》的要求进行清洗、消毒和保养。一次性使用的器械按照医疗废弃物的处理规范进行处理。

(2)巡回护士负责患者气管插管全身麻醉后苏醒护理,患者苏醒后送回病房,与病房护士做好交班。

（3）巡回护士负责并把固定好的标本标贴后，及时送检病理科。

## 六、术后护理

（1）全身麻醉术后护理常规。

（2）一般手术当天禁食。大病灶 ESD 后禁食时间酌情延长。24 h 冷流质,半流质3 d,软食 2 周。忌烫、辛辣、刺激性和粗纤维食物。

（3）术后应用制酸剂和黏膜保护剂。有凝血机制障碍者术前用药物纠正后或有出血倾向者,术后应用止血剂。高血压病患者术后血压应维持在正常范围内,以免导致血管扩张而出血。

（4）手术过程不顺利、创面处理不满意的,术后半卧位并行胃肠减压。观察胃管是否在胃内,是否通畅,引流液的色、质、量等,出现异常及时报告医师处理。

（5）注意患者腹痛、腹胀的主诉和皮下气肿、出血、穿孔等体征,及时报告医师处理。如有必要,再次配合医生胃镜下治疗。

（6）患者出院时告知其迟发性出血的可能,并嘱其复查,复查时间(1 个月、3 个月、半年等)和项目(胃镜、超声胃镜、X 线、CT 等)遵医嘱。

（7）嘱门诊患者有关饮食、休息、用药、随访等事项,如出现严重腹痛、腹胀、呕血、黑便等情况及时急诊就医。

（王萍　蔡贤黎）

# 第三十二章　下消化道内镜黏膜下剥离术的护理配合

下消化道内镜黏膜下剥离术(ESD)的护理配合大多数内容与上消化道 ESD 的护理配合相同,此处就不同之处加以说明。

## 一、护士人员安排

比上消化道 ESD 的护士多一个。这个护士主要负责扶镜,即进镜、退镜、旋镜、固定位置等。护士需要与医师沟通,领会医师的操作意图,相当于上消化道 ESD 中医师的右手。

## 二、术前准备

（一）患者准备

（1）患者需要充分的肠道准备。要求患者术前最后一次排便应为清水样便,否则将影响术中视野和操作。如便中仍有粪渣,仍需再排便,必要时可给予灌肠清洁肠道。

（2）协助患者脱下右腿裤子,左侧卧位,两腿屈曲,放置棉垫于患者臀下,同时要保护患者隐私盖上被单。

（二）设备准备

（1）内镜设备:Olympus CF-260/240I 型电子结肠镜。因为 ESD 专用电切刀( Hook 刀、IT 刀、Flex 刀、TT 刀)只有一种长度(有效长度 1 650 mm),在 I 型(有效长度 1 300 mm)电子结肠镜中可以使用,在 L 型(有效长度 1 600 mm)电子结肠镜中不能使用。低位直肠需要内镜倒转下操作的可选用胃镜。

（2）高频电发生器:在参数的调节上,直肠参同胃壁,结肠和盲肠参同食管。

（三）环境准备

下消化道 ESD 采用静脉麻醉,无须配备麻醉机。

（四）器械准备

一般器械采用相应下消化道的型号,而 ESD 专用电切刀只有一种长度。

## 三、护理配合

（1）肠镜头端装有透明黏膜吸帽,进镜前要充分润滑。进镜过程缓慢,循腔而进。

（2）病灶位置较深的,巡回护士可通过按压患者腹部和改变患者体位,协助进镜。

（3）病灶随患者呼吸运动而运动的,巡回护士可通过按压患者腹部,帮助固定病灶。

（4）病灶位置较低的,扶镜护士可通过旋转镜身,让病灶处于6点钟位置,便于医师操作。

（5）患者肠蠕动较快或肠痉挛,可遵医嘱予山莨菪碱(654-2)10 mg 静脉注射。

（6）直肠距肛门8 cm 以下病灶出血时,还可直接用肛指压迫止血。

（7）术中巡回护士随时注意腹部体征,注意肠腔内注气较多与腹腔内积气的区别。发现皮下气肿、腹部胀满、腹壁僵硬、男性患者阴囊气肿等及时告知医师。

（8）腹腔内游离气体较多,影响患者呼吸 $SpO_2$ 下降,可用20 G 穿刺针于腹部消毒后排气减压。随后肠镜下找到裂孔,金属夹夹闭。

（9）直肠病灶,术后即刻可遵医嘱予肛塞复方角菜酸酯栓(太宁栓剂)保护创面。

（10）术后患者半卧位,当天禁食、不禁水,常规补液,使用抗生素和止血药物。金属夹缝合创面者需软食10 d。

（王萍　蔡贤黎）

# 第 九 篇
## 内镜中心（室）布局、设计和管理

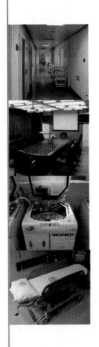

# 第三十三章　内镜中心(室)布局、设计

自从纤维内镜投入临床应用以来,内镜技术飞速发展,内镜经历了纤维内镜、电子内镜到胶囊内镜的转变。由于胃肠道肿瘤发病率的不断增加和人们要求健康意识的不断增强,越来越多的人认识到胃肠镜检查的重要性,每年胃肠镜检查人数上升达 15%~20%。加上各种复杂的内镜下微创治疗不断开展,相关器械及配套设备不断增加,对内镜中心的布局和设计提出了更高的要求。

随着内镜事业的飞速发展和内镜清洗消毒要求的进一步提高,社会各界对内镜的布局和管理也随之增加。目前国内许多医院在调整和扩大内镜中心(室)的面积,合理的设计和布局有利于日常内镜工作的开展。这里简单介绍国内几家内镜中心(室)的布局、设计和管理方面的一点经验,有些还很不成熟,仅供借鉴。由于本书成书时间较紧,国内许多内镜中心(室)布局非常合理,管理经验也非常丰富,但未能收录入内。希望再版时能扩大收录范围,共同提高我国的消化内镜诊疗水平。

## 第一节　总面积和高度

### 一、总面积

内镜中心(室)总体面积的确定是根据该中心(室)每年的诊疗总量而制订的,包括候诊室、苏醒室、检查室、办公室、洗镜室、镜库、资料及示教室等,较大的内镜中心应备有职工休息、更衣室、卫生间等。国际上的标准一般是每平方米每年诊治 10 人次,即 1:10(表 33-1)。国内比值略小,一般是每平方米每年诊治 20~30 人次,即 1:20~1:30(表 33-2)较适合国情。以复旦大学附属中山医院为例,2003 年设计装修的内镜中心占地面积为 1 500 m²,当时年工作量为 15 000 人次,已符合国际标准的 1:10。随着内镜事业的发展,内镜诊疗人次每年递增 25%,到 2008 年底中心年度完成内镜诊疗 52 000 人次,虽然面积已增至 1 720 m²,但仍达 1:30,显然面积不够。因此在考虑内镜中心(室)面积时应充分估计内镜诊疗量的增加。

表 33-1　2008 年国外内镜中心每年诊治人数和面积诊治人次比例

| 单位名称 | 每年诊治人数 | | | 面积(m²) | 比例 |
|---|---|---|---|---|---|
| | 上消化道 | 下消化道 | 合计 | | |
| 英国 Joyce Green 医院 | 4 000 | 1 000 | 5 000 | 570 | 1:9 |
| 日本筑波大学医院 | 4 000 | 800 | 4 800 | 436 | 1:11 |
| 美国 Kingsport 内镜中心 | 2 000 | 3 000 | 5 000 | 980 | 1:5 |
| 英国伦敦诊所 | 750 | 1 750 | 2 500 | 109 | 1:22 |

表 33-2　2008 年国内内镜中心(室)每年诊治人数和面积诊疗人次比例

| 单位名称 | 每年诊治人数 | | | | 面积(m²) | 比例 |
|---|---|---|---|---|---|---|
| | 上消化道 | 下消化道 | ERCP | 合计 | | |
| 解放军总医院(301 医院) | 20 000 | 10 000 | 1 000 | 32 000 | 1 400 | 1:22 |
| 上海交通大学医学院附属仁济医院 | 30 000 | 15 000 | 1 000 | 46 000 | 1 250 | 1:37 |
| 南方医科大学附属南方医院 | 17 000 | 8 000 | 300 | 25 300 | 1 600 | 1:16 |
| 南昌大学第一附属医院 | 27 000 | 6 000 | 1 000 | 34 000 | 1 100 | 1:31 |
| 复旦大学附属中山医院 | 32 000 | 17 000 | 1 050 | 52 000 | 1 720 | 1:30 |
| 复旦大学附属儿科医院 | 1 500 | 200 | 无 | 2 000 | 250 | 1:8 |
| 张家港市第一人民医院 | 15 000 | 2 520 | 120 | 17 600 | 550 | 1:32 |

## 二、高度

一般内镜中心(室)从地面到天花板的高度为 2.6 m,未装修前需 3.1 m 左右。因为足够的高度可保证各种仪器设备的安装,并且天花板内可以设计通过各种管道、电线等使环境美观。装修完成的天花板上有照明灯、通风管口、冷暖气口、消防设施、广播喇叭、视频监控等设计,确保患者及工作人员在舒适的环境下顺利开展各种操作。

## 第二节　大厅和候诊室

内镜中心(室)的大厅是接待处,也是患者及家属候诊的地方。因此面积应占内镜中心(室)总面积的 10%~15%,且宽敞明亮,室内装修以温和色调为主,利于患者休息和放松紧张情绪。内镜中心(室)的大门即患者出入内镜中心(室)的地方,应靠近电梯、楼梯口、收费处以及药房,并有明确的标志,方便到达。

大厅的醒目处应设有多功能服务台,配备数台电脑设备、电子叫号系统、广播系统、保安系统、照明系统等为前来内镜中心的各种人员提供服务,包括当日诊疗患者的登记、分检;完成诊疗患者的病理报告查询、邮寄;拟行诊疗患者的预约、术前宣教;无痛内镜诊疗术前评估和知情同意;其他人员的咨询等综合服务。

大厅应与准备室、术后观察室及各内镜诊疗室便捷相通,在大厅接近诊疗室处设置候诊处,放置足够数量的舒适的沙发或座椅和各种科普宣传资料,方便患者候诊的同时给予各种健康知识的宣教。科普宣传资料的形式可以是宣传单、小册子、报纸、杂志,也可以是挂图、滚动播放的录像、实物展示等。大厅内还可设置自动储物柜、饮水机等,在接待患儿的内镜中心还可准备些儿童玩具。

## 第三节 内镜诊疗室

### 一、设计和数量

内镜诊疗室是内镜中心的核心部分。不同部位内镜的诊疗工作应当分室进行。每间诊疗室应有两个出入口:一个为患者出入口,通往候诊室和术后观察室,宽120 cm左右,最好是双开大门,方便检查床进出诊疗室;另一个为工作人员出入口,通往内镜清洗消毒室及医护人员办公区,宽80 cm,单开门即可。

诊疗室的数量应与工作量相匹配,但至少设置一间上消化道诊疗室和一间下消化道诊疗室。在国外,一般上消化道诊疗室与诊疗量比为1:2 500(即每年进行2 500例上消化道内镜诊疗需要设置一间上消化道诊疗室);下消化道诊疗室与诊疗量比为1:1 500(即每年进行1 500例下消化道内镜诊疗需要设置一间下消化道诊疗室)。在国内,一般上消化道诊疗室与诊疗量比为1:5 000(即每年进行5 000例上消化道内镜诊疗需要设置一间上消化道诊疗室);下消化道诊疗室与诊疗量比为1:2 500(即每年进行2 500例下消化道内镜诊疗需要设置一间下消化道诊疗室)。以复旦大学附属中山医院为例,目前每年完成内镜诊疗总量约5.23万例,其中胃镜3.2万例、肠镜1.7万例、内镜下逆行胰胆管造影(ERCP)1 050例、超声内镜1 000例、其他内镜1 000例。所需内镜诊疗室12间、X线检查室2间。如果诊疗量继续增加,则必须增加或延长工作时间以满足需求。

### 二、内部设计

(一) 一般内镜诊疗室

一间内镜诊疗室内只能进行一台内镜诊疗操作,净使用面积不得少于20 m²。如果进行无痛内镜诊疗,考虑到检查床进出方便,面积应不少于26 m²(图33-1)。

内镜黏膜下剥离术

内镜诊疗室有一定的基础设施要求,设计完善的内镜诊疗室可以胜任多种类型的内镜诊疗工作。这些基础设施包括1台内镜主机、1张可移动检查床、医师工作台、护士操作台、监护及抢救设施、壁橱、窗帘和隔帘、洗手池等。设计时可将内镜主机和检查床放置在中间,一侧为监护及抢救设施,另一侧为护士操作台和医师办公台,周围用窗帘或隔帘遮挡。有条件的还可安装闭路电视监视系统,便于教学和管理。也可以是2台或3台组成一组内镜诊疗室(图33-2),以方便上级医师指导和交流。

内镜主机:可与计算机及转播系统相连,以便保存诊疗室的内镜图像或将其传输到示教室、会议室或会诊中心等场所,为教学、科研或会诊提供临床资料。

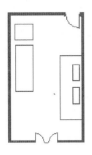 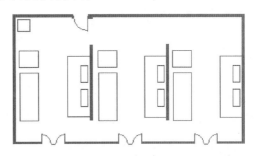

图33-1 一间内镜诊疗室          图33-2 一组内镜诊疗室

检查床:无痛内镜检查越来越受到欢迎,但是患者在麻醉后坠床事件时有发生,甚至出现截瘫等。因此检查床要有牢固的保护设施,保证患者在无意识状态下的安全。检查床还应具备床头抬高、整体抬高、推送轻巧灵活、可调输液架等功能和特点,便于危重患者和无痛患者的转运和使用(图33-3)。

设备带:设备带一般配有供氧、吸引、电源插座(2眼及3眼多枚)、视频输出和输入等,位置一般距地面50~60cm处,既不影响推床和操作,也便于打扫卫生等(图33-4)。

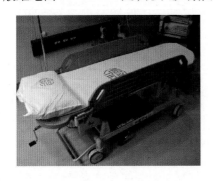 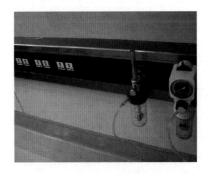

图33-3 检查床          图33-4 设备带

医师工作台:设计为办公柜台及观片灯箱,放置电脑和打印机,供医师填写或打印报告、开具处方以及研究X线片使用。

护士操作台:为可移动的治疗车,用于各种复杂性内镜下治疗,为护士放置治疗配件、器械和药物等使用,保证操作台面清洁无菌。

监护及抢救设施包括:1路中心供氧、2路中心吸引(1路供内镜吸引使用、1路供患者口鼻腔吸引使用)、足够数量的电源插座、心电监护仪、简易呼吸机、抢救车和抢救药物等。均可设计为墙式以节省空间和美观考虑。

壁橱:可设置于一侧墙壁,橱高可一直通到天花板,不但可存放各类配件、文件,更可将监护及抢救设施、电视监视器、微波治疗机、激光治疗仪等设计于其中。这样,不但使用方便,而且整齐、美观、节省空间。

窗帘和隔帘:检查室内为保护患者隐私,且使内镜图像或电视图像清晰,可以安装百叶窗或布帘。

洗手池:为了控制院内感染,每个诊疗室都必须设有洗手池并提供擦手纸。正确洗手可有效降低院内感染发生率。

墙面和地面:宜选用较为柔和的颜色,有助于缓解患者的紧张情绪。此外,易清洁、不粘灰、耐磨也很重要,有利于日常清洗和消毒。目前墙面常采用塑钢板,有利打扫和减少墙面细菌繁殖,而且美观大方。地面常采用聚塑贴面。

隔音门:诊疗室内各类仪器,非无痛患者诊疗时,都会产生一定分贝的声音,为避免噪声相互影响,应安装隔音门。

肠镜室的设计与胃镜室基本相同,但面积应稍大,在 $28 \sim 30 \text{ m}^2$,最好配备专门的换衣间和卫生间。

(二) X 线诊疗室(ERCP 室)

X 线是现在内镜技术中不可或缺的重要工具,ERCP 技术、消化道梗阻的内镜治疗、气管镜等都离不开 X 线透视的支持。放射科 X 线诊疗室多不具备内镜检查的基础设施,因此内镜中心应该设立独立的 X 线诊疗室。

内镜中心专用的 X 线诊疗室除了具备一般内镜诊疗室的基础设备,还应满足放射领域关于 X 线透视摄片检查室的设计要求,防止电离辐射泄露造成人体伤害。

X 线透视摄影系统应集透视、摄影、DA、DSA 等多种功能,床面倾斜范围为 $-90° \sim 90°$。人性化的设计,诊断床面具有自动升降功能。高质量的实时图像,支持实时存储传输图片。产生的电离辐射小,对医务人员及患者的影响小,对环境污染小。

(三) 特需内镜诊疗室

随着人民生活条件的改善,特需内镜诊疗室也应运而生。特需内镜诊疗室应与一般内镜诊疗室相隔较远。除了具有一般内镜检查室的常规设施外,还应设置独立的候诊区和术后观察区,供特需患者及家属使用。候诊区内可设有舒适的沙发、电视、独立的卫生间、换衣间、洗手池等,苏醒区内设有休息床、监护设备、供氧和吸引装置、专门的监护人员、饮水设施等。

## 第四节　内镜清洗消毒室

20 世纪 60 年代纤维内镜开始在临床广泛应用,当时虽已认识到内镜有传播感染的可能,但不够重视;60 年代末、70 年代初内镜消毒问题开始受到关注,西方国家开始使用消毒剂消毒

内镜黏膜下剥离术

内镜。之后内镜发展迅速,但同时内镜的内部结构越发精细复杂,彻底洗消难度逐渐增大。自20世纪80年代开始随着设计和原料的改进,使得运用水、洗涤剂、消毒剂对复杂的内镜管腔进行冲洗成为现实。进入21世纪,世界各国逐步将内镜检查与清洗消毒分离,即内镜诊疗室内不进行内镜清洗消毒,而是专门设置了内镜清洗消毒室。

整个内镜中心所使用的内镜及其他辅助设施均在清洗消毒室内清洗和消毒。内镜诊疗量的多少决定了内镜清洗消毒室的面积。年内镜诊疗量5 000~10 000例,清洗消毒室面积不少于15 m²;年内镜诊疗量10 000~25 000例,清洗消毒室面积不少于30 m²;年内镜诊疗量25 000~40 000例,清洗消毒室面积不少于50 m²;年内镜诊疗量超过40 000例,清洗消毒室面积应在60~80 m²(图33-5)。有了一定的面积,必须分区域,如上消化道消毒清洗区、下消化道消毒清洗区、气管镜消毒清洗区。

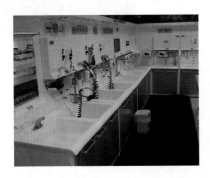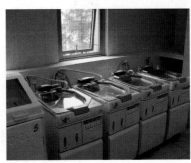

**图33-5　内镜清洗消毒室**

清洗消毒室要有良好的通风环境、给水和排水系统及内镜及其附件的清洗消毒设备。

2%戊二醛是公认的内镜消毒液,广谱、高效、快速、刺激性小和水溶液稳定。但它的挥发对从事消毒的医护人员有不良反应,且这些不良反应日益变得频繁和严重(过敏、皮炎、结膜炎、鼻炎、哮喘等),对环境也有污染。添加的防锈剂(亚硝酸钠)有致癌、致畸作用。因此良好的通风非常必要。在接近内镜清洗消毒室的特别区域中,以适当的空气更新速率(如12体积/h)通风。防止消毒液气体外溢,需装置消毒液隐藏器和消毒液余气分解器。

医院用水是医院感染的潜在途径。进出清洗消毒室的水都应安装水处理系统进行特殊处理。使用灭菌水是一种可能的方式,但代价却高昂。处理后的水达到饮用水的水质标准即可使用,使用后的水,可经过医院整体污水处理管道处理。同时,由于特殊设备如全自动内镜清洗消毒机的使用,水压也需达到相应标准。

清洗消毒设备按《内镜清洗消毒技术操作规范(2004年版)》规定,数量应当与医院规模和接诊患者数相适应,以保证所用器械在使用前能达到相应的消毒、灭菌合格的要求,保障患者安全。

内镜清洗消毒设备:专用流动水清洗消毒槽(4槽或5槽)、负压吸引器、高压水枪、干燥设备、测漏设备、全灌流设备、计时器等。有条件的可配置内镜清洗机。目前,欧美国家均采用内镜清洗机进行清洗消毒,这必将成为趋势,在设计清洗消毒室时应当考虑。设计时应按内镜清洗机规格及位置预留好电源、进水龙头和排水管道(图33-6)。

附件清洗消毒设备:专用台面、超声清洗器、封口机、灭菌锅等。

清洗消毒后以及使用后的内镜应放置于专用推车上,往来于各诊疗室和清洗消毒室之间,故应配备一定数量的专用推车。推车下层放置污染内镜,上层放置消毒内镜(图33-7)。

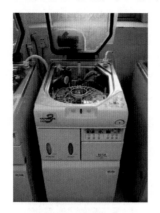

图33-6　内镜清洗机

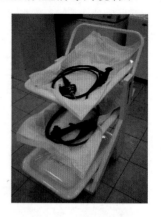

图33-7　内镜专用推车

# 第五节　其他房间

## 一、准备室和术后观察室

参照国外经验,为节省空间,准备室和术后观察室可以合二为一。室内除了设置一定数量的观察床外,还应配备治疗柜、急救治疗车、担架车、心电监护仪、供氧及吸引设备。治疗柜应配备各种术前用药,如局部麻醉剂、去泡剂、解痉剂、润滑剂、镇静剂,以及各种规格的注射器、输液器、灌肠器等。室内应设单独的男、女卫生间各一间,每张观察床之间可用布帘分隔,保护患者隐私,以免患者之间相互影响。各种术前准备工作,包括术前用药、清洁灌肠、解释工作和签署手术同意书等均应在此室完成。检查后的患者均应送回该室内短时休息、观察,特别是麻醉后的患者。对于少数发生心肺并发症或大出血的患者,均应在室内进行监护和抢救。室内应配专职护士,有条件的应装备闭路电视监视系统,便于管理。

## 二、镜房和库房

内镜中心(室)一般应分别设有镜房和库房各一间,面积大小与年诊疗量相匹配。《内镜清洗消毒技术操作规范(2004年版)》规定,内镜须悬挂放置于专用洁净镜柜内。目前也有生产商制造了盘式内镜储存柜,夹层内装有紫外线循环风空气消毒系统。镜房要求保持恒定温度、湿度和良好的通风条件,以防细菌在内镜内外繁殖。镜房内需配备紫外线灯或其他空气消毒设备。库房的设计要求稍低。有条件的内镜中心应设有防盗监视系统,一些贵重物品,如照相机、摄像机等也可放置其内,并将系统与医院保卫系统联网(图33-8)。

内镜黏膜下剥离术

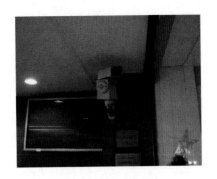

图 33-8　防盗监视系统

### 三、监控室和转播室

大型的内镜中心（室）都应配备多方位的闭路电视监视系统，除了用作安全防盗和管理外，还可在进行内镜操作演示时转播实时的操作画面。转播系统不光要转播摄像头所拍摄的画面，还应能转播内镜检查过程中的内镜图像。所有这些图像，都应汇总到监控室和转播室的监视器，由专门人员进行保存、远程监控和协调转播（图 33-9）。有条件的医院还可配置背景音乐播放系统，不仅可让患者及家属心情舒畅、缓解焦虑和疼痛，同时也可使医护人员轻松工作、增加效率。

### 四、示教室和会议室

内镜中心应具备专门的示教室和会议室进行讲座、教学示教、技术和经验交流、病例讨论等，还应配备解剖模型、挂图、电脑、投影仪、示教镜、内镜闭路电视系统等，有条件的更可配备内镜模拟机。固定桌椅和一定数量可折叠桌椅搭配使用可满足不同人数需求（图 33-10）。

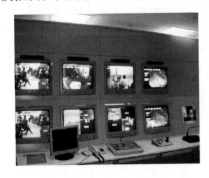

图 33-9　闭路电视监视系统

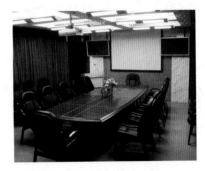

图 33-10　内镜中心会议室

### 五、员工休息室

内镜中心工作人员设置员工休息室，让员工有点休息时间，有个清静的空间，喝上一杯新茶，细品一杯咖啡，欣赏窗外或墙上的风景画，任思绪尽情飞扬……员工休息室还可以是医师之间、医师和护士之间交流的重要场所。

员工休息室按照工作人员的多少设置,一般为 $10 \, m^2$ 左右,最好有一扇能够看到不错风景和呼吸新鲜空气的大窗户,可以满足 $3 \sim 4$ 位医护人员同时休息。休息室内应有桌椅、饮水机、茶杯、少量饼干糕点,大规模的内镜中心员工休息室还可以放置舒适的沙发、茶几、咖啡机、彩电、微波炉、冰箱、书报及杂志等。

## 六、厕所和洗手间

在大厅和候诊室应设有患者及家属专用厕所和洗手间,数量和面积应充分考虑到诊疗量,尤其是肠镜诊疗量,男女人员比例,患者身体和疾病特点等。立式、坐式和蹲式便器均应设置,以满足不同人员需求。便器自动感应冲洗,洗手池有镜子、感应水龙头,寒冷季节有热水洗手。地面应采用防滑地砖,便器和洗手池周围均应设有扶手和输液架。有条件的应提供足量卫生纸、洗手液和擦手纸。安排人员落实责任制,每小时巡视,定时打扫,保持清洁,无异味。

在员工休息室应设有工作人员专用厕所和洗手间,数量和面积应充分考虑到工作人员数量和男女比例,立式和蹲式便器即可,提供足量卫生纸、洗手液和擦手纸。提高工作人员自身素质,便后自觉冲洗,维护环境卫生。洗手台上摆放镜子、梳子、护手霜等。设置男女浴室,$24 \, h$ 热水供应。

## 七、资料室

患者的临床资料,尤其是一些典型患者的临床病史、检查记录包括文字及图像记录、内镜幻灯片、教学录像带、光盘、X 线片、活检及术后病理记录资料、临床随访资料,都是很有价值、宝贵的教学材料,对内镜工作者的培训和提高十分重要。所以,内镜中心应有单独的资料室,以便对各种资料进行分类、存档,以利于教学和科研。内镜资料管理可以参照病案管理办法进行,有条件的单位可以采用计算机管理系统,方便资料的存储和调取。

## 八、库房

内镜中心的胃、肠镜检查室内均要有壁橱,可以存放一定量的床单、资料、内镜配件等物品。由于工作量的增加、治疗方法多样化及无痛内镜数量的不断增加,仅靠胃、肠镜检查室的存放容量是不能满足需求的,因此有条件的单位可以准备一间 $15 \sim 20 \, m^2$ 的库房,用来存放消毒剂、药品、各种预约单、吸引管、氧气管、会议资料和书籍等物品。

(姚礼庆 蔡贤黎 胡健卫)

# 第三十四章 内镜中心(室)管理思路

自1960年消化内镜问世以来,消化疾病的诊断和治疗进入了新时代。随着科学技术的发展,内镜的种类和使用范围相应扩大,内镜诊疗人数也逐渐增加。一般医院内镜诊疗量每年增加5%~10%,发展比较好的医院每年增加15%~20%。患者增加了,内镜中心(室)的设计改造即硬件设施已经完成,相应的软件即管理也要同步跟上。比如,服务流程、人员配置、设备管理等各个方面。因此内镜中心(室)的管理也是一项新课题,努力做到患者、医院和医护人员都满意,尤其是广大患者满意是内镜中心(室)管理的核心。

## 第一节 内镜中心(室)的人员管理

如何避免医院重复投资造成浪费,提高医疗设备利用率,节约开支,实施中心化管理是新时代医院发展的趋势。内镜诊疗方面,成立内镜中心的目的就是为了统一管理,协调临床各科室,发挥集体协同力量做好内镜诊疗工作,为患者健康服务,同时又能为科研、教学提供有利条件。要想达到这个目标,内镜中心必须有合理的组织结构和人员配置。

### 一、内镜中心(室)工作组设置及职责

1. 以内镜中心(室)主任为中心的领导层　中心(室)主任是中心(室)的行政和业务领导,对中心(室)的所有工作全面领导和负责。根据年工作量超过2 500例以上者,可设1~2名副主任,配合主任做好日常工作。

2. 内镜诊疗组　内镜诊疗组根据不同的专科及检查项目又可分为不同的小组,如胃镜组、肠镜组、小肠镜组、ERCP组、内镜黏膜下剥离术(ESD)治疗组、良恶性消化道狭窄治疗组、超声内镜组和气管镜组等,组成人员可以是专职内镜医师,也可以是各临床科室医师兼职,但都必须经过内镜的专业培训,能熟练掌握本专业的内镜诊疗知识和技能。定期组织内镜专业医师讲座、疑难病例讨论、新技术开拓等,不断提高各级内镜医师的诊疗水准。根据卫生部有关文件精神,在不久的将来开展内镜诊疗的医师必须持证上岗。原则上每位专职内镜医师年内镜诊疗工作量在2 500~3 000例,兼职内镜医师年工作量在1 000例左右。

3. 护理组　内镜中心(室)的护理工作归院护理部直接领导,由护士长具体管理,协助医师完成内镜诊疗工作以及内镜(包括配件)的清洗、消毒和保养。由于内镜诊疗工作专业性强,须经专业培训才能胜任内镜护理工作。护理质量的优劣直接影响内镜诊疗的质量,所以必须重视护理工作的管理。原则上年工作量每 3 000 ~ 4 000 例患者配备一位护士。

4. 医技组　内镜中心(室)应配备专业放射技术人员或技师,协助医师进行 X 线机器的操作、透视和摄片等,同时负责内镜中心其他普通医疗器械设备的操作、建档、保养、保管和维修等。

5. 公勤组　内镜中心(室)的公勤组在护士长的统一安排领导下,主要负责中心(室)的清洁卫生工作、患者的接送、外勤、物资运输以及其他各项杂务。原则上年工作量约每 4 000 例患者配备一位公勤人员。

6. 信息资料组　内镜中心(室)应建立信息资料组,由专人负责(可由一名熟悉计算机和内镜专业知识的护士担任),对中心各种信息资料进行管理,包括医学科技信息、业务信息和管理信息,以便对这些信息资料进行有效收集、分类、存档和检索。有条件的内镜中心可建立与医院信息系统(hospital information system, HIS)联网的计算机管理系统。

## 二、内镜中心(室)人员数量

内镜中心(室)人员数量一般根据年完成工作量配备。东京女子医科大学消化病院内镜中心年工作量1.8 万人次,科室在编医师 12 名、护士 14 名、技术员 2 名、后勤人员 6 名、秘书1 名。复旦大学附属中山医院内镜中心年工作量5.1 万人次,科室专职医师 12 名、兼职医师15 名(每周在内镜中心工作 1 d,即增加 3 名全职医师)、护士 12 名、技术员 1 名、后勤人员8 名,秘书空缺。一般国内内镜中心(室)可根据工作量每 3 000 ~ 3 500 人次配备 1 名医师、1 名护士和 1 名后勤人员。

## 三、内镜中心(室)人员素质

较大的内镜中心(室)要有合理的医师梯队(即主任医师、副主任医师、主治医师和住院医师)和护士梯队(即主任/主管护师、护师、护士、准护士)。每月、每周科室内部的业务学习、病例讨论、内镜图谱学习等都是必不可少的。不同职称和年资的医师和护士制订不同的培训计划。为了促进本院内镜技术水平和学术交流,内镜中心可安排国内或国外医院进修、参加国内或国际的学术会议等,每年还需举办 1 ~ 2 次国内外内镜学术会议。

由于某些医院的内镜中心(室)还承担相应的教学和科研任务,因此还需完成轮转医师、进修医师/护士、研究生等的培训任务。为了内镜学的发展,科室每年还需要不断学习和开展新技术,完成一定数量的科研论文,申请科研课题和基金等。

# 第二节　内镜中心(室)的设备管理

对于内镜医师,内镜是命根子,没有内镜,就不能开展内镜诊疗。因此设备的管理相当重要。

内镜中心(室)的设备大致如下。

1. 诊疗设备 内镜主机、内镜(包括配件)、高频电发生器、各种治疗仪、X线机器等。

2. 清洗设备 一体化内镜清洗消毒工作站、内镜清洗消毒机、超声振荡机、封口机、灭菌锅等。

3. 监护及抢救设备 监护仪、便携式血氧监护仪、除颤仪、治疗床、电动吸引器、氧气瓶等。

4. 办公设备 计算机、打印机、扫描仪、投影仪、传真机、读片灯等。

5. 内镜配件 内镜配件有常用配件(包括活检钳、圈套器、止血夹、导丝等)和专业配件(包括电切刀、气囊扩张、碎石器、各种抓钳等),应按需存放。

内镜中心(室)设备的管理由主任负责,护士长分管。设备的配置由所开展的项目、工作量、耗损量决定,设备的添置、购买、报废由医院和主任负责,设备的建档、保养和维修可派专人负责,设备的合理使用则"人人有责"。尤其内镜诊疗设备价格昂贵,合理使用,延长使用寿命,就是节约开支,降低成本,对医院和科室都有利。贵重设备,包括内镜、配件、照相机、摄像机等应存放入镜库。镜库装有录像系统和报警装置,预防设备被盗。每天进出镜库的设备和配件必须登记,而且由专人负责。

## 第三节 内镜中心(室)的工作流程

内镜中心(室)一般以消化内镜诊疗为主,或兼有其他内镜诊疗(如呼吸系统内镜)。消化内镜诊疗一般以消化科医师为主,但随着内镜微创治疗的发展,越来越多的外科医师也参与其中。内镜中心(室)的诊疗工作安排就像一般医院的手术室一样,多个临床科室的内镜诊疗工作都在中心内进行,包括普外科、肝胆外科、消化内科、肛肠科、胸外科、肺科、耳鼻喉科、泌尿外科、骨科等。为了提高工作效率和设备利用率,避免各科内镜诊疗工作的冲突,必须根据各科临床工作的具体情况,如时间、工作量的大小等,各科相互协调,合理妥善地安排好各科的内镜诊疗工作。除急症内镜诊疗外,各科均应按照制订的工作日程表开展内镜诊疗工作,不得随意更改。

### 一、诊疗流程

1. 门诊患者 患者在门诊各科就诊后,接诊医师开具申请单,患者来内镜中心(室)服务台预约。预约时给予术前知情同意书、术前准备、术前指导。检查当天,服务台登记、无痛检查的评估和知情同意书签字。由工作人员分流不同患者至不同区域候诊。诊疗结束,患者在术后观察室休息或苏醒,接受术后指导,之后离开医院或再次门诊就诊。

2. 住院患者 病房医师和护士完成预约、术前知情同意、术前准备和术前指导。由医院接送组负责接送患者来往病房与内镜中心(室)。诊疗结束,患者送回病房继续治疗。

3. 急诊患者 患者急诊就医或住院患者出现紧急情况,接诊医师或病房医师联系内镜中心(室)总值班,评估、会诊、确认需内镜诊疗者,使用绿色通道进入内镜中心(室)进行诊疗,或者根据病情需要由内镜中心(室)派人和设备进行床旁诊疗。诊疗结束,患者回到急诊或病房继续观察和治疗。

4. 特殊治疗患者　患者可在门诊做好预约、术前知情同意、术前准备、术前指导等。手术当天进行无痛检查的评估和知情同意、特殊治疗的知情同意。治疗结束后,患者应当入院接受观察和术后管理。

### 二、有序候诊

由于当前内镜诊疗的患者越来越多(每天内镜诊疗可达200人次左右),如何用有限的资源来面对患者需求,方便就医,减少患者候诊时间是每天工作的重点。笔者医院具体做法如下。

1. 延长工作时间　因为做胃肠镜诊疗的患者均是空腹,尤其做肠镜诊疗的患者还需吃1 d流质、前晚服泻药等,体内容量明显不足。因此我们每天提前半小时上班。如果每台内镜平均15 min完成1例,0.5 h就可以完成2例,10台就是20例。每位患者有1位家属陪同,那么在8点时诊室内就可减少40人的等候。每周六加班,完成一定的工作量即可减轻周一至周五的工作压力。

2. 按时段预约登记　即上午7:30第1批,9:00第2批,10:30第3批。使用不同颜色的预约单和不同的候诊区域,确保患者按预约时间来院后,1 h内可完成内镜检查。这样也可让医护人员在每批患者间隙有一点时间休息。

3. 上午以内镜诊断为主,下午以内镜治疗为主　如ERCP、ESD、超声内镜、支架治疗等,因内镜治疗时间长,为减少患者候诊时间,一般都放在下午进行。

4. 利用候诊时间向患者做科普宣教　患者在长时间的等待后,总会产生焦虑和不满的情绪。内镜中心就利用候诊时间,滚动播放一些科普录像,做一些内镜诊疗术中和术后的介绍和指导,出借一些科普读物等分散患者的注意力,让他们在等待中也有所收获。

## 第四节　无痛内镜的管理

我国无痛内镜工作自20世纪90年代开展以来,已被广大患者接受,尤其被青少年和健康体检人群所接受。回想过去刚开展这项工作时,由于管理经验不足,造成患者伤害,严重的出现呼吸抑制,甚至截瘫的严重后果,阻碍了其在某些医院的开展。无痛技术对于内镜技术是"锦上添花"的好事,无痛内镜如果出现并发症,对患者是"得不偿失"。因此,无痛内镜开展一定要做到安全、无并发症。

(1) 无痛内镜诊疗前须有专门的医护人员对患者进行术前评估,严格无痛指征。告知可能的风险,患者及其家属知情同意,签字为证。

(2) 无痛内镜诊疗中须有专业的麻醉师进行麻醉和心电监护。

(3) 无痛内镜诊疗后须有专门的医护人员心电监护直至患者完全清醒,协助患者下床。

复旦大学附属中山医院自 2000 年起开展无痛胃、肠镜诊疗至今已完成 12 万人次,每年 2.6 万人次,无 1 例严重并发症。具体经验如下。

(1) 关于检查床 从患者躺上床直到完全清醒下床,都要确保挡板的直立(参见图 33-3)。无论进行何种操作,都不能将挡板放下。检查床还应具备床头抬高、整体抬高、推送轻巧灵活、可调输液架等功能和特点,便于抢救患者及转运。

(2) 为患者建立静脉通路,最好使用较粗的浅静脉留置针,并妥善固定。

由于患者在麻醉过程中会出现躁动,或者内镜诊疗中需要变换体位,普通头皮针很容易滑脱或外渗,造成补液不畅。浅静脉留置针则不会出现此类问题,并且一旦出现紧急情况,可马上经该通路进行抢救。

(3) 抢救医疗用品充足且易取。每台无痛内镜都应配备一套氧气、吸引器(除内镜上使用的一路吸引器外)、心电监护仪、氧气加压面罩等。除颤仪可多台共用,放在检查推车上或壁橱内方便使用。所有抢救用品应专人管理,定期清点、补充,定点放置,拿取方便。

(4) 无痛内镜诊疗后,患者严禁驾车、高空作业等。

(5) 尽管孕妇做无痛内镜检查对胎儿并无影响,但应告知患者及家属。

无痛内镜的工作管理做得好,可以大大减少患者痛苦,同时又可取得明显的社会效益和经济效益,为内镜的进一步发展创造有利条件。

## 第五节 以患者为中心

内镜中心(室)的目标是以患者为中心,满足大众健康的需求。因此患者既是工作的对象,也是工作的中心。除了做好诊疗工作,方便患者就医、保障患者的权益也是医务人员应尽责任。

1. 保护患者的隐私 患者接受内镜诊疗时,伴随着对患者身体部位的暴露和病情询问,特别是青年女性行下消化道内镜诊疗时。因此每间诊疗室同一时间只能接待 1 位患者,家属和无关人员门外等候。与患者对话、询问病史声音要轻。检查床周边用布帘遮挡,检查部位用床单遮盖。诊疗完毕,盖上床单,拉上布帘,让患者有一个属于自己的个人空间,整理好衣服。无痛内镜诊疗患者应在身体处于遮盖的情况下,有家属看护,以最短距离运送至观察室休息。

2. 患者有知情权 对于恶性疾病,可采用技巧应对,比如"请等病理报告结果"、"考虑良性可能性较大"等。

3. 患者有对病情的保密权 对于患者的病情,医务人员不能随意泄露给外人,比如单位或保险公司等,以免给患者带来麻烦。

4. 做好患者的投诉接待工作 患者的意见和建议,应耐心听取,适当改进。解决好患者的投诉也是对工作的一种促进。

# 第六节 内镜中心(室)的消毒管理

卫生部《内镜清洗消毒技术操作规范(2004年版)》简称《规范》是开展内镜诊疗工作单位的最根本规范,内镜中心(室)的设计和装修、人员和设备、运作和管理等均以《规范》为纲,未达到《规范》要求的医疗机构,不得开展相应的内镜诊疗业务。

## 一、诊疗过程的管理

有计划、合理安排诊疗。患者进行内镜诊疗前,必须做血清学肝炎指标的检查;对疑有结核的患者进行支气管镜、喉镜检查时,应做痰结核杆菌检查。凡以上病原微生物阳性患者,应使用专用内镜或安排专门时段进行检查,检查所使用的内镜和器械按规定进行严格的消毒处理。血液病原微生物指标检测的有效期为6个月,超过此期限,应重新检测。

认真做好术前准备工作,每天诊疗前对内镜系统、电线、吸引器、电脑等做好检查,对患者做好充分的心理护理,操作过程认真、仔细、娴熟,检查过程中认真观察患者的病情变化,发现问题,及时解决。

认真做好内镜清洗消毒的登记工作,登记内容应当包括:就诊患者姓名、使用内镜的编号、清洗时间、消毒时间以及操作人员姓名等事项。还要做好内镜中心(室)内所有物品(包括内镜及其附件、所有水槽、地面、墙面、台面、镜柜、空气等)清洗消毒的登记工作,并定期监测效果,所有记录保存2年以上。

## 二、清洗消毒过程的管理

内镜及附件的清洗步骤、方法及要点,内镜的消毒灭菌效果监测等,各内镜诊疗单位应以《规范》为标准实施。医院感染管理部门应当将内镜消毒质量纳入医疗质量和医疗安全管理,按照规范负责对本机构内镜使用和清洗消毒质量的监督管理。

## 三、内镜工作人员的管理

人员的保证是消毒质量的基础。人员培训包括内镜医师、护士、消毒技师。内镜工作人员上岗前必须进行岗前培训。内镜清洗消毒专职人员应接受特别清洗消毒学习和专职培训,以确保质量。内镜清洗消毒专职人员的资格测试应规范化进行,临时人员不应被允许做内镜清洗消毒工作。清洗消毒专职人员应具备高尚的道德品格等高层次素质。他们的责任心是内镜消毒质量的保证。加强职业素质教育,提高职业道德境界。让员工参与部分管理工作,增强责任感与成就感。

内镜的清洗、消毒和保养是内镜护士工作的重要部分。护士长的科学管理是保证内镜清洗消毒灭菌质量的重要条件。护士长要运用科学管理方法,建立适应本科室特点的工作模式,合理分工和排班,实行弹性工作制,以保证诊疗工作的有序进行。护士长还可根据护士的特长,安排一定的管理任务,强化护士的质量意识,形成一个人人重视质量、人人自觉参与质量管理与监控,各负其责的工作局面。

### 四、制订相关规章制度

根据《规范》,开展内镜诊疗工作的医疗机构应当制订和完善内镜室管理的各项规章制度,并认真落实。

内镜诊疗科室还应建立以下制度,并认真贯彻落实。

(1) 消毒隔离制度(包括环境、物品、人员的消毒隔离措施)。

(2) 人员培训制度。

(3) 内镜消毒灭菌具体操作规程。

(4) 消毒灭菌状况监测制度(包括环境空气、物体表面、手细菌学监测、消毒剂浓度监测、灭菌器效果监测等)。

(5) 职业卫生防护制度。

(6) 人员岗位管理制度(包括岗位设置、人员配备、岗位职责、工作纪律、督察考核、奖惩规定等)。

## 第七节　科室内外的协调关系

随着生活条件的改善,人们对医疗要求也越来越高,希望用较少的医疗费用得到较满意的医疗服务。而医疗单位各种开支如水、电、煤、一次性用品消耗量等也不断增加,工作人员增加、医药分家等因素,各医疗单位不得不将医疗工作成本分摊到各个科室,科主任为了维护本科室的利益,不得不通过增加工作量和节约成本来维护本科室的利益。

医改新政即将出台,要做到政府、医护人员和患者三方都满意,首先要求政府加大对医疗事业的投入。在现阶段医改政策未出台前,就存在科室与医院、科室与科室、科室与个人的利益问题。

1. 科室与医院　当前形势下,科主任要在医院的领导下完成各项工作,一切服从上级领导的指挥。除了做好本职工作和医疗、教学、科研工作外,必须要有经营头脑。首先,要用好每位员工,开发每位员工的潜能。其次,节约成本,节省水、电、煤,以及消耗品如手套、纱布、棉垫等一次性耗材的使用,同时加大对各种设备的保养,降低维修经费。开展新技术,合理合法增加经营性收入。只有收入增加、支出减少,科室才会有更多发展。

2. 科室与科室　近年来,随着诊疗设施的不断发展和临床医学学科分工的日益精细,诊疗组织和医疗设施中心化正成为现代医疗体系发展的一个趋势。其中医疗设施的中心化,就是将面向广泛而精密度又较高的医疗设施集中设置、集中使用、集中管理。这种设施中心化的形式,国外相当普遍,国内也有这种趋势。优点是,便于资源共用、统管,提高了业务活动效率、设备利用率和经济效益,促进了学科间的协作,为医疗、科研、教学提供有利条件。

目前,我国国内各医院内镜诊疗工作的开展情况,与日本及欧美发达国家还有不小的差距。县市级二级以上医院一般都有以消化内科为中心的内镜室,主要开展胃镜、肠镜的检查和治疗工作,配有专业护士和专职(或兼职)医师。有的医院,胃镜由消化科开展,结肠镜、ERCP、胆道镜等由外科开展;有的医院呼吸内科和胸外科同时开展支气管镜。五官科和胸外科同时开展食管镜,但各自开展的总量均较少,而配套的清洗消毒设备、房间等均不少。据统计,国内较多医院多个科室购置同样的设备、开展同样的检查,但由于患者分流,设备的利用率很低,有的甚至长期闲置,造成资源浪费。

因此,一个医院应该设立一个内镜中心(室)。内镜中心(室)要有固定编制人员和其他各科兼职人员。比如消化内科、普外科、肛肠科、肝胆科、胸外科和呼吸科以及麻醉科等,采用类似手术室的分配方案,所有业务收入均由内镜中心统一上报,所有的耗材均扣除在内镜中心。科室之间相互信任,共同合作。个人和全科利益相结合,体现多劳多得的社会主义分配原则。在分配利益上协调好各种关系,内镜中心就会得到很大的发展。目前国内已有许多医院成立了内镜中心,进行统一管理、设备共享,像手术室一样,取得了很好的效果。

3. 科室与个人　科室与个人的利益是统一的。科室好,个人好。因此,每个员工应该以主人翁态度参与科室的各项事务,为科室的发展贡献力量。科室应该根据每个人的特长安排工作,建立不同的内镜诊疗小组,如 ERCP 组、ESD 组、胃肠道狭窄治疗组、小肠镜和胶囊内镜组、EUS 组等,充分调动员工的积极性,依据心理学家赫茨伯格的"双因素论",让员工参与部分管理工作,增强员工的责任心与成就感。凝聚起集体的力量,更好地为患者服务,为社会服务。

## 第八节　内镜中心(室)的信息资料管理

《医疗机构管理条例》规定住院病历保存 30 年,门诊病历保存 15 年。医院内镜中心提供医疗服务的对象包括门诊和住院患者,因此内镜中心的资料需保存至少 30 年。自医疗诉讼实行倒举证制度以来,病史资料已成为医疗诉讼的关键物证,因此,妥善保管患者的病史资料显得尤为重要。

在计算机应用普及以前,病史资料都以纸质报告形式保存,需设立专门的资料贮存室,由于纸张保存时间受环境的影响较大,因此资料储存室应保持一定的温度和湿度,以免出现资料损坏;保存的纸质资料应建立索引,便于日后检索查询。

随着计算机应用的普及,全国范围内,内镜中心的信息管理已基本实现无纸化,内镜检查实现从预约登记、图像采集、数据保存等都可用计算机一步完成,包括检查过程中所有保存的图片及文字报告,还可以是相应检查过程的视频,这样资料更全面,在医疗诉讼中可以提供更完整有力的证据。与此同时,也为科研和教学提供资料和便利。

虽然计算机应用后,大大方便了信息保存和检索,但也有相应的缺陷。计算机网络易遭受计算机病毒攻击而造成单机或全网络瘫痪而引起数据丢失。因此,内镜中心的计算机网络不应直接连入因特网;同时严格禁止外来的储存器(如 U 盘、光盘、软盘)接入内镜中心计算机网络的任意一个终端;每一台网络上的工作站都应安装杀毒软件和防火墙,并及时更新至最新,操作系统也应及时安装相关补丁;所有的内镜检查数据应及时备份,防止计算机系统崩溃后引起数据丢失;应建立相应网络瘫痪后的应急机制,检查报告系统应设立单机版,在网络瘫痪的情况下仍可使用。

有条件的医院,内镜中心的信息保存和管理应由信息专业人员进行维护,资料除在内镜中心网络中心服务器中保存外,还应提交院信息管理中心统一保存。

（姚礼庆　蔡贤黎　胡健卫）

# 第三十五章　国内内镜中心(室)的布局和诊疗工作

## 第一节　复旦大学附属中山医院内镜中心

复旦大学附属中山医院内镜中心是复旦大学内镜诊疗研究所的所在单位,设计面积1 700 m²,目前年内镜工作总量达5.2万人次。在国内较早开展内镜黏膜切除术(EMR)和内镜黏膜下剥离术(ESD),至2008年底已经完成了600多例ESD和内镜黏膜下挖除术(ESE)手术,处于国内领先地位。各种上、下消化道狭窄的内镜治疗已完成了1 000余例。这与医院2004年搬入新建的内镜中心和内外科医师共同合作有关。2007年成为卫生部首批内镜诊疗技术培训基地。

复旦大学附属中山医院是卫生部部属综合性教学医院(图35-1、35-2),创建于1936年,本部目前占地面积73 188 m²、建筑面积133 687 m²。核定床位1 700张、2008年门急诊量近221万人次、住院患者5.5万人次、手术24 318台。现有员工2 679人,正、副教授或者正、副主任医师330人,中国工程院院士2人,医师859人,护士1 028人,医技人员437人。

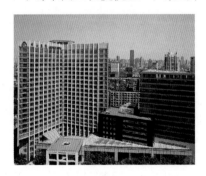

图35-1　复旦大学附属中山医院门诊大楼

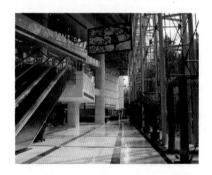

图35-2　复旦大学附属中山医院门诊大厅

## 一、总体设计

复旦大学附属内镜中心位于门诊大楼4楼,电梯直达,同一楼层还配备了收费窗口。按国际上的标准一般是每平方米每年诊治10人次,即1∶10。中山医院2003年诊疗人数15 000例次,设计时内镜中心的面积定为1 500 m²。当时正好符合1∶10的国际标准。现虽已增加到

内镜黏膜下剥离术

1 720 m²,但年工作量增加到 5.2 万人次。按目前每平方米每年诊治 30 人次,内镜中心面积仍嫌不足(图 35-3)。

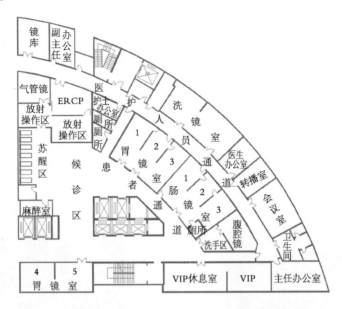

**图 35-3　复旦大学附属中山医院内镜中心总体布局示意图**

内镜中心总体布局分为患者通道、医护通道和内镜诊室三大部分。患者通道即患者进入内镜中心接受诊疗的部分,应包括预约处、登记和分检处、等候处、麻醉苏醒室和与内镜诊室的通道。医护通道即医护人员和后勤人员的日常工作区域,包括医护办公室、会议室、镜库、图像控制中心、内镜消毒和配件准备室和与内镜诊室的通道。内镜诊室是内镜中心的核心,必须有两个通道,分别连接患者通道和医护通道。各内镜中心可根据自己的实际情况设置内镜检查室的数目。中山医院配有 5 间胃镜室、3 间肠镜室、2 间高级内镜诊疗室、1 间 ERCP 诊疗室、1 间支气管镜室和 1 间腹腔镜室。上午可同时开展 12 台上消化道和下消化道内镜诊疗,每天可完成 250 例内镜诊疗。

## 二、介绍

内镜中心可同时开设 12 台内镜诊疗,现有主机 14 套,内镜 80 余根,年工作量 5.2 万人次,其中胃镜 31 000 例、肠镜 17 000 例、ERCP 1 050 例;EUS 1 450 例、EMR/ESD 500 例、胃肠梗阻支架 200 例(表 35-1)。

**表 35-1　内镜中心基本情况**

| 内镜检查数 | 内镜检查室 | 内镜数量 | 工作人员数量 |
| --- | --- | --- | --- |
| 胃镜 32 000 例,肠镜 17 000 例,ERCP 1 050 例,EUS 1 450 例,EMR/ESD 500 例,胃肠梗阻支架 200 例,食管、胃静脉曲张内镜治疗 200 例 | 胃镜室 5 间,肠镜室 3 间,ERCP 室 2 间,腹腔镜室 1 间,VIP 内镜室 1 间,内镜主机 14 套 | 胃镜 45 根,肠镜 25 根,十二指肠镜 6 根,超声内镜 3 根,小肠镜 2 根,胆道镜 3 根,支气管镜 5 根 | 专职医师 12 人,兼职医师 15 人,护士 12 人,技术员 1 人,公勤员 8 人,洗镜工人 3 人 |

（一）胃/肠镜室

胃/肠镜室的面积约为 25 $m^2$,内镜检查床和内镜主机应位于房间的一侧,同侧墙面设计摆放配件的橱柜、墙式吸引和氧气,方便使用。需同时配备 2 套吸引:1 套供内镜使用,另一套供吸引口腔内液体使用。医生办公台位于房间的另一侧,有各种的单据、图像采集的终端和打印机等。中间的通道应以通过 2 人为宜,同时有通向患者通道和医师通道的两扇门也是十分必要的(图 35-4)。

（二）ERCP 诊疗室

ERCP 诊疗室开展十二指肠镜诊疗工作,总面积为 60 ~ 65 $m^2$,分为 2 个区域:操作区 30 ~ 35 $m^2$ 和控制区 20 $m^2$。操作区是开展 ERCP 诊疗的区域,必须设计能隔绝 X 线。需要摆放 1 台 X 光机、1 台内镜主机和较大的配件贮备柜,后者用于摆放各种 ERCP 配件;控制区是控制 X 光机、采集内镜图像和医师讨论的区域,配备了各种终端,医师可通过终端观察内镜诊疗的经过。此区域可完全屏蔽 X 线(图 35-5)。

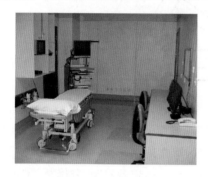

图 35-4　胃/肠镜室

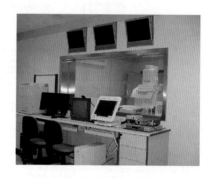

图 35-5　ERCP 诊疗室

（三）苏醒室

无痛内镜不仅满足了患者的特殊需要,也为开展疑难重症患者的内镜诊疗奠定了基础。无痛内镜患者大多需一定时间的复苏,在内镜中心设置专门的苏醒室是十分必要的。苏醒室可以是一个相对开放的区域,一般设床位 6 ~ 8 张,每张床头配有氧气、墙式吸引和心电监护仪(图 35-6)。苏醒室还必须配备一名专门的护士人员进行术后处理,保证术后患者安全复苏。

（四）高级内镜诊疗室

高级内镜诊疗室的总面积较大,100 $m^2$ 左右,分为内镜诊疗室和苏醒休息室两部分。为了保证患者的隐私,每个部分是相对独立而且与内镜中心其他部分隔离。在总体设计与胃/肠镜室相似的基础上,需要特别注意人性化设计,为患者和陪同人员提供良好的就医环境(图 35-7)。

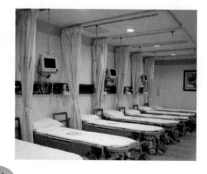

图 35-6　苏醒室

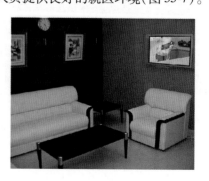

图 35-7　高级内镜诊疗室

**(五) 医患通道分离**

内镜中心在设计时考虑到医患通道分离,将患者就诊区域和医护工作区域分开,保证了工作的有序进行(图35-8)。

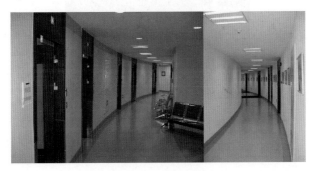

图35-8 医患通道

**(六) 图像控制中心**

每个内镜检查室都有一个终端用于采集内镜图像和一台摄像机,这些图像会统一集合到一个图像控制中心统一管理,有利于内镜资料的统一保存,也为示教、召开学术会议提供内镜和现场图像(图35-9)。

**(七) 示教/会议室**

作为一个综合性的内镜中心,除了负担日常的内镜诊疗工作外,还承担着教学任务,设有一个固定的示教/会议室,用于日常的教学活动和小型会议是十分必要的。会议室的面积一般为 $40 \sim 50 \, m^2$,可容纳 30~40 人,配备专门的投影设备和转播设备,供会议使用(图35-10)。

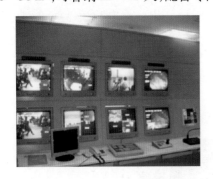

图35-9 图像控制中心

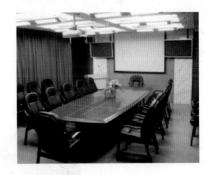

图35-10 会议室

**(八) 内镜消毒及配件室**

消化内镜及其配件是反复使用的器件,清洗消毒尤为重要。卫生部建议的内镜清洗消毒是用专业的内镜清洗消毒机进行清洗。中山医院内镜清洗消毒室面积 $80 \, m^2$,配备了肯格王专业消毒清洗设备 2 套、Olympus 专业内镜清洗机 4 台、明泰科专业内镜清洗机 12 台,每天由专门的护士负责管理登记(图35-11)。

配件准备室包括配件的清洗、打包,配件的消毒则送到医院统一的消毒室进行。

(姚礼庆 钟芸诗 胡健卫)

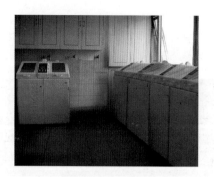

图 35-11 　内镜清洗消毒室

# 第二节　解放军总医院(301医院)消化内镜中心

解放军总医院消化内镜中心是在原有建筑结构的基础上改建的,目前总面积 1 200 m²,每年内镜工作量达 3.2 万人次。按照规划 2010 年新建内镜中心的总面积要达到 2 000 m² 以上。医院注重先进设备的引进、先进技术的开展、后续人才的培养,目前可以开展所有的内镜下诊疗项目。内镜下食管静脉曲张破裂出血的年治疗量达 200 人次,是国内最多的医疗单位之一。内镜中心在 2006 年被定为亚太消化内镜培训中心,2007 年成为国家卫生部首批内镜诊疗技术培训基地。

解放军总医院是全军规模最大的综合性医院(图 35-12),占地面积 1 032 273 m²、建筑面积 252 900 m²。核实床位 3 000 余张,临床、医技科室 150 个。医院年门诊量 250 万人次,收治病人 8 万多人次,开展各种手术近 4 万例。现有员工 3 600 多名,其中正、副教授 500 人,中国工程院院士 5 名。现有博士研究生导师 89 名、硕士研究生导师 160 名。

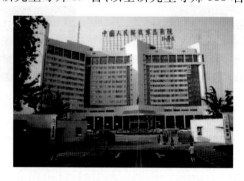

图 35-12 　解放军总医院门诊大楼

## 一、总体设计

消化内镜中心分为诊疗区、候诊区和办公区(图 35-13)。2008 年完成内镜诊疗 30 000 余人次,每平方米每年诊治约 25 人次。按照国际上每平方米每年诊治 10 人次的标准,内镜中心还有待进一步扩大。

内镜诊疗区是内镜中心的核心部分。目前中心有各类诊室 16 间,包括 8 个常规内镜诊疗室、2 个 ERCP 诊疗室、一个 EUS 诊疗室、一个黏膜病变诊疗室。另外,有一个胶囊内镜诊疗室、一个胃肠动力检查室、一个动物实验室设置在办公区,一个静脉曲张治疗室设在住院部。诊疗室的数量是与工作量相匹配的。在国外,一般常规上消化道诊疗室与诊疗量比为1∶2 500;常规下消化道诊疗室与诊疗量比为 1∶1 500。按此标准计算,我们的常规诊室数量仍然不够。

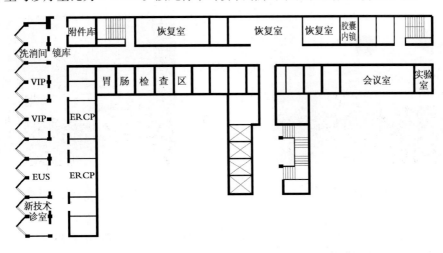

图35-13 解放军总医院消化内镜中心总体布局示意图

## 二、介绍

内镜中心可同时进行 10 台内镜诊疗工作,现有主机 20 套,内镜年总工作量 3.2 万例,其中胃镜 20 000 例、肠镜 10 000 例、ERCP 1 000 例、EUS 1 000 例、EMR/ESD 100 例、静脉曲张内镜治疗 200 例(表35-2)。

表35-2 内镜中心基本情况

| 内镜检查数 | 内镜检查室 | 内镜数量 | 工作人员数量 |
|---|---|---|---|
| 胃镜 20 000 例,肠镜 10 000 例,ERCP 1 000 例,超声内镜 1 000 例,EMR/ESD 100 例,PTC 200 例,小肠镜 50 例,静脉曲张内镜治疗 200 例 | 胃肠镜室 8 间(含 VIP 1 间),ERCP 诊疗室 2 间,黏膜病变诊疗室 1 间,EUS 诊疗室 1 间,静脉曲张治疗室 1 间,胶囊内镜室 1 间,胃肠动力室 1 间,动物实验室 1 间 | 胃镜 45 根,肠镜 28 根,十二指肠镜 10 根,超声内镜 5 根,胆道镜 3 根,小肠镜 2 根,共聚焦显微内镜 1 根 | 医师 31 人,护士 12 人,技师 4 人,洗镜工人 2 人 |

(一) 胃肠镜室

目前中心每间普通常规内镜检查室面积为 15 m² 左右、VIP 检查室面积为 30 m² 左右。室内摆放一张内镜检查床、一台内镜主机、配件摆放柜和医师的办公台(图35-14)。房间具备墙式负压吸引和氧气接口。除了内镜主机附带的监视屏幕外,在医师对面还有一个墙挂监视屏幕,方便医师在不同角度都能观察镜下图像,有效减轻医师体力负荷,方便检查和治疗工作。工作期间,每个房间均备有去泡和去黏液功能的液体,随时冲洗附着的黏液,需要染色时随时配制染色剂,有效提高病变的诊断率。常规检查室既是普通内镜检查房间,也是常规内镜治疗房间,可以开展注射、套扎、扩张、息肉切除、激光治疗、光动力治疗、APC 治疗等常规项目。在常规内镜诊疗室中有 2 间是开展无痛内镜检查的,每个房间配备 1 台麻醉机、一个生命体征监测仪。每个工作日有 30 余条内镜供常规检查使用。

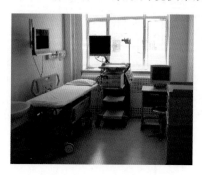

图 35-14　胃肠镜室

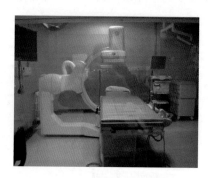

图 35-15　ERCP 诊疗室

（二）ERCP 诊疗室

ERCP 诊疗室总体面积为 75 $m^2$,分为 2 个区:操作区 35 $m^2$ 和控制区 30 $m^2$。操作区设计能隔绝 X 线,是开展 ERCP 等治疗操作的区域(图 35-15);控制区是控制 X 光机、采集内镜图像的区域。这 2 个房间也是开展消化道支架植入、小肠镜、PTC 等需要 X 线配合治疗项目的区域。与诊疗室相配套的内镜包括十二指肠镜、胆道子母镜,必要时可以临时配备超声设备做胆胰管 EUS 检查,也可以做胆管 NBI 检查。所有 ERCP 检查患者均接受静脉麻醉。

（三）EUS 诊疗室

EUS 诊疗室面积约 30 $m^2$,配备 1 台腹部超声机、1 台大型超声内镜主机,同时拥有环扫及扇扫超声内镜(图 35-16)。1 台微探头超声主机,多种频率的微探头供选择使用,可以开展各种经腹或超声内镜引导下的介入治疗。如果需要静脉麻醉的检查治疗,可以临时放置麻醉机及监护仪。超声诊室对光线强弱要求较高,应有遮光窗帘并配备光强可调节的照明设备。

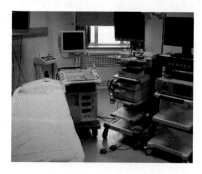

图 35-16　EUS 诊疗室

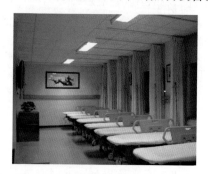

图 35-17　苏醒室

（四）黏膜病变诊疗室

中心拥有共聚焦内镜、NBI 主机及荧光内镜、放大内镜，可对一些黏膜病变做深入检查，为正确的诊断提供更多的依据，可以帮助明确病变的范围，初步判定病变的深度，为下一步治疗方法选择提供依据。由于黏膜病变诊断、治疗工作越来越多，逐渐形成了专用诊室。目前诊室面积约 30 m²，共聚焦内镜、NBI 主机及荧光内镜、放大内镜集中配置在这个诊室，还配备麻醉机一台、生命体征监护仪一台，可在静脉麻醉下开展 ESD、EMR 等黏膜切除治疗。一些食管黏膜病变的 ESD 治疗是在气管插管麻醉下进行。

（五）苏醒室

中心配备了 4 台麻醉机、12 个生命体征监护仪，每天有 3~4 名麻醉医师配合工作。苏醒室的功能是为接受无痛内镜诊疗患者做术前准备及术后监护。苏醒室是一个面积较大和相对开放的区域，面积约 60 m²，设有床位 8 张，每张床头配心电监护仪（图 35-17）。为了患者的安全，所有内镜检查床都有可以上下移动的双侧护板。苏醒室配备 3 名专门的护理人员进行术后观察，常规配备急救车和急救设备及药品，保证术后患者安全。

（六）内部网络及内镜资料的保存

每个内镜检查室都有一个终端计算机与内镜主机相连，用于采集内镜图像。这些图像会统一储存到一个服务器，有专用的软件用于内镜资料的采取、保存、检索、统计，有利于内镜资料的统一保存，为示教、科研，也为召开学术会议提供必须的通讯保障打下基础。所有储存的资料在各个计算机终端上是共享的。ERCP 诊疗室、EUS 诊疗室、黏膜病变诊疗室、无痛内镜诊疗室配置实时录像转播系统，方便会议时操作过程的转播。

（七）内镜及附件消毒室

消化内镜及其配件是反复使用的器件，清洗消毒尤为重要。目前提倡内镜检查与清洗消毒分离，即内镜诊疗室内不进行内镜清洗消毒，而是专门设置了内镜清洗消毒室。内镜中心使用专业的内镜清洗消毒机，整个内镜中心所使用的内镜及其他辅助器械均在清洗消毒室内清洗和消毒（图 35-18），清洗消毒后的内镜送入镜库悬挂放置。污染及清洁内镜的运送都有专用手推车。所有清洗消毒程序完全符合卫生部的要求。

（八）镜库

镜库日常挂出 60 余条各种内镜供每天常规检查和治疗使用（图 35-19），另有数十条内镜装箱保存。由于内镜种类较多，必须做到分区放置、标志清楚，避免使用治疗内镜做常规检查。镜库紧邻清洗消毒室，清洗消毒后的内镜可以直接送入镜库，使用时由受过培训的人员从镜库取出。对于新建内镜中心，镜库面积足够大的情况下建议使用专用内镜储存柜。

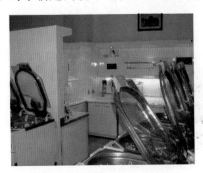

图 35-18　内镜清洗消毒室

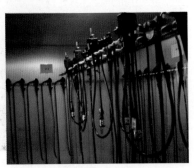

图 35-19　镜库

（九）办公区

办公区是医务人员学习、休息的场所,包括各级医师的办公室、休息室、接待室、会议室（图35-20）。不同单位办公区具体面积、装修和陈设可以根据具体情况来确定。需强调的是会议室要具备影像播放功能,可以实时观看操作间的操作过程,方便会议转播及示教。医师办公室要有网络终端,可与中心资料数据库相连,方便检索内镜资料。

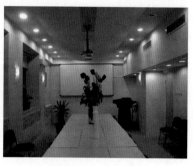

图 35-20　办公区

（杨云生　卢忠生）

## 第三节　上海交通大学医学院附属仁济医院内镜中心

上海交通大学医学院附属仁济医院内镜中心是上海市消化疾病研究所所在单位,目前年内镜工作总量达4.5万人次,是胶囊内镜(capsule endoscopy)和双气囊内镜检查(double-balloon enteroscopy)在国内较早开展的单位之一,至今已完成了800余例胶囊内镜和500余例双气囊内镜检查,处于国内领先地位,已成为医院内镜特色之一。

仁济医院建于1844年,是上海开埠后的第一所西医医院,迄今已有160余年的历史（图35-21）。160余年来,医院规模不断扩大,尤其是新中国成立50多年来,医院得到迅速发展,成为学科门类齐全,集医疗、教学、科研于一体的综合性三级甲等医院。医院由东、西两部组成。占地面积145亩,建筑面积185 744 m²,核定床位1 300张。目前全院在编人员2 651人,在职正高职称专家122名、副高职称专家289名。年收治门急诊患者217万余人次,住院患者逾5万7千人次,完成各类手术2.8万余台。

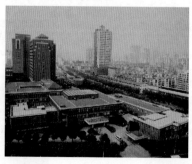

图 35-21　上海交通大学医学院附属仁济医院东院全景

## 一、总体设计

消化内镜中心（东部）位于门诊大楼 4 楼，建筑面积为 1 250 m$^2$（图 35-22），包括预约登记处、候诊厅、麻醉准备室、麻醉复苏区、普通内镜检查室 6 间、VIP 内镜操作室 1 套（包括诊疗、候诊、复苏室各 1 间），以及患者更衣室、ERCP 诊疗室、胶囊内镜室、内镜清洗消毒室、内镜储存室、库房、会议室、图像控制中心、医护办公室、医护人员值班室等。

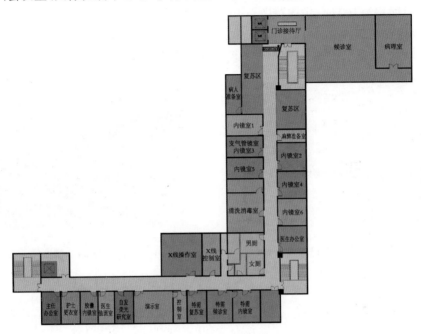

图 35-22　上海交通大学医学院附属仁济医院内镜中心总体设计示意图

## 二、介绍

医院消化内镜中心拥有各种内镜诊治设备，如 Philips 近控 X 光系统 1 台、电子内镜主机 15 台（包括 NBI 2 台光源、超声主机 1 台），共聚焦显微内镜系统 1 台，Given 胶囊内镜系统 2 台，各种型号内镜共 70 余根。年工作量 4.5 万例，其中胃镜 3.1 万例、肠镜 1 万例、ERCP 589 例、EUS 695 例、小肠镜和胶囊内镜 250 例（表 35-3）。

表 35-3　内镜中心基本情况

| 内镜检查数 | 内镜检查室 | 内镜数量 | 工作人员数量 |
|---|---|---|---|
| 胃镜 30 734 例，肠镜 9 470 例，ERCP 589 例，EUS 695 例，小肠镜 134 例，胶囊内镜 112 例，内镜下治疗 3 384 例 | 胃镜室 5 间，肠镜室 4 间，ERCP 诊疗室 1 间，特需内镜室 2 间，内镜主机 15 套 | 普通胃镜 35 根，肠镜 18 根，十二指肠镜 6 根，超声内镜 2 根，治疗镜 2 根，超细胃镜 1 根，鼻胃镜 1 根，放大内镜 2 根，小肠镜 2 根，共聚焦显微内镜 1 根 | 专职医师 6 人，兼职医师 26 人，护士 16 人，技术员 1 人，公勤员 5 人 |

（一）预约登记处

预约登记处设有用于预约及当天检查确认的 PC 机两台：一台与医院 HIS 系统相连，可快速读取患者磁卡信息，避免错误录入；另一台与内镜预约叫号系统相连，其终端直接由内镜医师控制。另设麦克风、功放用于临时人工叫号，以及内镜中心电话交换机和电子呼叫系统，方便医护人员之间、患者与医护人员间交流（图 35-23）。

（二）候诊厅

候诊厅总面积约 100 m²，占内镜中心 10% 左右（图 35-24）。墙面不定期更换各类宣传资料，液晶电视滚动播放各类消化医学普及知识。主墙面用于挂置大屏幕叫号屏，及时告知诊疗流程、检查前后的注意事项，使其能积极主动配合内镜诊疗。

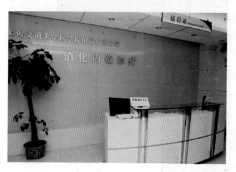

图 35-23　预约登记处

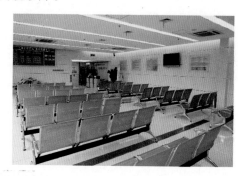

图 35-24　候诊厅

（三）麻醉复苏区/准备室

随着物质生活水平的提高，患者对无痛内镜需求日益增加，为确保安全，中心设计为开放式复苏区域，可便于患者的转运与观察。转运床的两侧必须装置护栏，以防麻醉患者无意识翻动而发生意外损伤。每张床头配有电源、氧气、吸引和电子呼叫器等装置（图 35-25）。

（四）胃/肠镜检查室

胃/肠镜检查室面积约 20 m²。设计要点：主机显示器背对窗户，以免外照光线影响观察视野。检查床置于主机左侧；检查床旁的墙带上需同时配备电源插座、吸引（2 套）、氧气、电子呼叫器和心电监护仪等装置。附件柜置于右侧，便于配合操作人员置取用物。医师工作台配备内镜图像诊断系统内镜工作站、打印机、电话座机及台灯（图 35-26）。

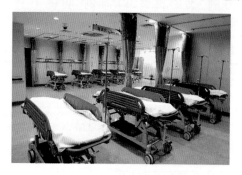

图 35-25　麻醉复苏区/准备室

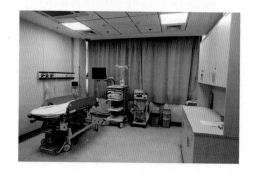

图 35-26　胃/肠镜检查室

（五）X 线诊疗室

X 线诊疗室总面积约 50 m²，分为 2 个区域：操作区 30 m² 和控制区 20 m²，主要用于胰胆管疾病、支架置入等特殊诊治（图 35-27）。操作区配备 X 光机、X 线监视器、吊架臂、呼吸机、内镜主机、较大的附件柜和操作台；控制区配备 X 光主机柜、X 线检查控制器、内镜图像诊断系统工作站、X 线影像诊断系统工作站、X 线胶片打印机、普通图文报告打印机、读片灯等设备。

（六）VIP 内镜检查室

VIP 内镜检查室总面积约 65 m²，分为内镜诊疗室、复苏室和休息室三部分（图 35-28）。与内镜中心的其他区域相对独立，为患者及其家属营造良好的就诊环境。在休息室安装了液晶电视机，可转播诊疗室及内镜检查视频图像，以满足患者家属观看检查全过程的要求。

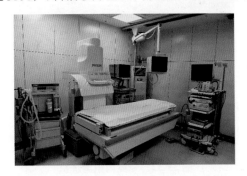

图 35-27　X 线诊疗室

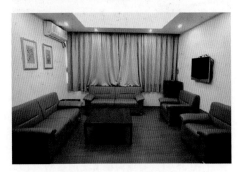

图 35-28　VIP 内镜检查室

（七）会议室/控制中心

会议室约 50 m²，主要用于日常的教学活动、病例讨论和小型会议（图 35-29）。

（八）图像控制中心

图像控制中心紧邻会议室，每个内镜检查室均有一个终端用于采集内镜图像和一台摄像机，这些图像统一汇总到图像控制中心，可录制操作过程、转播视频会议和网络会议，用于示教和学术交流（图 35-30）。

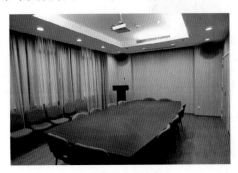

图 35-29　会议室

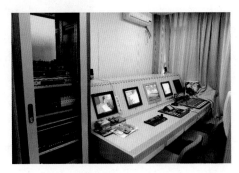

图 35-30　图像控制中心

（九）内镜清洗消毒室/储镜室

内镜清洗消毒室面积 50 m$^2$，为贯彻执行卫生部颁发的《内镜清洗消毒操作规范》(2004版)，预防和杜绝由内镜检查所造成的医源性感染，中心配备了专业内镜清洗消毒槽 4 套、法国索罗普专业内镜清洗机 4 台。规范内镜清洗消毒流程和管理，确保每根内镜的清洗消毒过程严格达标(图 35-31、35-32)。

储镜室需有通风和干燥设施，以防细菌繁殖。顶部安装紫外线灯管，墙体使用耐消毒擦拭的材料，便于镜房的定期消毒处理(图 35-33)。镜房消毒时应注意先撤离内镜，以避免紫外线直射造成镜体损伤。

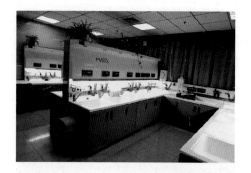 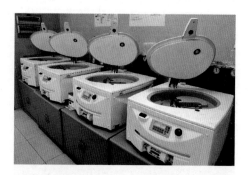

图 35-31　专业内镜清洗消毒槽　　　　　图 35-32　专业内镜清洗机

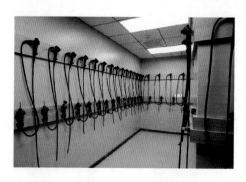

图 35-33　储镜室

（高云杰　戈之铮）

## 第四节　南方医科大学附属南方医院内镜中心

南方医院消化内镜诊疗中心于 1957 年由周殿元教授创建，当时可行胃镜、腹腔镜及硬式乙状结肠镜检查。经 50 余年的发展，设备不断更新、技术不断创新和完善，目前已形成较大规模，是国内设备和技术力量较为先进的内镜诊疗中心之一。目前已能完成 EMR 和 ESD 等在内的所有消化内镜诊疗技术，20 世纪 70 年代初已成为消化内镜诊疗技术培训基地。

内镜黏膜下剥离术

南方医院消化内科在奠基人周殿元教授的主持下诞生于 20 世纪 50 年代初期,目前已经成为集国家重点学科、国家临床药理基地、广东省"五个一科教兴医工程"重点学科、广东省医学重点学科于一身的国内消化界的优势学科。作为学校和医院的"重中之重"发展学科,投资 8 000 万元兴建的消化病大楼已于 2005 年 4 月投入使用(图 35-34)。内镜中心位于消化大楼第 3 层,总面积 1 600 m$^2$。

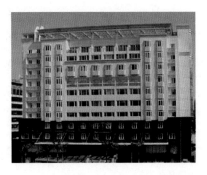

图 35-34　南方医科大学附属南方医院消化大楼

## 一、总体设计

消化内镜中心面积为 1 600 m$^2$,设有候诊、预约、准备、恢复、消毒、教学、中央控制和资料储存等 16 个功能单元(图 35-35)。其中内镜诊疗单元有 12 个操作间(胃镜 4 间,结肠镜 4 间,超声内镜、小肠镜、胆胰内镜、胶囊内镜各 1 间),还配有内镜图像储存及管理系统和影像传输系统。1994 年投入使用的放大结肠镜 Olympus CF-Q200Z 为国内最早引进,双气囊电子小肠镜继发明者之后,2003 年在全球率先引进。

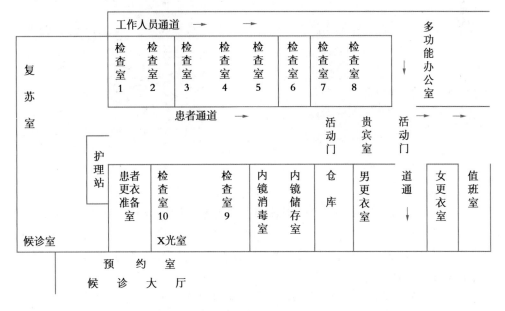

图 35-35　南方医科大学附属南方医院内镜中心总体布局示意图

### 二、介绍

内镜中心可同时开设 12 台内镜诊疗,现有主机 14 套、内镜 50 余根。2008 年工作量约 2.7 万人次,其中胃镜 17 000 例、肠镜 8 000 例、ERCP 300 例、EUS 800 例、EMR/ESD 300 例、双气囊小肠镜 200 例、胶囊内镜 200 例(表 35-4)。

**表 35-4　内镜中心基本情况**

| 内镜检查数 | 内镜检查室 | 内镜数量 | 工作人员数量 |
| --- | --- | --- | --- |
| 胃镜 17 000 例,肠镜 8 000 例,ERCP 300 例,EUS 800 例,EMR/ESD 300 例,胶囊内镜 200 例,双气囊小肠镜 200 例 | 胃镜室 4 间,肠镜室 4 间,ERCP 诊疗室 1 间,胶囊内镜室 1 间,双气囊小肠镜室 1 间,内镜主机 14 套 | 胃镜 25 根,肠镜 25 根,十二指肠镜 5 根,EUS 3 根,胆道镜 3 根,双气囊小肠镜 2 根,胶囊内镜 2 套 | 专职医师 12 人,兼职医师 15 人,护士 12 人,技术员 3 人,公勤员 8 人,洗镜工人 3 人 |

（一）胃/肠镜室

胃/肠镜室的面积约为 26 m²,平均每日检查超过 20 例的单位设 2 张检查床轮用。室内光线明暗适中,安装可调节的灯光(图 35-36)。或者采光过强的朝向可在窗户上挂上窗帘,窗帘选择红、黑布制作,也可用百叶窗帘。目的是保持室内较暗,使内镜图像或电视图像清晰。

（二）ERCP 诊疗室

ERCP 诊疗室需要 X 光机。X 线检查床不应置于房间中央,应偏于一侧,操作侧留有较多空间。如为专用 X 光机,应将 X 线屏幕与内镜监视器并排置于检查床的另一侧,面对检查者,便于术者观察图像(图 35-37)。

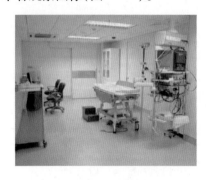

**图 35-36　胃/肠镜室**

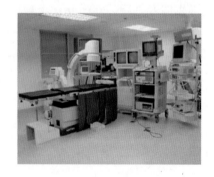

**图 35-37　ERCP 诊疗室**

（三）双气囊内镜操作间

双气囊电子小肠镜操作间最好是一间独立或专用的操作间(图 35-38)。操作间要宽敞明亮,便于通风,装有冷暖空调,以备夏冬季用。如有条件还应配备 X 光机。双气囊电子小肠镜常用的附件有外套管、镜身球囊、小肠镜活检钳、小肠镜注射针、圈套器、气泵等。其他的常用设施同胃镜操作间一致。

（四）医患通道分离

内镜中心在设计时便考虑到了医患通道分离,将患者就诊区域和医护工作区域分开,保证了工作的有序进行(图 35-39)。

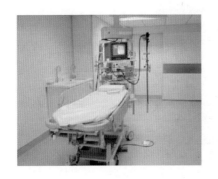

图 35-38　双气囊内镜操作间

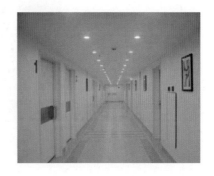

图 35-39　医患分离通道

（五）图像控制中心

主要作为内镜技术交流及人数较多的各种内镜新技术学习班的观摩场所（图 35-40）。室内最好配置 3 个图像显示器，用于同步显示内镜专家的操作现场、内镜图像与 X 线或 EUS 影像。图像监视器的尺寸可根据观摩的人数和场地而定。在多媒体影视示教室内观看内镜专家的操作演示，如临现场，对提高内镜医师的水平、推广内镜新技术有重要作用。

（六）贵宾休息室

主要用于接待特殊患者，应做到室内环境优雅、舒适、独立。室内配置有电视机、报刊、饮水机、独立的洗手间等（图 35-41）。

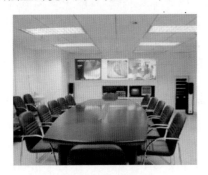

图 35-40　图像控制中心

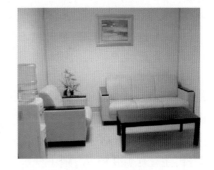

图 35-41　贵宾休息室

（七）内镜消毒及配件室

消毒间分清洁区和污染区，充分利用空间，保持整洁、宽敞，通风条件好，便于工作（图 35-42）。设备包括全自动内镜清洗消毒机，取代目前的医务人员手工清洗浸泡消毒的落后方式，其清洗消毒效果好、速度快，并可有效防止清洗消毒过程中引起的交叉感染和接触感染。应用超声波洗涤器可将配件中的污垢清洗干净。

（八）镜房和库房

内镜消毒完毕后存放关系到内镜下次使用的卫生和工作寿命。内镜中心应配备多功能内镜储藏室，内有多个密封效果较好的器械橱柜存放内镜和辅助器械，挂镜橱配有多层挂架，橱顶装有紫外线消毒灯，底部设置有干燥剂储藏工作区。挂镜橱既能使内镜使用寿命延长，又起到卫生防护作用。由于内镜储藏室储藏了多条价格昂贵的内镜，因此应专人保管好钥匙，每日

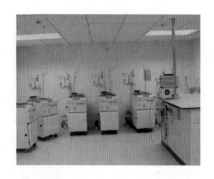

图 35-42　内镜消毒室

清点内镜总数。室内应配置紫外线灯管、通风设备、除湿设备和监控设备等。

（姜泊　白杨　刘思德）

## 第五节　南昌大学第一附属医院内镜中心

　　南昌大学第一附属医院消化内科是江西省唯一集江西省重点学科、省医学领先学科、省消化疾病诊疗中心、省消化内镜诊疗中心和省消化系统疾病研究重点实验室为一体的临床优势学科。目前,消化内镜中心的年内镜工作总量达 3.4 万人次,ERCP 手术年完成量 1 000 余例。EUS,上、下消化道等的各类内镜治疗均处于省内领先地位。2007 年首批成为卫生部内镜诊疗技术培训基地。

　　南昌大学第一附属医院是一所综合性教学医院,创建于 1939 年。目前占地面积 11 万 m²、建筑面积 12 万 m²。编制床位 1 600 张、年门急诊量超过 100 万人次、住院患者 5.7 万人次（图 35-43、35-44）。有临床、医技科室 50 个,博士点 9 个,硕士点 28 个。现有员工 2 055 人,正、副教授,主任医师 146 人,副主任医师 279 人,医师 621 人,护士 806 人,医技人员 203 人。

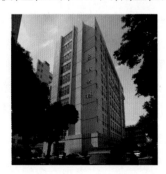

图 35-43　南昌大学第一附属医院医技大楼

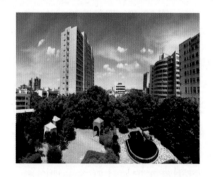

图 35-44　南昌大学第一附属医院全景

## 一、总体设计

消化内镜中心位于医院医技大楼 7 楼,电梯直达,面积达 1 100 m²（图 35-45）。内镜中心总体的布局分为患者等候区、医护通道、内镜检查室和清洗消毒室四大部分。患者等候区:即患者进入内镜中心接受诊疗的部分,包括预约处、登记和服务处、麻醉苏醒室与内镜检查室有相连的通道。医护通道:即医护人员和后勤人员的日常工作区域,包括医护办公室、会议室、图像控制中心;内镜检查室:是内镜中心的核心,设有两个通道,分别连接患者通道和医护通道。内镜中心配有 8 间胃肠检查室、1 间 VIP 检查室和 1 间 ERCP 手术室;清洗消毒室:设胃、肠镜清洗消毒室、镜房和配件准备室。

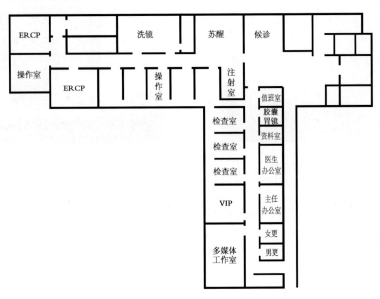

图 35-45　消化内镜中心总体布局示意图

## 二、介绍

消化内镜中心可同时开设 8 台内镜诊疗,现有主机 8 套、内镜 40 余根年工作量 3.4 万人次,其中胃镜 25 600 例、肠镜 5 900 例、ERCP 1 000 例;EUS 700 例、各类食管镜 220 余例（表 35-5）。

表 35-5　消化内镜中心基本情况

| 内镜检查数 | 内镜检查室 | 内镜数量 | 工作人员数量 |
| --- | --- | --- | --- |
| 胃镜 25 600 例,肠镜 5 900 例,ERCP 1 000 例,EUS 700 例,食管镜 220 例 | 胃肠镜室 8 间,ERCP 诊疗室 1 间,VIP 检查室 1 间,内镜主机 8 套 | 胃镜 20 根,肠镜 15 根,十二指肠镜 4 根,EUS 1 根 | 兼职医师 18 人,护士 8 人,技术员 1 人,洗镜工人 6 人 |

### （一）胃/肠镜检查室

胃/肠镜检查室的面积约为 25 m²,内镜检查床和内镜主机位于房间的一侧（图 35-46）。同时配备中心吸引和氧气各 2 套,其中一套吸引供内镜使用,另一套供吸引口腔内液体使用。

医师办公台位于房间的另一侧,配有青岛美迪康公司的图像采集系统(终端)和打印机等。房间内配置统一的附件橱柜、治疗车等。各检查室通过内走廊相连,供医护人员行走,外走廊连接清洗消毒室及检查室。

（二）ERCP诊疗室

ERCP诊疗室面积为60 m²,分为2个区域:操作区35 m²和控制区25 m²。操作区配置1台飞利浦数字胃肠机、1台内镜主机、1台高频电刀、1台监护仪、附件橱柜、治疗车等。控制区配有2套图像采集系统和打片机等(图35-47)。配有良好的防护设施,极好防止了射线的二次污染。

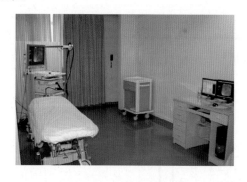

图35-46　胃/肠镜检查室

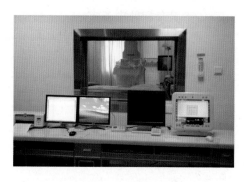

图35-47　ERCP诊疗室

（三）苏醒室

无痛内镜苏醒室为相对开放区域,面积为50 m²,设有床位6张,配有6套氧气、墙式吸引、心电监护,配备一名专业的护理人员对苏醒期间的患者进行监护,保证患者的安全复苏(图35-48)。

（四）高级内镜诊疗室

高级内镜诊疗室的面积为75 m²左右,分为内镜诊疗室和苏醒休息室两部分。两部分既相对独立,又通过内走廊与其他的检查室相通。总体设计与其他胃/肠镜检查室相似,为患者和陪同人员提供了一个良好的就医环境(图35-49)。

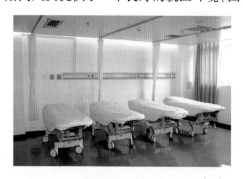

图35-48　苏醒室

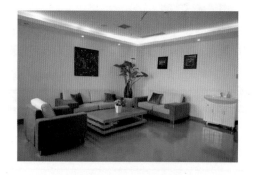

图35-49　高级内镜诊疗室

内镜黏膜下剥离术

（五）医患通道分离

内镜中心在设计时便考虑了医患通道分离,将患者就诊区域和医护工作区域分开,保证了工作的有序进行(图35-50)。

（六）图像控制中心

每个内镜检查室都有一个终端用于采集内镜图像,这些图像统一集中到一个图像控制中心统一管理,有利于内镜资料的统一保存,也为示教、召开学术会议提供了必需的通讯保障。

（七）多功能示教室

内镜中心多功能示教室的面积为 60 m$^2$ 左右,配备专门的投影设备和转播系统,供教学、会议、学术交流使用(图35-51)。

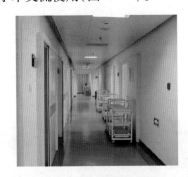

图 35-50　医患通道分离

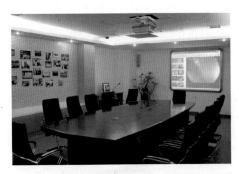

图 35-51　多功能示教室

（八）内镜消毒及配件室

内镜中心清洗消毒室面积为 70 m$^2$,配备了肯格王专业清洗消毒设备 2 套,上、下消化道各一套(图35-52)。明泰科双缸内镜清洗消毒机 2 台,每天由专门的护士负责清洗和管理登记。内镜消毒完毕后存放至镜库(图35-53)。

配件准备室包括配件的清洗、打包,配件的消毒则送到医院统一的消毒室进行。

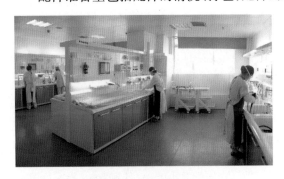

图 35-52　内镜消毒室

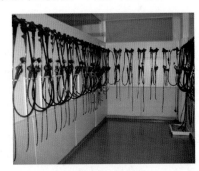

图 35-53　镜库

（吕农华　陈幼祥　马九红）

## 第六节 复旦大学附属儿科医院内镜室

复旦大学附属儿科医院内镜室是复旦大学内镜诊疗研究所的所在单位,总面积达 250 m² 左右。自内镜室成立以来,已开展了小儿胃镜 12 000 余例、小儿肠镜 200 例,其中小肠镜是国内儿科较早开展的医疗单位之一,至今已成功完成了小肠镜 20 多例,处于国内领先地位。上消化道异物和食管狭窄的内镜治疗已完成 400 余例。

复旦大学附属儿科医院创建于 1952 年,系卫生部部属"三级甲等"医院,是集医疗、教学、科研为一体的综合性儿童专科医院。占地面积 106 560 m²,总建筑面积约 80 000 m²(图 35-54、35-55)。医院核定床位 450 张,开放床位 600 张,每年门急诊服务量 120 万左右,住院数逾 1.8 万人次,住院手术 6 000 余人次,门诊手术逾 10 000 人次。现有职工 1 000 余人,博士生导师 17 名、硕士生导师 28 名、高级职称专家 101 人。

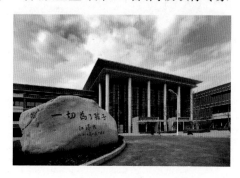

图 35-54 复旦大学附属儿科医院

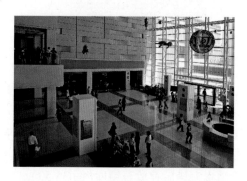

图 35-55 复旦大学附属儿科医院门诊大厅

### 一、总体设计

内镜室位于门诊 3 楼,电梯直达,同一楼层还配备了收费窗口。按国际上的标准一般是每平方米每年诊治 10 人次,即 1:10。儿科医院每年诊疗人数 2 000 例次,设计时内镜室的面积定为 250 m²(图 35-56)。

内镜室总体布局分为患者通道、医护通道和内镜诊室三大部分。患者通道,即患者进入内镜室接受诊疗的部分,包括预约处、登记和分检处、等候处、麻醉苏醒室和与内镜诊室的通道。医护通道即医护人员和后勤人员的日常工作区域,包括医护办公室、镜库、内镜消毒和配件准备室和与内镜诊室的通道。内镜诊室是内镜室的核心,必须有两个通道,分别连接患者通道和医护通道。儿科医院配有 1 间胃镜室、1 间肠镜室、1 间支气管镜室和 1 间胃肠动力室。可同时开展上消化道和下消化道内镜诊疗 3 台,诊疗患者总数可达 25 例。

内镜黏膜下剥离术

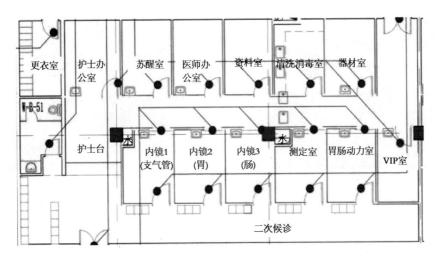

图 35-56 复旦大学附属儿科医院内镜室总体布局示意图

## 二、介绍

内镜室可同时开设 3 台内镜诊疗,现有主机 3 套、内镜 6 根,年工作量 2 000 人次,其中胃镜 1 500 例、肠镜 200 例、取异物等 300 例(表 35-6)。

表 35-6　内镜室基本情况

| 内镜检查数 | 内镜检查室 | 内镜数量 | 工作人员数量 |
|---|---|---|---|
| 胃镜 1 500 例,肠镜 200 例,其他治疗 300 例 | 胃镜室 1 间,肠镜室 1 间 | 胃镜 4 根,肠镜 2 根 | 专职医师 4 人,兼职医师 5 人,护士 1 人,技术员 1 人,洗镜工人 1 人 |

(一)胃/肠镜室

胃/肠镜室的面积约为 15 m²,内镜检查床和内镜主机位于房间的一侧,同侧墙面设计摆放配件的橱柜、墙式吸引和氧气,方便使用(图 35-57)。需要注意的是,需同时配备 2 套吸引,1 套供内镜使用,另 1 套供吸引口腔内液体使用。医师的办公台位于房间的另一侧,有各种单据、图像采集的终端和打印机等。中间通道应以通过 2 人为宜,同时有通向患者通道和医师通道的两扇门也是十分必要的。

(二)24 h 食管 pH 值动态监测

24 h 食管 pH 值检测目前认为是诊断胃、食管反流的金标准,可用于新生儿营养不耐受、反复呼吸暂停、反复呼吸道感染、呕吐、反酸、胃灼热等症状的病因诊断,外科胃食管手术前后的检测。医院自 1998 年开展该项检查,至今完成 700 多人次的检测,具有丰富的操作诊断水平(图 35-58)。

(三)胃电图室

胃电图是应用腹部体表电极记录胃肌电活动的一种技术。胃电图检查特别适用于儿科,因此项检查无痛苦、无创伤,患儿易接受,且确诊率较高,操作较简单。从胃电图记录上获得胃电慢波频率、振幅规律性来进行分析检查慢性浅表性胃炎、慢性萎缩性胃炎、胆汁反流性胃

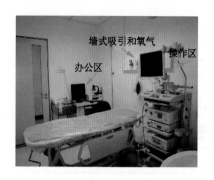

图 35-57　胃/肠镜室

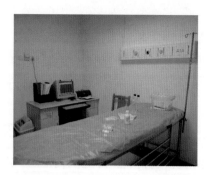

图 35-58　24 h 食管 pH 值动态监测

炎、十二指肠球炎、胃溃疡、十二指肠球部溃疡等胃肠疾病(图 35-59)。

（四）医患通道分离

内镜室在设计时便考虑了医患通道分离,将患者就诊区域和医护工作区域分开,保证工作的有序进行(图 35-60)。

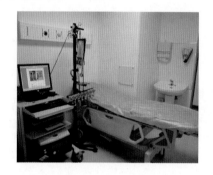

图 35-59　胃电图室

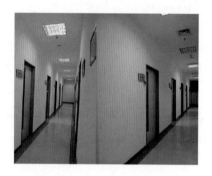

图 35-60　医患分离通道

（五）苏醒室

无痛内镜不仅满足了患者的特殊需要,也为开展疑难重症患者的内镜诊疗奠定了基础。无痛内镜患者大多需一定时间的复苏,在内镜室设置专门的苏醒室是十分必要的。苏醒室可以是一个相对开放的区域,每张床头配有氧气、墙式吸引和心电监护仪。苏醒室还必须配备一名专门的护理人员进行术后处理,保证术后患者的安全复苏(图 35-61)。

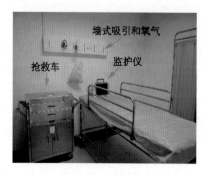

图 35-61　苏醒室

（六）高级内镜诊疗室

高级内镜诊疗室分为内镜诊疗室和苏醒休息室两部分。为了保证患者的隐私,每个部分是相对独立而且与内镜中心其他部分隔离。在总体设计与胃/肠镜室相似的基础上,需要特别注意人性化的设计,为患者和陪同人员提供一个良好的就医环境(图35-62)。

（七）内镜消毒及配件室

消化内镜及其配件是反复使用的器件,清洗消毒尤为重要。卫生部建议的内镜清洗消毒是用专业的内镜清洗消毒机进行清洗。儿科医院内镜清洗消毒室面积 15 m²,配备了肯格王专业消毒清洗设备 1 套、专业洗镜机器 2 台,每天由专门的护士负责管理登记(图35-63)。配件准备室包括配件的清洗、打包,配件的消毒则需送到医院统一的消毒室进行。

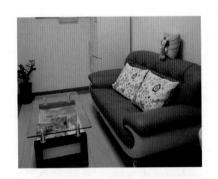

图 35-62　高级内镜诊疗室

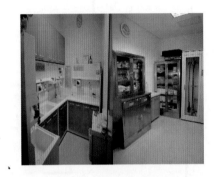

图 35-63　内镜清洗消毒室

（邵彩虹）

## 第七节　张家港市第一人民医院内镜室

张家港市第一人民医院于 2007 年异地新建投入使用(图35-64),全院占地面积120 亩、建筑面积 13 万 m²,核定床位 800 张,年门诊量 75 万人次,全年住院病人 35 000 人次。内镜室作为医院重点发展科室,进行了全面的设计改造。

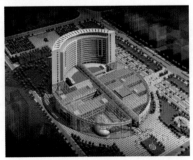

图 35-64　张家港市第一人民医院全景

## 一、总体设计

内镜室总面积 550 m², 其中候诊大厅 110 m²、胃肠镜室 16 m²(无痛检查室 25 m²)、清洗室面积 48 m²、镜库面积 15 m²(图 35-65)。设胃镜室 2 间(含无痛检查室), 肠镜室 2 间, EUS 室、气管镜室、小肠镜室各 1 间, 内镜清洗室 1 间, 镜库和库房各 1 间, 医师办公室, 主任办公室, 示教室, 内部卫生间及淋浴房, ERCP 诊疗室 1 间放置在放射科。

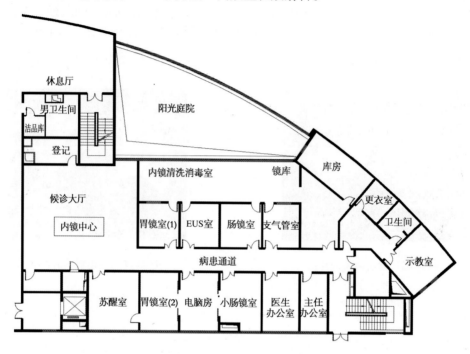

图 35-65　张家港市第一人民医院内镜室总体布局示意图

## 二、介绍

目前有 Olympus 系列胃镜 9 根, 肠镜 3 根, 十二指肠镜及气管镜各 2 根, 内镜主机 5 台, 美国明泰科全自动清洗机 1 台, 迈尔清洗台 2 套。医师 10 人(兼职), 在编护士 3 人, 工人 2 人。设主任 1 名, 负责内镜室全面工作, 护士长 1 名, 负责日常管理及器械维护保养(表 35-7)。

表 35-7　内镜室基本情况

| 内镜检查数 | 内镜检查室 | 内镜数量 | 工作人员数量 |
| --- | --- | --- | --- |
| 胃镜 15 000 例, 肠镜 2 520 例, ERCP 120 例, 气管镜 150 例 | 胃镜室 2 间, 肠镜室 2 间, ERCP 室 1 间, EUS 室 1 间, 小肠镜室 1 间, 内镜主机 5 套 | 胃镜 9 根, 肠镜 3 根, 十二指肠镜 2 根, 支气管镜 2 根 | 医师 10 人(兼职), 护士 3 人, 洗镜工人 2 人 |

### (一)候诊大厅

工作人员 1 人, 负责登记、收发报告、预约咨询、幽门螺杆菌检测等工作(图 35-66)。

内镜黏膜下剥离术

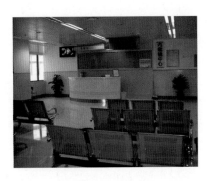

图 35-66　候诊大厅

（二）胃肠镜室

配置主机 1 台、检查床 1 张、医师工作台及电脑 2 台（其中 1 台采图、1 台出报告，使检查及报告同时进行）、打印机 1 台，每间均配有中心供氧及吸氧、治疗车 1 台，放置相应的抢救药品及日常用品（图 35-67）。无痛检查室另配置心电监护仪及麻醉机各 1 台。

（三）内镜消毒及配件室

内镜的清洗消毒非常重要，目前已明确规定，内镜治疗室内不能清洗消毒内镜。内镜室的清洗消毒分 2 个区域，上消化道和下消化道 2 个清洗区，同时配备 2 台洗镜机（图 35-68）。

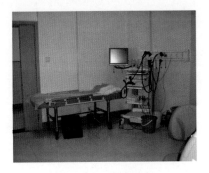

图 35-67　胃肠镜室

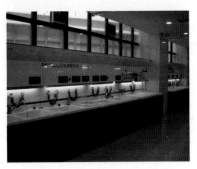

图 35-68　内镜清洗消毒室

（邱洪清）

# 第 十 篇

# 消化道病变内镜黏膜下
# 剥离术、挖除术治疗图谱

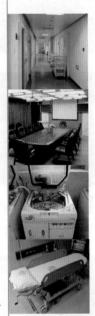

第三十六章

# 食管黏膜病变的内镜黏膜下剥离术治疗图谱

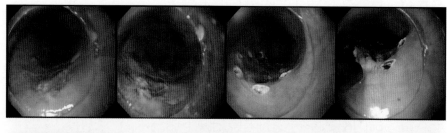

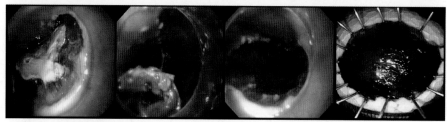

图 36-1　食管中段糜烂（Ⅱc 型），边缘不整，内镜黏膜下剥离术（ESD）术中发现黏膜下层血管丰富。术后病理诊断为食管鳞状上皮中重度不典型增生

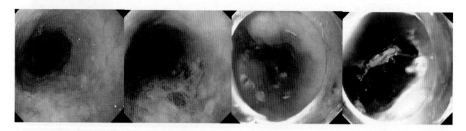

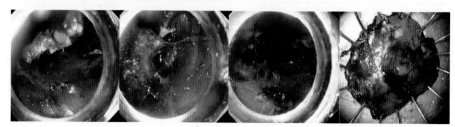

图 36-2　食管中段颗粒样增生（Ⅱa 型），ESD 过程中可见食管黏膜下层疏松，透明帽显露剥离区域。术后病理诊断为早期食管癌（黏膜层癌）

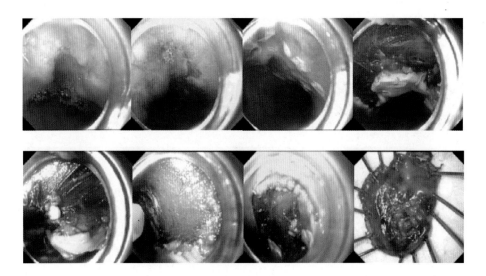

图 36-3　食管中段溃疡,活检病理诊断为鳞癌,拒绝外科手术。ESD 术后创面平整,可见肌层。
术后病理诊断为早期食管癌(切除病变边缘和基底无肿瘤累及)

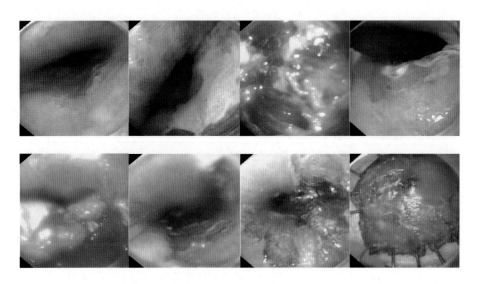

图 36-4　食管下段片状糜烂(Ⅱc + Ⅱa 型),碘染色不染。术后病理诊断
为食管鳞状上皮中重度不典型增生

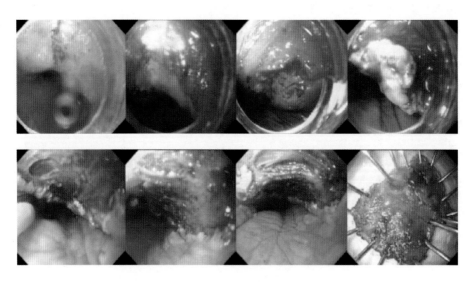

图 36-5　食管中段片状糜烂(Ⅱb 型)，碘染色不染。术后病理诊断
　　　　　为食管鳞癌(基底和切缘未见肿瘤累及)

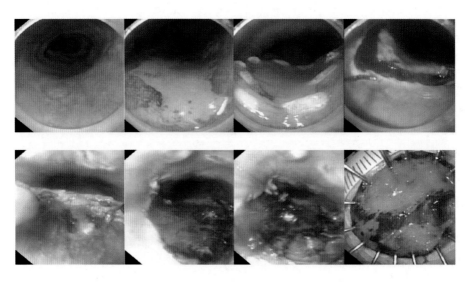

图 36-6　食管中段片状糜烂(Ⅱc 型)。ESD 过程中，Hook 刀切开病变边缘黏膜出血。
　　　　　术后病理诊断为食管鳞状上皮重度不典型增生

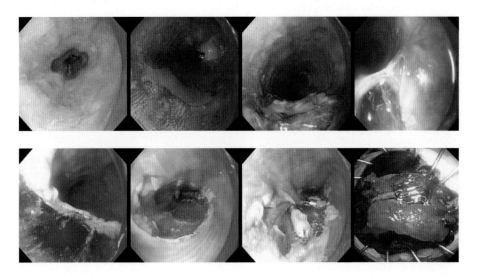

图 36-7　食管中段片状糜烂(Ⅱc型)。ESD 过程中创面活动性出血,热活检钳钳夹止血后
　　　　2 枚金属夹夹闭出血点。术后病理诊断为食管鳞癌(基底和切缘未见肿瘤累及)

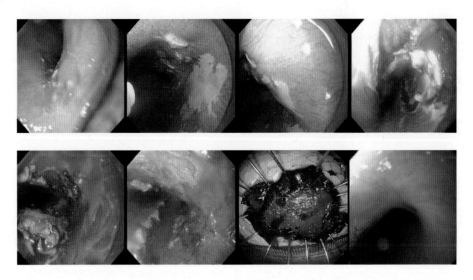

图 36-8　食管中段片状糜烂(Ⅱc型)。Hook 刀完整剥离病变,术后病理诊断为食管鳞癌
　　　　(基底和切缘未见肿瘤累及)。术后 1 个月随访,创面愈合

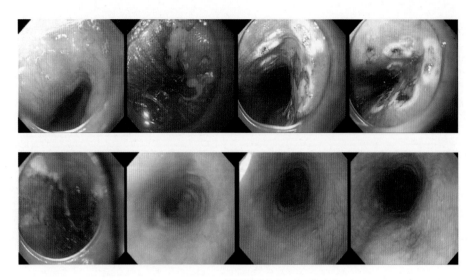

图 36-9　食管中段微红(Ⅱb型),碘染色不染,ESD 标记切除范围功率过大。
　　　　　术后 1 个月、2 个月随访,创面完整愈合

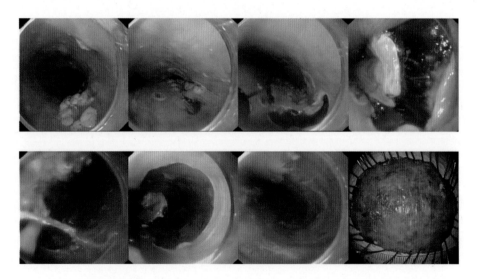

图 36-10　食管中段糜烂(Ⅱa型),黏膜下层血管丰富,Hook 刀边电凝止血边剥离。
　　　　　剥离病变大小 7.0 cm×5.0 cm。术后病理诊断为食管鳞状上皮重度
　　　　　不典型增生

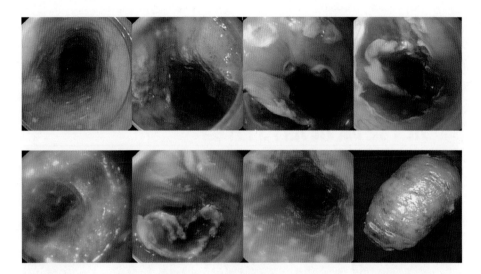

图 36-11　食管中段一圈糜烂（Ⅱb型），耗时 150 min 剥离病变。剥离标本一圈，
　　　　　套于 20 ml 注射器上，柱状，长约 6 cm

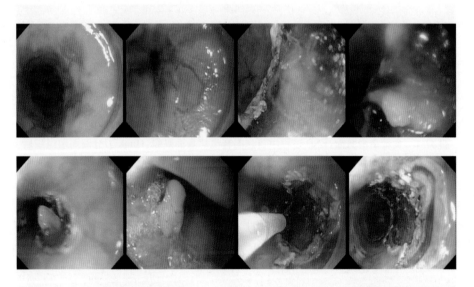

图 36-12　食管中段糜烂（Ⅱa + Ⅱc型），ESD 过程中发现食管黏膜下层脂肪瘤，一并切除

# 食管黏膜下肿瘤的内镜黏膜下剥离术、挖除术治疗图谱

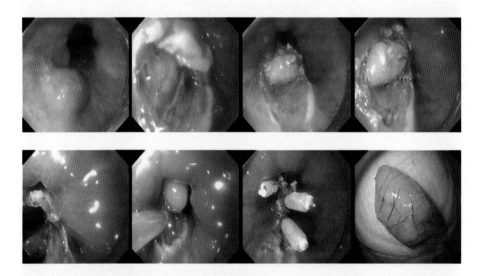

图 37-1　食管平滑肌瘤，ESD 过程中首先圈套电切表面黏膜，Hook 刀分离周围组织后完整圈套电切，金属夹夹闭创面

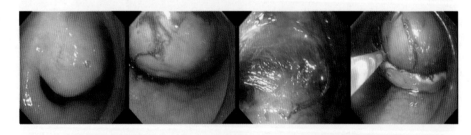

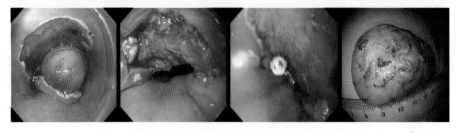

图 37-2　食管巨大平滑肌瘤，病变上方位于黏膜下层，挖除过程中发现病变来源于食管下段固有肌层。挖除病变大小为 5.5 cm × 3.5 cm

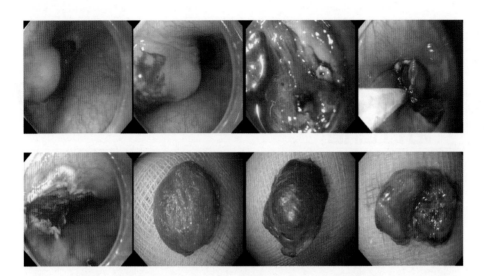

图 37-3　食管黏膜下肿瘤（SMT），他院行 APC 治疗残留。病变表面浅蓝色，Hook 刀切开病变周围黏膜，分离黏膜下层时发现血管丰富。术后病理诊断为血管瘤

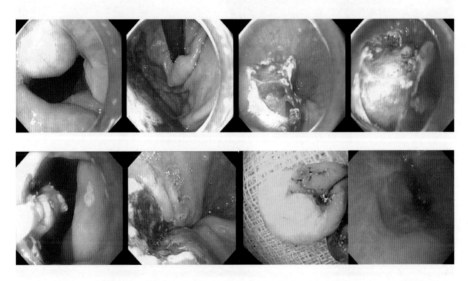

图 37-4　贲门部、胃底平滑肌瘤，来源于固有肌层。圈套电切表面黏膜后，分块圈套电切。术后 1 个月随访，创面完全愈合

# 第三十八章　贲门部黏膜病变的内镜黏膜下剥离术治疗图谱

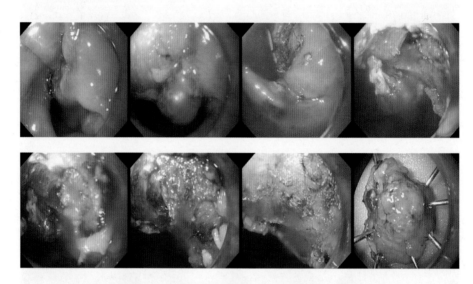

图 38-1　贲门部息肉黏膜切除术术后复发病例

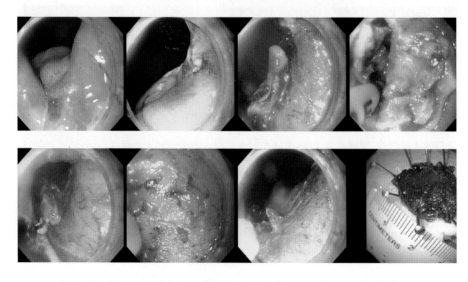

图 38-2　贲门部糜烂病变,直视下利用透明帽展平剥离面,应用海博刀、Hook 刀完整剥离病变。术后病理诊断为黏膜慢性炎症

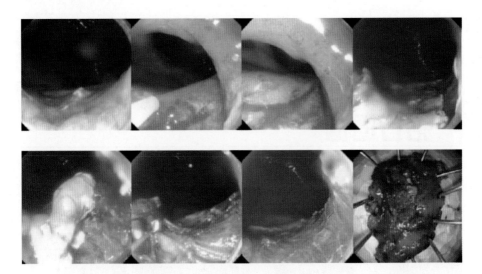

图 38-3 远端胃大部切除病例,胃镜随访发现贲门糜烂。术后病理诊断
为黏膜中重度不典型增生。严密随访中

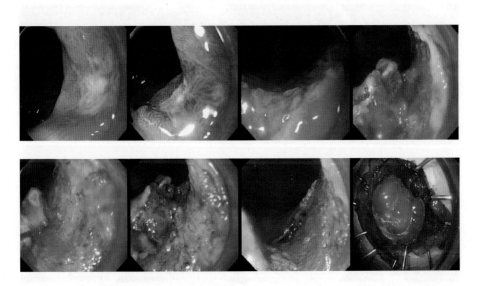

图 38-4 贲门部糜烂病变(Ⅱc型),NBI 观察毛细血管网破坏。ESD 过程中发现黏膜
下层血管丰富,完整剥离病变,标本可见黏膜下囊肿。术后病理诊断为贲
门低分化腺癌,追加外科手术

# 胃黏膜病变的内镜黏膜下剥离术治疗图谱

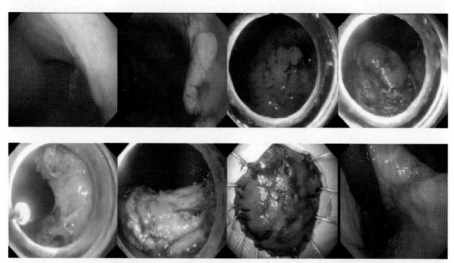

图 39-1　胃体巨大、扁平增生性息肉。ESD 术后 2 个月随访，
　　　　　创面基本愈合

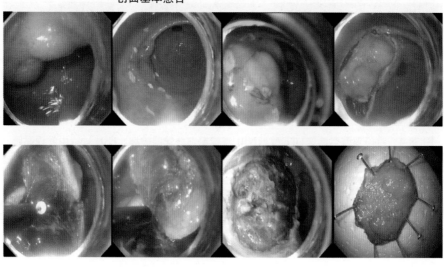

图 39-2　胃窦部隆起病变，葫芦状，不相连。术后病理诊断
　　　　　为混合性（增生性、错构瘤性）息肉

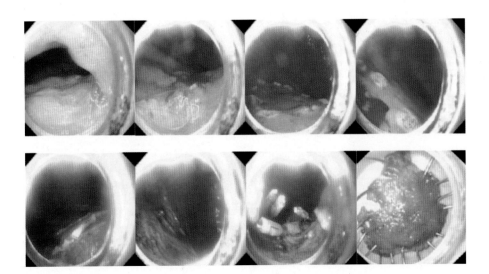

图 39-3　贲门下方胃底糜烂性病变（Ⅱa + Ⅱc 型）。术后病理诊断
　　　　为慢性炎症，黏膜轻中度不典型增生

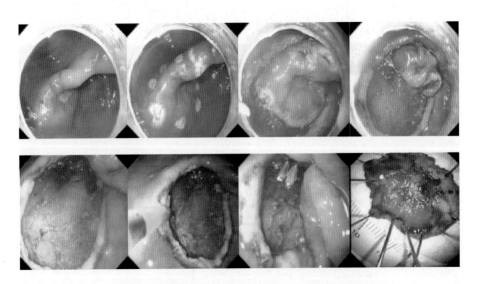

图 39-4　胃角顽固性溃疡（恶性待排）。术后病理诊断
　　　　为慢性炎症，黏膜中度不典型增生

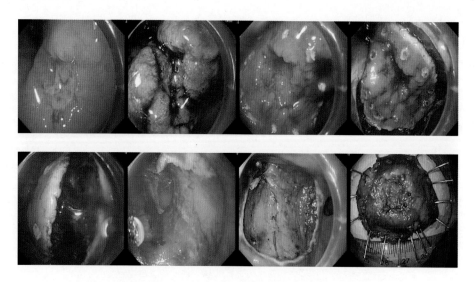

图 39-5　胃窦溃疡(1.5 cm×1.2 cm),活检示腺癌。ESD 术中穿孔,
　　　　　2 枚金属夹予以缝合。术后病理诊断为高分化腺癌,
　　　　　病变基底和切缘肿瘤无浸润。严密随访中

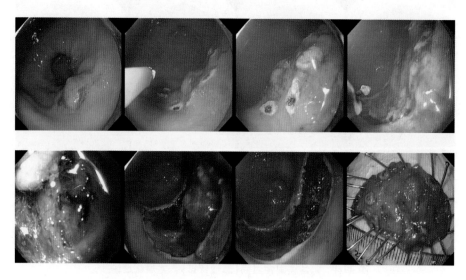

图 39-6　胃窦部不规则隆起病变(Ⅱa 型)。术后病理诊断为低分化腺癌,
　　　　　病变基底和切缘肿瘤无浸润。严密随访中

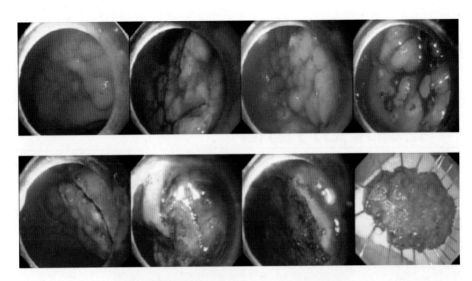

图 39-7　胃角结节样隆起病变(Ⅱa 型)。术后病理诊断为低分化腺癌,
　　　　　部分为黏液腺癌,病变基底和切缘肿瘤无浸润。追加外科手术

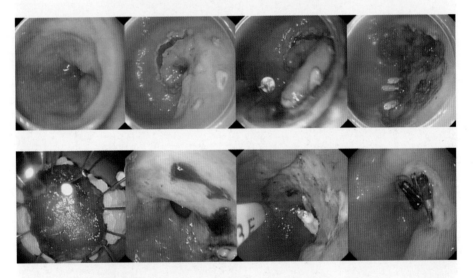

图 39-8　胃窦部不规则隆起,IT2 刀剥离病变,金属夹夹闭部分创面后 APC 电灼创面
　　　　　所有可见小血管。术后 2 d 出现黑便,胃镜检查发现创面血痂,无活动性出
　　　　　血,再次 APC 和金属夹治疗;术后 14 d 做胃镜检查,创面未见血痂

# 第四十章　胃黏膜下肿瘤的内镜黏膜下剥离术、挖除术治疗图谱

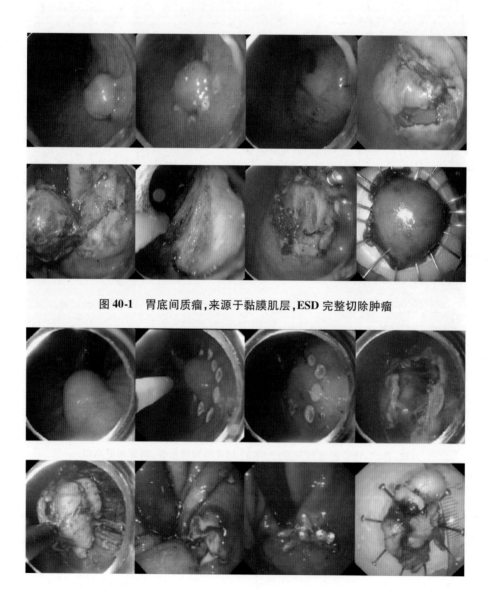

图 40-1　胃底间质瘤，来源于黏膜肌层，ESD 完整切除肿瘤

图 40-2　胃底间质瘤，来源于固有肌层，内镜黏膜下挖除术（ESE）术后金属夹缝合创面

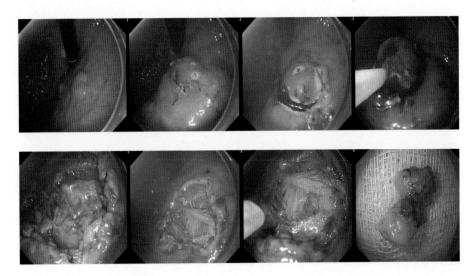

图 40-3　胃底间质瘤,来源于固有肌层,创面可见垂直的肌束,肿瘤分叶状

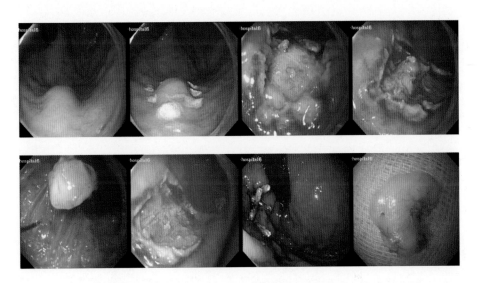

图 40-4　胃底间质瘤,应用 Hook 刀沿瘤体周围从固有肌层完整挖除病变

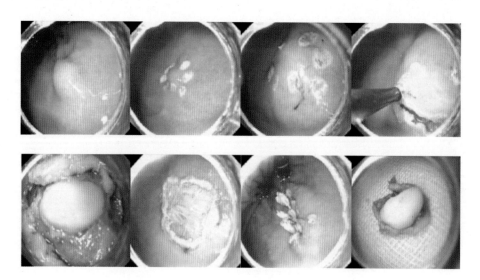

图 40-5　胃底平滑肌瘤，ESE 术后金属夹缝合创面

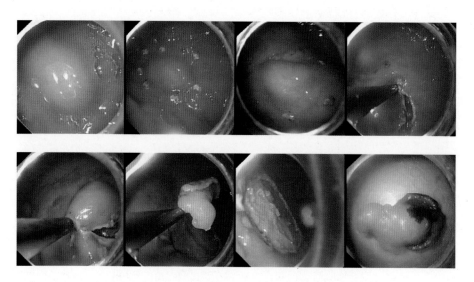

图 40-6　胃体脂肪瘤，Hook 刀完整切除，耗时 25 min

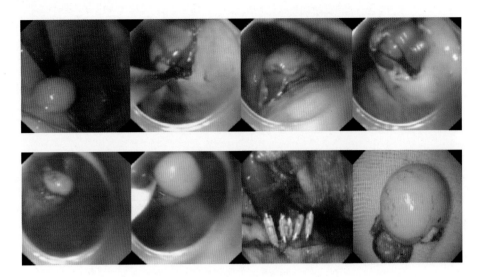

图 40-7　胃底近贲门巨大脂肪瘤，瘤体大小为 4.0 cm × 3.5 cm

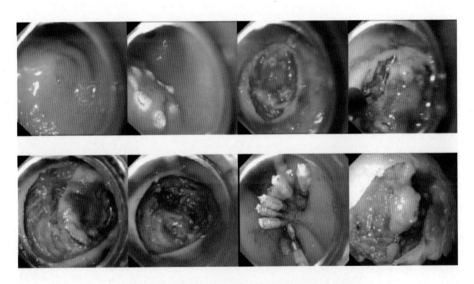

图 40-8　胃窦异位胰腺，与固有肌层紧密粘连

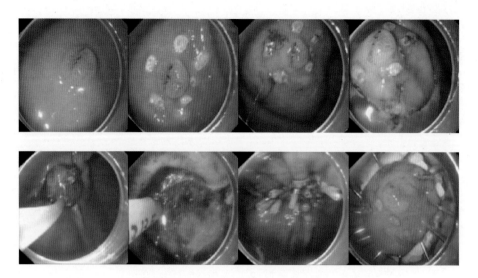

图 40-9　胃体类癌，表面糜烂（外院活检）。ESD 扩大、完整切除。
术后病理诊断为病变基底和切缘肿瘤无浸润。严密随访中

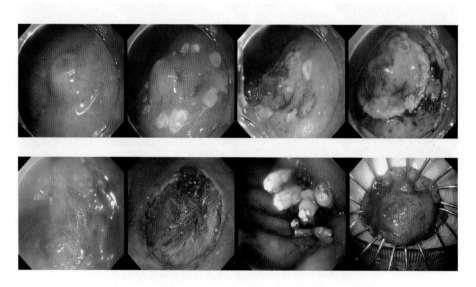

图 40-10　胃体类癌。ESD 过程中连同部分肌层扩大切除。
术后病理诊断为病变累及肌层，追加外科手术

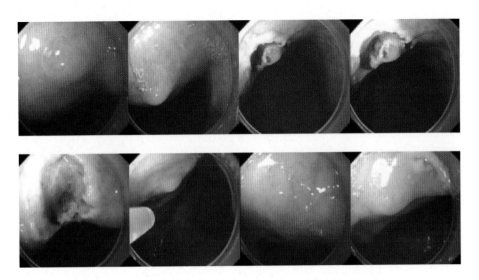

图 40-11　胃多发类癌(4 枚)，内镜下 1 次全部切除。严密随访中

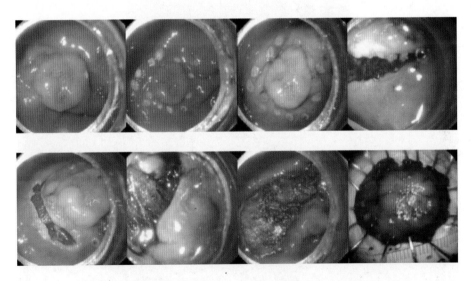

图 40-12　胃窦部隆起病变(Ⅱa 型)，表面糜烂。术后病理诊断为
　　　　　炎性肌纤维母细胞瘤。严密随访中

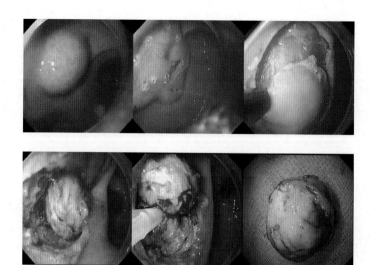

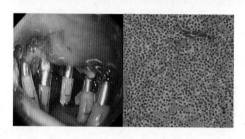

图 40-13　女性,30 岁。胃窦 SMT,起源于固有肌层。术后病理诊断为血管球瘤。严密随访中

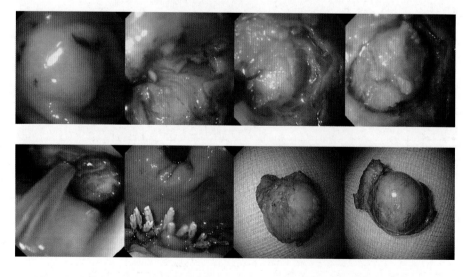

图 40-14　胃底 SMT,来源于固有肌层。ESE 术中出现穿孔,肿瘤部分脱入腹腔,无法挖除。双钳道胃镜下异物钳牵拉肿瘤至胃腔,完整切除肿瘤,多枚金属夹对缝创面。切除标本,可见连同肿瘤一并切除的胃浆膜

# 第四十一章

# 结直肠黏膜病变的内镜黏膜下剥离术治疗图谱

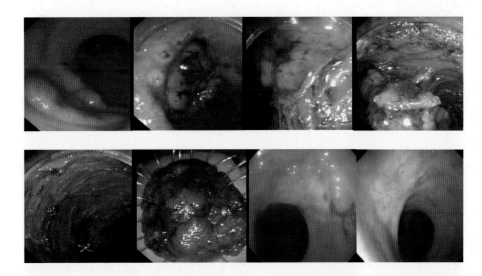

图 41-1　直肠巨大扁平息肉(4.5 cm×4.0 cm)。术后 4 个月随访,创面瘢痕愈合

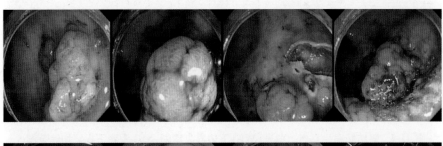

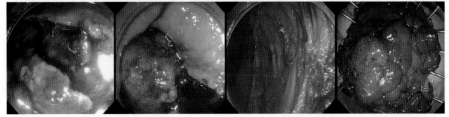

图 41-2　直肠巨大息肉(5.0 cm×4.5 cm),周围可见卫星小息肉。术后病理诊断
　　　　为绒毛状管状腺瘤,头端癌变,基底未见癌累及;黏膜下层大量血吸虫卵
　　　　沉积。严密随访中

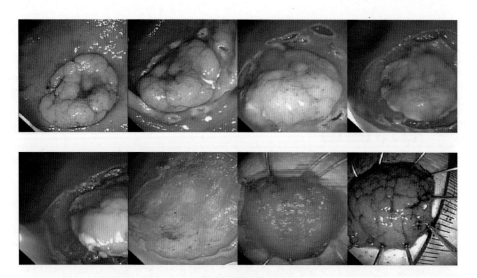

图 41-3　结肠恶性肿瘤术后,肠镜随访发现乙状结肠 LST。由于病变边界清晰,可以不电凝标记切除范围;电凝功率宜小

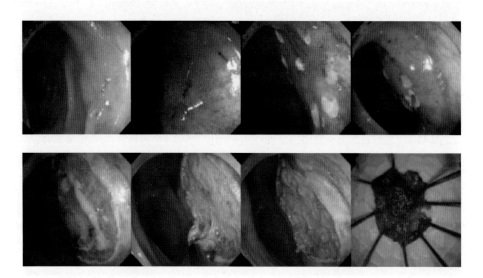

图 41-4　降结肠扁平息肉。白光(WL)下边界欠清晰,NBI 观察下标记切除范围,Hook 刀完整剥离病变

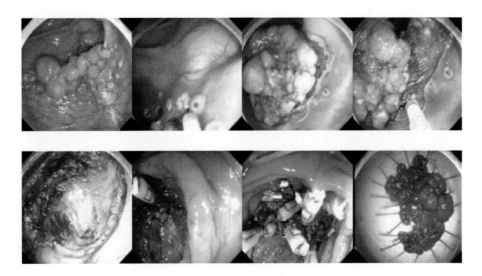

图 41-5　结肠肝曲巨大息肉(7.5 cm × 4.5 cm)。ESD 术中出现穿孔,
　　　　金属夹成功缝合裂孔,避免外科手术

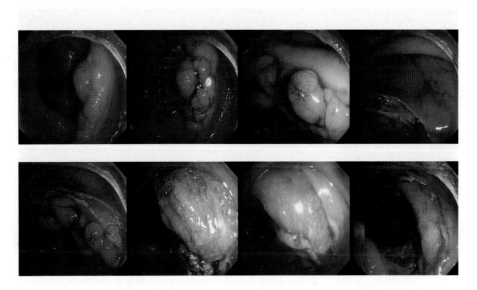

图 41-6　升结肠近盲肠巨大息肉。ESD 治疗中黏膜下层剥离困难,发现黏膜下脂肪瘤

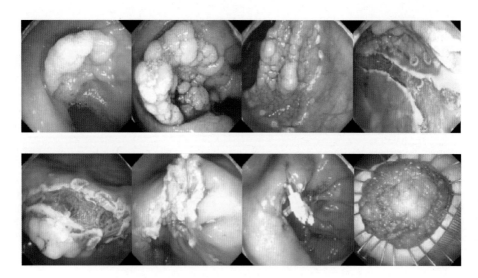

图 41-7　盲肠巨大 LST(5. 0 cm × 4. 5 cm)

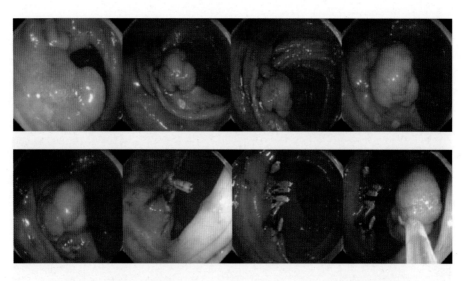

图 41-8　盲肠巨大息肉。ESD 术后金属夹缝合创面,圈套器取出标本

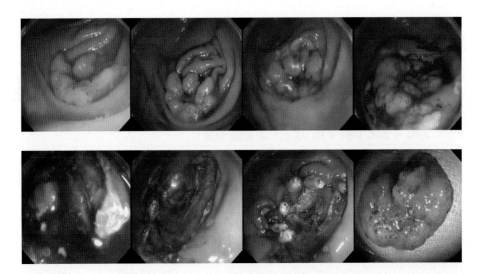

图 41-9　阑尾开口周围巨大息肉。80 岁老人,外科手术麻醉诱导中心律失常,终止手术。肠镜下沿阑尾口周围完整剥离病变

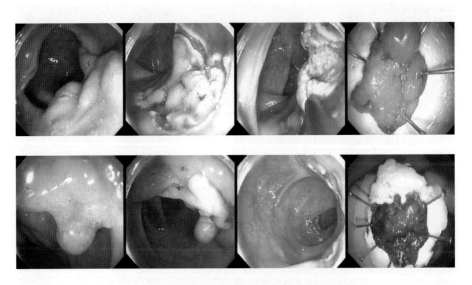

图 41-10　结肠、直肠息肉 2 枚,同时做 ESD,1 次性切除病变

# 第四十二章 结直肠黏膜下肿瘤的内镜黏膜下剥离术、挖除术治疗图谱

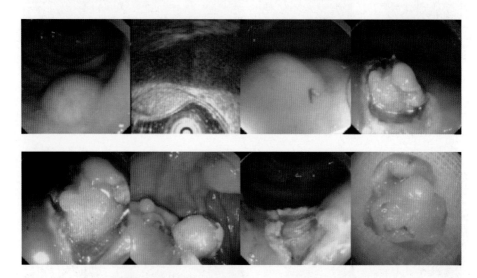

图 42-1　降结肠 SMT。超声内镜（EUS）示病变高回声，来源于黏膜下层。ESD 完整剥离病变（脂肪瘤），耗时 15 min

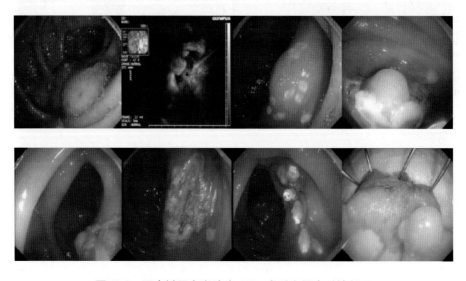

图 42-2　回盲瓣巨大脂肪瘤，ESD 术后金属夹对缝创面

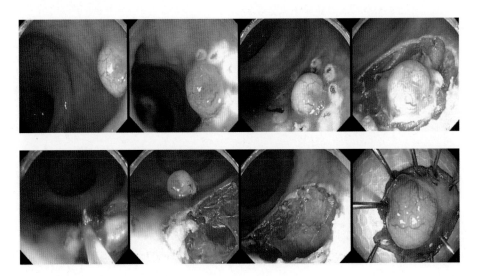

图 42-3　直肠类癌。应用针形切开刀进行 ESD，耗时 20min。
术后病理诊断为病变基底和切缘肿瘤无浸润

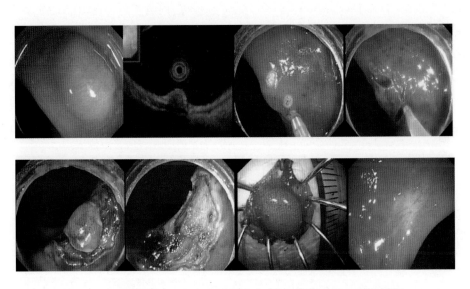

图 42-4　直肠类癌。EUS 示病变低回声，位于黏膜下层，无肌层浸润。
应用针形切开刀进行 ESD。术后 4 个月随访，创面瘢痕愈合

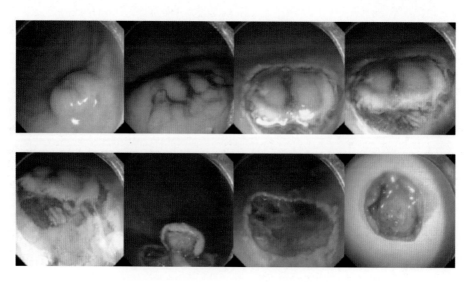

图 42-5　直肠类癌（他院活检证实）。切开病变周围黏膜，沿黏膜下层剥离后圈套电切病变。切除肿瘤包膜完整

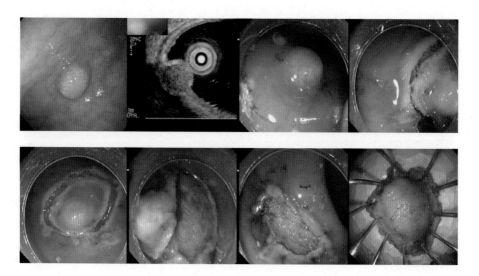

图 42-6　直肠类癌。切开病变周围黏膜，沿黏膜下层剥离病变。切除肿瘤包膜完整

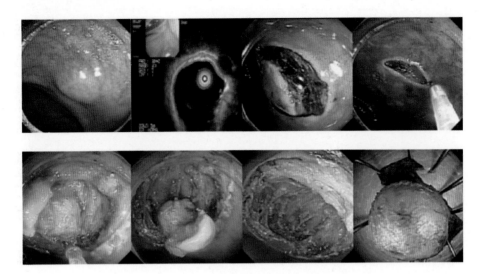

图 42-7　直肠 SMT。EUS 示病变低回声，来源于固有肌层。应用针形切开刀
进行 ESE 完整挖除病变。术后病理诊断为间质瘤

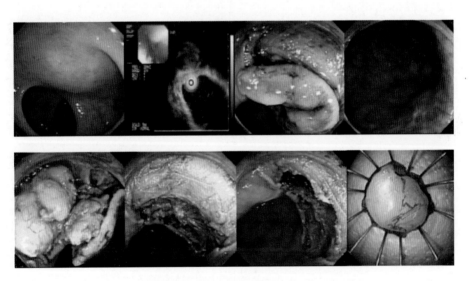

图 42-8　直肠 SMT。EUS 示病变低回声，位于固有肌层。
术后病理诊断为平滑肌瘤

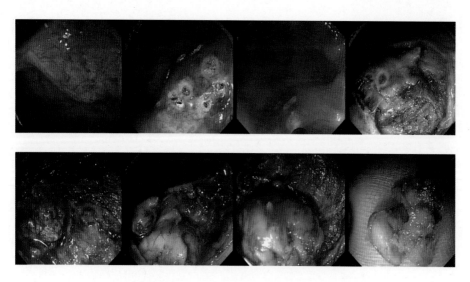

图 42-9　直肠 SMT。ESE 过程中发现病变位于固有肌层，
肿瘤血管网丰富。术后病理诊断为间质瘤

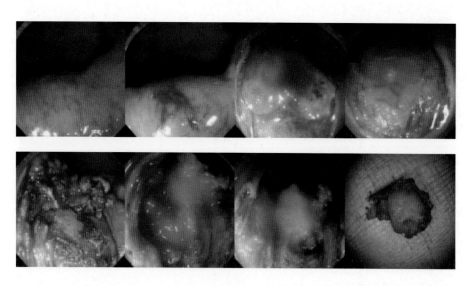

图 42-10　直肠 SMT（腔外）。术前未做 EUS 检查。治疗前指尖按压黏膜定位（发红），
ESE 过程中发现病变位于固有肌层外。Hook 刀切开肌层暴露肿瘤，完整挖
除病变。术后病理诊断为纤维增生结节

内镜黏膜下剥离术

# 第四十三章　其　他

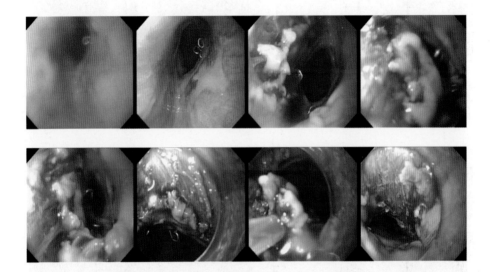

图 43-1　食管 MT 术后 1 年,胃镜随访发现吻合口上方糜烂,碘染色不染。
　　　　ESD 完整切除病变,同时取出吻合钉。术后病理诊断为食管鳞形
　　　　上皮重度不典型增生

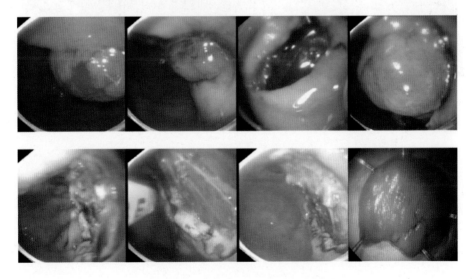

图 43-2　胃窦息肉 EMR 术后复发

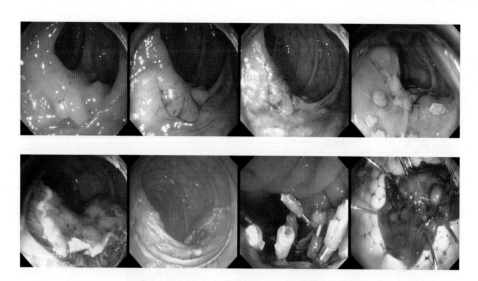

图43-3　结肠肝曲息肉 EMR 术后复发。抬举不良。ESD 过程中
可见黏膜下层严重纤维化,剥离创面肌层有缺损

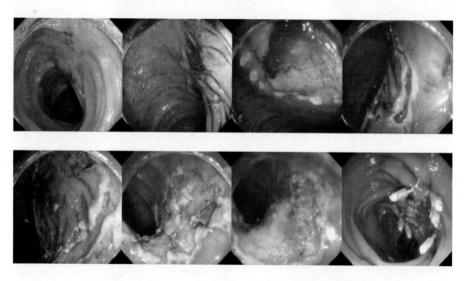

图43-4　结肠肝曲息肉 EMR 术后复发。病变抬举不良。
应用 Hook 刀自黏膜下层完整剥离病变

内镜黏膜下剥离术

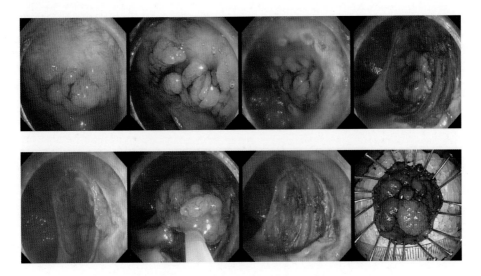

图 43-5 直肠绒毛状腺瘤,外科切除术后 2 年复发。预切开周围黏膜后,应用
IT 刀剥离病变,最后完整圈套电切。创面无出血,肌层无缺损

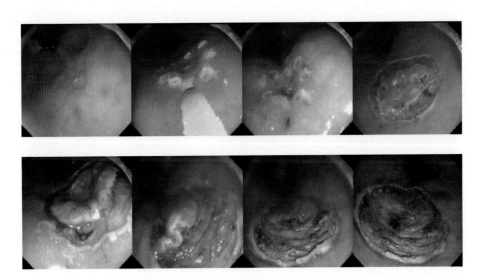

图 43-6 低位直肠息肉在他院圈套切除术后,术后病理示低分化腺癌,拒绝手术。
ESD 扩大切除,术后病理标本内见腺癌细胞成分,再次拒绝手术。随访
2 年,病变局部复发

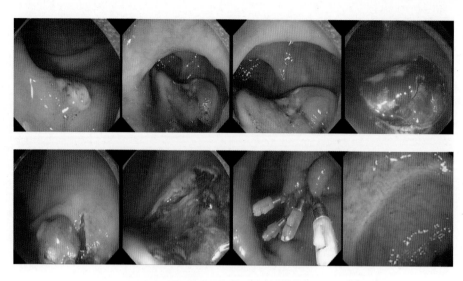

图 43-7　直肠类癌 EMR 术后残留。ESD 扩大切除残留组织。
术后 6 个月随访,创面线样瘢痕愈合

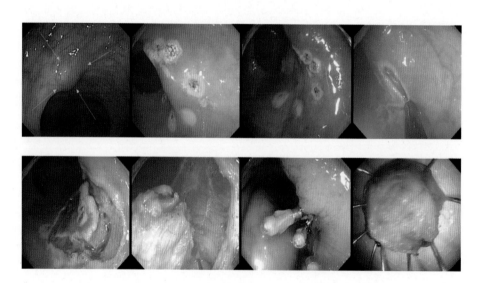

图 43-8　直肠类癌,在美国做两次内镜治疗(APC 和 EMR),病变残留。
应用 Hook 刀连同部分肌层完整切除,金属夹缝合部分创面,
住院 2 d 后出院

(周平红)

**图书在版编目(CIP)数据**

内镜黏膜下剥离术/姚礼庆,周平红主编. —上海:复旦大学出版社,
2009.4(2020.9 重印)
ISBN 978-7-309-06506-0

Ⅰ. 内…　Ⅱ. ①姚…②周…　Ⅲ. 内镜-应用-消化系统疾病:肿瘤-剥离-显微
外科手术　Ⅳ. R656

中国版本图书馆 CIP 数据核字(2009)第 020686 号

**内镜黏膜下剥离术**
姚礼庆　周平红　主编
责任编辑/王龙妹

复旦大学出版社有限公司出版发行
上海市国权路 579 号　邮编:200433
网址:fupnet@ fudanpress.com　http://www.fudanpress.com
门市零售:86-21-65102580　团体订购:86-21-65104505
外埠邮购:86-21-65642846　出版部电话:86-21-65642845
浙江新华数码印务有限公司

开本 787×1092　1/16　印张 25.25　字数 614 千
2020 年 9 月第 1 版第 5 次印刷

ISBN 978-7-309-06506-0/R·1072
定价:178.00 元